21 世纪高等医药院校教材

临床实验室管理学

第 2 版

主 编　王大建　　王惠民　　侯永生
副主编　朱雪明　　王跃国　　陶志华
编 委　（按姓氏笔画排序）
　　　　王大建　江苏大学
　　　　王跃国　南通大学
　　　　王惠民　南通大学
　　　　方 敏　苏州市红十字中心血站
　　　　朱雪明　苏州大学
　　　　杨 顺　苏州大学
　　　　侯永生　苏州卫生职业技术学院
　　　　徐喜林　苏州卫生职业技术学院
　　　　陶志华　温州医学院

科 学 出 版 社
北 京

内 容 简 介

本书为 21 世纪高等医药院校教材之一,是根据临床检验学科的发展和现代管理模式,对临床实验室管理做了较为系统论述的教科书。内容主要有临床实验室建设、组织建制和人力资源管理、规章制度建设和实验设备管理、检测系统的性能证实与评价、临床实验室的室内质量控制与室间质量评价、实验室的信息管理与经济核算、科学研究与论文撰写、临床实验室的认可和评审等,书后附医学检验正常参考值。

本书理论联系实际,内容新颖,可供医药院校学生使用,也可作为临床实验室工作人员的必读参考书,以及各类医院临床实验室建设与管理者的参考书。

图书在版编目(CIP)数据

临床实验室管理学 / 王大建,王惠民,侯永生主编 .—2 版 .—北京:科学出版社,2009
 21 世纪高等医药院校教材
 ISBN 978-7-03-023455-1

Ⅰ. 临… Ⅱ.①王… ②王… ③侯… Ⅲ. 医学检验-实验室-管理-医学院校-教材 Ⅳ.R446

中国版本图书馆 CIP 数据核字(2008)第 184332 号

策划编辑:胡治国 / 责任编辑:胡治国 / 责任校对:陈玉凤
责任印制:徐晓晨/ 封面设计:黄　超

科 学 出 版 社 出版
北京东黄城根北街 16 号
邮政编码: 100717
http://www.sciencep.com

北京教园印刷有限公司 印刷
科学出版社发行　各地新华书店经销
*

2004 年 1 月第 一 版　　开本:787×1092　1/16
2009 年 1 月第 二 版　　印张:17
2017 年 2 月第六次印刷　　字数:412 000

定价:52.00元
(如有印装质量问题,我社负责调换)

第 2 版前言

本书第一版 2004 年出版后,受到了广大读者的欢迎和好评,为感谢读者的厚爱,紧随我国实验室前进的步伐,使本教材的内容及时反映最新理论与实践,进一步完善此教材,我们组织了本教材的此次修订工作。此次修订保留了原书的体系与风格,并根据临床实验室的实验能力对原教材内容进行了更新,力求简明、扼要、实用,追踪学科发展前沿,注重学术性、实用性、理论性和实践性的统一。

此书分为两部分,第一部分为教学内容;第二部分为练习题及参考答案,便于教学与自学。

写作分工:江苏大学王大建编写第一、二章;苏州市疾病控制中心王震宇、江苏大学王大建编写第三章;苏州市红十字中心血站方敏、江苏大学王大建编写第四章;南通大学王惠民编写第五、十一章;南通大学王跃国编写第六、九章;苏州大学朱雪明、杨顺编写第七章;温州医学院陶志华编写第八章;苏州卫生职业技术学院侯永生、徐喜林编写第九、十章。附录由王大建选编,全书由王大建负责统稿和定稿。

在第 2 版书即将出版之时,我们由衷地感谢参与第 1 版编写的学者,感谢作者所在单位各级领导所给予的关心支持,感谢科学出版社编辑同志的热情相助。

由于编写水平等诸多因素的限制,难免有未尽之处,敬请同行专家和广大读者批评指正。本书在编写、审稿、出版过程中承蒙许多同志大力支持和帮助,在此谨表示深切的谢意!

编　者

2008 年 10 月

第 1 版前言

    临床实验室管理学是应用性很强的新兴学科,是医学检验发展的必然产物,也是医学检验的重要组成部分。进入 21 世纪,我们大部分临床实验室技术和装备已接近西方先进国家的水平,而现在的差距主要表现在管理模式和管理人才上。为了促进我国临床实验室的不断发展,培养检验医学的专业人才,我们与长期从事临床实验室建设与管理的同仁,总结了教学经验,吸收了检验医学的新理论、新技术、新成果以及临床实验室管理的新规定、新举措、新要求,从医院管理与临床实验室管理工作的实际出发,又力求切实可行,同时考虑到今后发展的前景,我们编写了这本简明实用的教科书。

    本书由王大建初拟编写大纲,后经集体讨论修订完善。具体执笔分工:江苏大学王大建负责编写第一、二、三、四章;南通医学院王惠民、孙承龙负责编写第五、八章;南通医学院王惠民、王跃国负责编写第十章;南京医科大学赵旺胜编写第六、七章;苏州卫校侯永生负责编写第九、十一章。附录由王大建选编,全书由王大建负责统稿和定稿。

    本书编写过程中,我们以医学检验专业的本科培养目标为基本要求,又吸取了国外的有关经验,选用了现代管理的理论、方法和技术,较全面地阐述了临床实验室管理的理论与实践;在内容上力求全面创新、实用。例如,为适应临床实验室发展的需要,我们拓展了计算机在实验室中的应用、实验误差与质量控制、工作量的统计与成本的核算、科学研究与论文的撰写等,以便于培养临床实验室工作人员的管理理论知识和实际工作能力的提高。

    本书即将出版之时,我们由衷地感谢为本书编写提供启发借鉴的各位专家学者,感谢作者所在学校各级领导所给予的关心支持,感谢科学出版社编辑同志的热情相助。

    由于编写水平等诸多因素的限制,难免有未尽之处,敬请同行专家和广大读者批评指正。本书在编写、审稿、出版过程中承蒙许多同志大力支持和帮助,在此谨表示深切的谢意!

编　者

2003 年 7 月

目 录

第一部分 教学内容

第二部分　练习题及参考答案

第一部分 教 学 内 容

第一章 绪 论

本章要点

1. 临床实验室管理学的含义和特征。
2. 临床实验室管理学的研究对象。
3. 临床实验室管理学的基本任务和基本内容。
4. 学习研究临床实验室管理学的方法及意义。

临床实验室管理学是研究临床实验室管理活动及其基本规律和方法的一门科学。它综合运用社会科学、自然科学和技术科学的原理和方法,研究临床实验室的建设与管理的规律性的一门应用学科。临床实验室管理学这一门学科是随着临床医学在现代医学科学技术不断发展的条件下逐步形成和发展起来的,它是医学检验发展的必然产物,也是医学检验的重要组成部分。所以,认真学习研究和运用这门科学,对于提高临床实验室医务工作者的科学水平,促进临床实验室规范化建设与规范化管理,有着极为重要的意义。

第一节 临床实验室建设与管理的任务与内容

一、临床实验室建设与管理的基本任务

20世纪50年代以来,由于新理论、新技术和新方法的不断涌现,自动化仪器,商品化试剂和电子计算机的广泛应用,大大地推动了医学检验学的迅猛发展。因此,临床实验室建设与管理的总任务是根据不同的时间、不同的地点和不同的条件,采用不同的方法、不同的手段和不同的措施对各级实验室和各种实验室进行管理,使临床实验室工作有领导、有组织和有计划地进行,保质、保量、按期地完成,更好地为临床医疗、教学和科研服务。具体来说,临床实验室建设与管理的主要任务有以下几个方面:

(1)制定临床实验室建设的发展规划和实施计划,组织人力、物力、财力资源和科学技术的开发和利用。

(2)严格遵循法定性的规定和办法(如世界卫生组织、国务院、国家卫生部、省市卫生厅(局)、医院和科室)进行有条不紊的科学工作,以最大限度地提高检验效率和检验质量,最大限度地满足日益发展的医疗、教学、科研和人才培养的需要。

(3)不断改善、创新、完善临床实验室的管理体制,合理有效地发挥各级实验室管理职能和整个临床实验室管理体系的作用。

(4)综合运用管理临床实验室的各种方法、手段,对临床实验室活动进行有效的监督和控制,保证临床实验室活动正常开展,更好地为临床服务,为病人服务。

（5）综合研究影响临床实验室建设与管理的诸因素，协调其关系，创造条件，提高临床实验室的社会效益与经济效益。

临床实验室建设与管理的任务是随着实验医学发展的客观要求所决定的。随着临床医学的发展，医疗工作对实验诊断科的要求越来越高。因此，加强临床检验各科室建设，完善管理制度，执行统一的操作规程，稳定并提高实验检查质量，不断开展新技术已成为今后医院管理工作中的一项极为重要的任务。

二、临床实验室建设与管理的基本内容

（一）临床实验室建设的基本内容

1. 制定实验室建设规划 实验室建设规划一般采用编制规划。具体做法：先申请规划项目，开展调查研究，编制可行性研究报告。大致内容可为临床实验室的总体规划要求，临床实验室的总体任务、临床实验室的总体设计；临床实验室的组织机构的人员配备及培养规划；临床实验室的仪器设备规划；材料、药品规划；临床实验室的房屋规划及安装条件、总投资估算及经费来源，建设进度的安排，投资效益估算以及建成以后的管理体制、服务方式、管理制度等方面进行论证评审和组织实施等程序。

2. 规划范围 如图1-1。

以上规划的范围有单项建设规划和综合（多项）建设规划。如增建或改建某个实验项目，推广某种新的实验方法和新技术；改造扩建实验室等项目。

3. 规划时间 可分为短期、中期、长期。

（1）短期规划：即制定临床实验室近2年的建设规划。

（2）中期规划：即制定临床实验室近3～5年的建设规划。

（3）长期规划：即制定临床实验室近5年以上的建设规划。

4. 规划内容

（1）包括临床实验室任务的规划、人员的规划、设备的规划、投资费用规划、实施进度规划、房屋、环境条件的规划。如：实验室面积、平面布置图、对工程要求、对水、电、气、暖、通、温控、防尘、防潮、防磁、防震动等环境条件的具体要求。

（2）对安全、防火和劳动保护的要求。如：加强室内照明、防暑降温、防冻保暖、防毒通风以及防爆炸、防辐射等方面。

总之，实验室建设规划应列入医院建设总体规划之中，依据医院总体发展规划的要求，依据实验室为临床服务的要求，实事求是，统筹兼顾，保证重点，勤俭办院的原则，着眼未来，力求现代化。当然，并不是一成不变的，不同的医院在不同的时期，根据不同的任务，编制规划的指导思想也应有所不同。

（二）临床实验室管理的基本内容

临床实验室管理的内容比较广泛，概括起来可包含以下几个方面：

1. 临床实验室管理体制与管理机构 临床实验室的管理体制与管理机构要适应医学检验事业和医学科学的发展，要充分体现工作任务、工作人员、工作设施和工作场所等之间的相互关系。这种关系要十分协调和十分融洽。因此，临床实验室的管理体制与管理机构要符合下列原

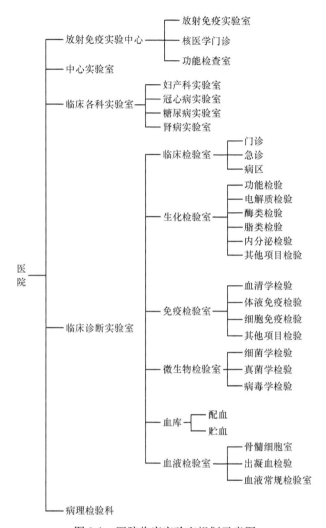

图 1-1　医院临床实验室规划示意图

则,以便使实验室工作始终处于最佳工作状态。要做到四个有利于:

(1) 有利于为病人和为临床服务的需要。

(2) 有利于业务的开展和技术发展的需要。

(3) 有利于充分发挥人、财、物的作用。

(4) 有利于整个医院的综合性建设和管理。

2. 临床实验室人员管理　医院应根据卫生部计算出医院实验室人员的总编制数。医院中心实验室可按科研人员编制的三分之一或四分之一的人数来配备检验技术人员;临床实验室可按全院卫生技术人员的 4.6%～6.5% 来配备检验技术人员。所谓人员管理,实际上就是对临床检验技术人员的选拔,使用和培养,制定临床检验技术人员的职责,考核办法,职称晋升、表彰、奖励及处分等级。努力做到:"知人善任、人尽其才、才尽其用"。对从事实验诊断、实验教学及科研工作的检验技术人员,应同其他临床医疗技术人员一样,尊重他们,信任他们,充分发挥他们的专长;在评定职称时,应根据实验室工作的特点,以实验理论技术和方法等方面的实际成果作为主要依据,为实验技术人员创造良好的工作与生活条件,充分调动工作人员的积极性,安心实验室工作。同时,重视对实验技术人员的培养和提高,注意发现人才,培养人才,对确有培养前途的,应大胆提拔到领导岗位。

3. 临床实验室制度管理 实验室规章制度,就是规范实验室建设和管理过程中人们行为的准则。制度建设是实验室管理的基础工作之一,制度完备程度如何,也是反映实验室管理水平的一个重要标志。我国第一部实验室管理的法定性文件是卫生部于1982年颁布的《全国医疗工作条例、医院工作制度与医院工作人员职责》,其中明确规定了医院实验室的有关规章制度和各层次工作人员的应尽职责。

实验室管理制度是行政管理中法规性文件,是指挥和协调人们从事实验活动各个环节的工具和规范,是维护实验室管理秩序,确保实现实验室管理功能、管理对象及其基本要求的不可缺少的一种强制手段。力求做到在管理工作中有规可循,有章可守,违规必究,克服实验室中制度不健全、办事无章法、奖惩不分明的现象。

4. 临床实验室质量控制管理 质量控制(quality control)是提高医学检验水平,保证检验结果可靠性的重要手段。它包括两个方面:

(1) 预防性质量控制(preventive quality control)。

(2) 回顾性质量控制(petrosectire quality control)。

具体来说,就是通过控制物所得控制图来控制某成分的检测误差的过程,控制系统误差和部分偶然误差。以便可以防止、发现、纠正检验误差,提高临床检验质量,也是可以作为评价实验室工作水平的一个重要标志。为了要做好临床检验的质量控制工作,必须对标本的采集及变异因素进行控制,加强临床与检验的联系,互相协作,排除干扰因素;必须对所用的试剂、仪器进行正确地选用,配制、鉴定和储存试剂;必须对实验结果进行合理分析,精确计算,妥善处理,然后发出检验报告单,若有疑问,应做重复试验,直到符合要求为止。同时,要充分发挥行政部门和管理部门的作用,以确保质量控制技术得到全面的实施,严格按照质量控制要求进行实验和考核,强化质量控制的概念和职业道德教育。做到每个实验室都建立室内质量控制和室间质量控制制度,以便提高实验结果的准确度。

5. 临床实验室的仪器设备和试剂的管理 仪器设备、试剂是构成实验室能力的重要因素之一,是开展实验必不可少的物质条件。使用符合要求的试剂或质量良好的试剂盒,应用高档次的设备或精密度较高的仪器,对确保实验手段和方法的顺利实施是很重要的,对取得正确可靠的实验结果和数据也是十分重要的。所以,必须注意以下几点:

(1) 对于试剂、试液、试剂盒和其他实验材料,要由专人精心进行选购或配制,既要确保质量,又要考虑价格,精选价廉物美的产品。对试剂和实验材料等要由专人妥善保管,防止变质或失效。对于危险药品,如:易燃、易爆物品,剧毒药品、强腐蚀类药品,具有放射性物质的试剂等必须按照国家有关部门的规定,建立严格的管理制度,必要时必须强制执行。

(2) 仪器设备管理主要是技术档案的管理、设备的维修和维护、质量鉴定及改造更新等工作,认真培训有专门知识和技能的人员来掌握使用和保养维修,保证实验室仪器设备经常处于完好的可用状态。选购仪器应做好论证工作与调查研究工作,以免造成经济损失。

(3) 实验室仪器设备试剂、器材的管理,都必须制定切实可行的管理制度,要求每个工作人员都必须严格执行,以确保试剂、试液或试剂盒的质量,确保仪器、设备正常地使用和运转,使它们不受到损害和破坏,保证实验室工作正常地开展。

6. 临床实验室的环境管理 临床实验室的环境管理包括:

（1）实验室的通风，由于实验造成实验室内空气污浊，故必须配备抽风设备，保持空气流通。

（2）实验室采光，合理利用自然光，光线要明亮。

（3）实验室动力，必须提供稳压、恒流、稳频和抗干扰的电源。

（4）实验室温度、湿度要恒定。

（5）实验室要有限制电磁辐射的屏蔽。

（6）实验室要有隔声和防震的材料。

（7）实验室的供水与排放要有一定的装置。

（8）实验室的洁净度，室内布局合理，使用方便，设施先进，便于消毒。

（9）实验室要有防火防爆的措施。

7. 临床实验室信息和资料的管理　临床实验室信息和资料的管理是实验室工作的重要组成部分，它包含信息的搜集、整理和传递与利用等环节。如果能用最简单的方式和最快的速度获得所需要的信息和资料，在临床上开展研究和检测工作，可以得出可靠的，先进的和有实用价值的结果，也将会推动医学检验事业和临床工作的发展。

目前，信息和资料管理手段有以下几个方面：

（1）应用光学记录技术使信息资料存储缩微化。

（2）应用现代通信技术使信息传递网络化。

（3）应用电子计算机技术进行信息处理和情报检索，使信息管理工作自动化。

（4）情报文献翻译工作自动化等。

电子计算机在信息工作中的应用和开发，是信息工作现代化的中心环节。利用电子计算机来进行储存和处理所获得的信息、资料以及研究和测试的结果、数据，将大大地减少工作量和提高工作效率，也会大大地提高准确性和科学性。因此，电子计算机在临床的应用，将标志着医学检验事业的发展将进入一个新的局面。

8. 临床实验室的科研管理　临床实验室科研工作在医、教、研三位一体中，起领先作用。因此，实验室应根据社会需求，设备条件、技术力量和经费来源等情况，积极开展科研工作，探讨新的检验理论，研究新的检验技术，开辟新的检验领域。使科研工作在先进性和创造性，科学性和实用性等方面取得显著的成效。为此，在科研课题的确立，材料的选择、方法的建立、结果的分析、论文的撰写等各个环节都必须要有严格的科学态度，认真的工作作风，与时俱进的思想，以科研来促进实验室的建设与管理，以科研来促进医学检验的发展。

第二节　临床实验室管理学的研究对象和特点

一、临床实验室管理学的研究对象

临床实验室管理学的研究对象概括来说，就是研究临床实验室工作系统的管理问题及其基本规律和方法。具体来说，是研究临床实验室的职能以及实现其职能所需要实施的各项工作的内容、作用、方式和它们之间的相互关系，研究如何以最合理的方式和途径，充分发挥临床实验室的人力、物力和财力，使临床实验室为临床服务收到最佳效益；在防病治病，科学研究方面达到较高的效益。

根据系统论的原理考察临床实验室工作，其工作系统结构如下：见图1-2。

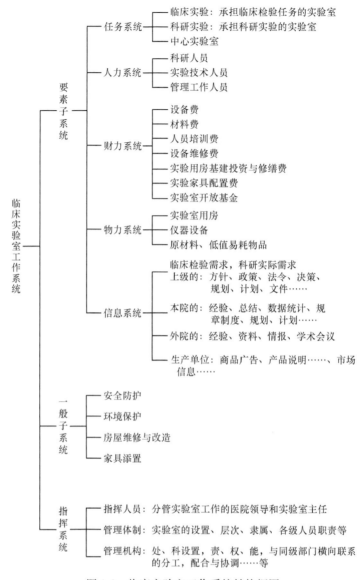

图 1-2 临床实验室工作系统结构框图

二、临床实验室工作的基本特点

1. 临床实验室工作技术性很强 临床实验室工作为临床诊断疾病,指明预后,提供信息与数据。因此,具有较强的技术性。技术人员不光要熟悉掌握所用仪器设备的性能、原理、结构及主要用途,熟练地操作使用仪器设备,及时正确地处理仪器设备出现的故障,保证实验项目的顺利开出。同时,还要求能承担仪器设备的维修工作,以及对旧设备的技术改造和新设备的调试安装和研制工作。新的实验项目的开发,方法学的改革等这些工作的开展,需要有很强的业务能力和专业技术。

2. 临床实验室物资性要求很高 临床实验室工作开展必须具备六大要素,即仪器设备、材料、水、电、房屋和家具。临床实验技术人员经常和物资打交道,首先要保证仪器设备经常处于完好可用状态,以防影响正常工作开展;其次要保证材料及低值品、易耗品的供应;要掌握供电、供水的情况,以防停水停电,影响做实验;再次要合理地使用实验用房和修缮实验用房,以及实验室的家具的添置提出合理的配置意见。这些均说明实验室工作具有很强的物资性。

3. 临床实验室工作需要巨额资金 临床实验室工作包含两个方面,一是常规检验工作;二是特殊检验工作。具有当今科技水平的高档的大中型仪器设备和装置,就需要大量的设备经费。加之实验室用房建筑、水电和其他特殊设备,更需巨大投资。大量的资金投入,如何充分发挥投资效益及其强化经济管理,是实验室工作系统的又一重大特点。由此可见,临床实验室工作系统的两个主要环节就是临床实验工作和物资管理工作,其他工作都是由此而展开,由此而派生的。

第三节 学习研究临床实验室建设与管理的意义与方法

一、学习临床实验室建设与管理的重要意义

1. 有利于拓宽临床实验室技术人员的思路 从现代管理科学的深度和高度去观察临床实验室管理的整体与全貌,把临床实验室管理体系纳入到整个社会管理的体系之中,并从现代管理科学的各个领域吸取营养,通过分析、比较和筛选,移植现代管理科学中的某些观点,材料和方法于实验室管理的领域中,有利于拓宽临床实验室技术人员的思路。

2. 有利于提高检验质量和服务质量 临床实验技术人员明确了各自在实验室中的地位、作用。交往方式及相互关系以后,认清工作的目的性,克服工作中的盲目性和事务主义,提高工作自觉性和预见性,有利于提高检验质量和服务质量。

3. 有利于临床实验室的科学管理 从理论上把握临床实验室管理的本质、特征、功能和过程,可以增强对临床实验室管理活动多元化的认识和对实验室管理活动整体性的认识,把临床实验室管理工作提到议事日程上来考虑,而不再把实验室管理看成是单一的执行性的事务活动。

4. 有利于培养合格的临床检验技术人才 临床实验室管理工作,必须从过去单一的物资供应管理走向全面的管理;必须从分散的管理走向集中的按系统的整体管理;必须从过程管理到目标管理,必须从简单的经验管理走向现代化管理;从经验决策转变为科学决策。既强调技术因素的作用,又强调心理因素、社会因素的影响,应用系统论、控制论、信息论的理论和方法,最大限度地调动实验技术人员和管理人员的积极性,充分发挥仪器设备的使用效率,取得最佳的社会效益。

二、学习临床实验室管理学的方法

1. 运用系统分析的方法 临床实验室是一个复杂的管理系统,从系统论的观点看,实验室管理系统实际上是一个多因素、多层次、多目标、全过程相当复杂的动态系统。从管理功能方面,涉及决策、计划、组织、指挥、协调、控制等。从管理内容方面,涉及医疗、教学、科研、财务、人事、设备等部门。上述因素既相互结合又相互影响,同时还受到社会、经济、政治等因素的制约。

系统分析是一种科学的决策方法,是系统方法在确定目标和制定计划阶段的具体运用。运用系统分析方法,对临床实验室进行最佳的设计、最佳的抉择、最佳的控制和最佳的管理,从而取得最佳的效益。

2. 运用定性分析和定量分析相结合的方法 临床实验室管理工作是从定性分析逐步发展为定量分析,从依靠经验判断的方法转向采用数理决策方法。过去只是利用初步数学的方法对临床实验室的规划、计划、实验项目开出率、设备利用率、投资效益等问题进行简单的计算,而且大量的局限于运用定性分析,各项之间相互结合也很不够。随着临床实验室管理的发展,应用数学的发展,为临床实验室管理中的定量分析和定性分析提供了新的方法,运用电子计算机进行数据处理和逻辑判断,这是现代化管理的重要特征之一。因此,把定性分析和定量分析互相结合起来,它有助于科学管理,提高临床实验室管理水平,促进实验室的发展。

3. 运用理论联系实际相结合的方法 临床实验室管理的理论体系来源于实践,认真总结我们自己的管理经验,研究新情况、新问题,把我们自己丰富的实践经验条理化、系统化,上升为理论。然后,再来指导实践,实践的经验一旦上升为具有普遍意义的理论和方法之后,对临床实验室的管理水平有巨大的促进作用。

(王大建)

第二章 临床实验室建设

本章要点

1. 临床实验室设计的原则、环境、位置的要求。
2. 临床实验室建筑的基本要求。
3. 临床实验室温湿度、洁净度、水、电等要求。
4. 临床实验室面积的合理分配。

现代临床实验室的设计指导思想是要为临床诊断工作的需要提供快速检测,避免污染,自动化程度高,环境舒适的现代医学检验的工作场所。所以,对临床实验室设计和建筑实施中应考虑到临床实验室各专业工作的特殊性。不仅要考虑和参考历史资料和目前状况,更重要的是要考虑到以后医院、临床实验室以及各专业实验室在5～10年内的建设规划。

第一节 临床实验室设计

一、临床实验室设计的原则

临床实验室场所建造和用房的布局与设计,(如实验操作室、试剂室、仪器室等),应按照《生物安全实验室建筑技术规范》(GB50346-2004)的国家标准,并要求遵循下列原则:

(1) 必须有利于病人与实验室的联系,临床与实验室的联系。
(2) 必须有利于各种检验工作的实施和发展。
(3) 必须有利于充分发挥各种仪器、设备、条件的作用。
(4) 必须有利于调动和发挥工作人员的最大能动性。
(5) 必须有利于保障工作人员的身心健康和充沛的工作精力。

根据以上原则,从事临床实验室工作的专家和负责人应与临床实验室的设计者和主管部门密切配合。根据各专业临床实验室的功能与作用,建设比较合理的临床实验室。临床诊断实验室应位于医院的中心部位,其中各专业实验室,如:临床检验室、血液检验室、生化检验室、微生物检验室、免疫检验室等应相对集中,有利于临床与实验室的联系,有利于病人与实验室的联系。放射免疫实验中心应位于医院的边缘,与病房应保持一定的距离,防止有害气体物质对病员造成伤害。技术操作室的方向宜朝北,空间宽敞、光线要明亮、空气要流通、温度、湿度要恒定,室内布局要合理、使用要方便、设施要先进、要便于消毒。一些特殊实验室应按特殊要求进行特殊设计和装配,以最大的限度满足临床实验室的工作和临床医学的需要。

二、临床实验室的环境与位置

1. 临床实验室环境 环境(Environment)包括自然环境与社会环境,它是社会因素、生物因素、化学因素和物理因素的总和,我们通常所讲的环境是指自然环境。实验室环境是随着科学技术的出现和发展而出现和发展的,是人类为了进一步验证理论和探讨未来的科学而人为制造的小环境。它包括了实验室内的一切事物,如水、电、化学试剂、标本、仪器设备等实验所用的一切以及在实验室内活动的人,这个环境的存在影响着其内部和外部的事物变化。临床实验室要创造一个良好的环境,通常是要求其无害、肃静、整洁、美观,从而使临床实验室能在这种环境下正常进行工作。

(1)无害:主要是指不发生医源性的感染,使病人和工作人员免遭病源性感染的危害。

(2)肃静:是指在实验室周围环境中不允许嘈杂、吵闹声,尽可能地避免噪声,以保证实验室在良好的条件下工作。国内实验室的噪声级一般选 40～50 分贝(dB)为宜,[国际标准:实验室允许噪声为 38～42 分贝(dB)],国家对城市区域环境噪声已有统一标准和要求(表 2-1)。

表 2-1　我国城市区域环境噪声标准[平均声级分贝(dB)]

区　域	白天(dB)	晚上(dB)
特别安静区(郊区住宅、医院、疗养室、别墅)	45	35
安静区(城市住宅、学校、文教区、机关)	50	40
混合区(小商区、小交通干线和居民混合)	55	45
市中心区(商业区、街道工厂)	60	45
工业区(大工业集中地)	65	55
交通干线两侧	70	55

(3)整洁:要求每个实验室周围及门窗整齐、清洁、下水道要畅通、厕所要清洁。

(4)美观:尽可能地绿化环境,室内的各种物品摆设要合理,给人一个优美舒适的印象。

2. 临床实验室的位置

(1)在选择实验楼位置时,防震因素是应该考虑的重要方面之一。首先是远离震源,对震源采取有效的隔离措施,也可对整个实验室建筑采取清震措施。在建筑物的四周挖掘防震沟,或者在建筑物的四周设置由松软材料构成的消震隔离带。

(2)临床实验室是医院诊断疾病、指明预后的重要科室之一,无论是病房还是门诊,对临床实验室的需求都是非常之大的。从医院总体安排来看,临床实验室的位置设在门诊和病房之间为最佳。同时,为了减少交叉感染,临床实验室应独成一体。

(3)从临床实验室具体的工作量来看,临床实验室应与临床科室中的内科相邻为宜,而血库则应与手术室相近,这样便于实验室为临床服务。

第二节　临床实验室的建筑要求与面积分配

一、临床实验室的建筑的基本要求

在临床实验室设计和建筑过程中,从事临床实验室的技术人员虽然不是实验室的直接设计者,但有责任向设计者提出合理的建议,根据临床实验室的特点与要求而必须具备的特殊的建筑要求和措施。

目前,我国临床实验室的布局基本格式有二大类:第一类是开放式——将同专业的所有检测项目均放在一个大的统间进行;第二类是分隔式——将同专业的有关相同性质的检测项目分类列室。一般倾向于第二类的比较好,可以根据各专业的检测项目要求来分隔,避免交叉感染。

1. 实验室的朝向　为了取得最佳的工作环境,避免阳光直射实验仪器,实验室的操作室的朝向为北面是最合适的选择。从世界各国实验室的实例分析以及我国使用实验室的实践经验,实验室的窗应朝南和朝北开启,尽可能的避免在东、西墙上开窗,尤其是西向。因此在总平面布局时,应把主要实验楼的位置布置在南北向,尤其在大型的实验楼设计中,从长期使用角度考虑,必须采用南北朝向布置。如果由于基地条件的限制而采取不良朝向时,应在窗外设置有效的遮阳板。

朝南开设窗户时,应根据实验室内家具和设备的安排情况,考虑是否设置遮阳板。

我国位于北半球,朝正北开设窗户时,在一年中有某些时候直射阳光仍会进入室内,如实验室严格要求避免直射阳光,也可设置水平遮阳板或垂直遮阳板。同时实验楼的方位亦应适当的考虑常年的风向。目的是为了减少标本或在操作过程中因阳光直接照射而发生的化学变化与物理变化,以确保实验室数据的正确性。

2. 实验室的门、窗要求　要求实验室的门、窗尽可能的要大些,主要是为了使实验室的空气畅通,便于采光。窗最好是双层的,目的是为了保温和减少交叉感染;门应选择折叠式,方便仪器设备以及其他物品的搬运。

3. 实验室对电的要求　临床实验室的电器设备较多,为了保护仪器设备以及使用安全,需按照不同的仪器设备对电源的要求,总负载量,合理地装备电源。仪器设备必须配备良好的接地装置,拖线板上应配有闸刀开关,安置在墙上的电源插座应离开地面一定的距离。必须做到:

(1) 所有的电器插座必须是有地线的双联插座;

(2) 每隔一米的距离应备有足够的插座;

(3) 所有的插座必须与其相应的保险丝插座编有相同的号码。便于紧急时及时切断电源,保险丝插座板必须安装在就近地点,且不用钥匙即可开启插座板的小窗;

(4) 所有电源插座每年必须检查一次,包括地线是否接牢、电压三线是否接牢和绝缘是否良好;

(5) 不能使用超长电线的插头。

4. 实验室通风设施的要求　临床实验室的保护性通风设施要求达到四点要求:

(1) 对四周地区相对地需要一定的负压;

(2) 每小时至少能够换进外界空气二次;

(3) 对某一特定的室内的通风至少每小时能换进空气六次;

(4) 排出的空气直接到户外。

作为临床实验室的通风的另一种控制系统是使用毒气柜(也叫排风柜)。毒气柜有两种不同的用途,一是可以处理具有高度传染性的物质,其中排出的空气必须通过高效空气粒子过滤器后,再排出户外。二是可以处理发生刺激或毒性气体的化学试剂,防止这些毒性气体进入实验室的环境。如在常规工作中使用毒气柜,它的最低的排风速度必须将污染的气体保持在柜内。

毒气柜的位置不能放在通道口,根据报道如果有人在毒气柜窗口走过,可产生 53.6%m/分的旋流,因此很容易使柜内的有害气体反流出来。同时,毒气柜电源、煤气、真空泵、空气的开关必须安装在柜外。

总之,临床实验室通风排气的措施采用能保证有害气体、蒸汽和各种有气味的物质不致流入医院的其他建筑物内。同时,用加强通风排气的方法去除毒害性的物质,对保证临床实验室工作人员的健康和安全也是十分重要和必要的。

5. 临床实验室污物处理的建筑要求 临床实验室内的上下水道要通畅,要选用管颈粗、耐腐蚀的落水管,水池壁应选用耐酸耐碱的陶瓷砖。洗涤水池应装配脚踏鹅颈龙头或感应龙头。洗涤室地面应有泄水口,以免污水积存。同时,医院内应装备污水净化装置,实验室的污水应经过医院的污水净化装置净化后方可排送到医院外。

二、实验室室内的基本要求

1. 临床实验室的温湿度 临床实验室要进行有效的检测,温湿度是有一定的要求的,因室内的微小的气候变化包括室温、湿度、气流速度等均会影响检测工作和实验仪器的正常工作。理想实验室的温湿度(表 2-2)。

表 2-2 临床实验室的温湿度

实验室名称	季节	温度(℃)	湿度(%)
理想实验室	夏季	18~28	<70
	冬季	16~20	>30
精密仪器室	夏季	26	50
	冬季	20	50

2. 临床实验室的电磁屏蔽 屏蔽与接地防护是限制电磁场的漏泄、降低或消除电子设备的电磁辐射的一项根本性的有效措施。在临床实验室内拥有许多电子检测仪器,这些电子检测仪器对于外界的电磁干扰特别敏感。电磁辐射会影响实验室内的仪器的正常工作,所以为了保证检测电子仪器的正常工作,一定要远离产生电磁辐射的电子设备,尽可能减少电磁污染。

3. 临床实验室的洁净度 根据我国在 1979 年制定的《空气洁净技术措施》规定了净化级别和平均含尘浓度的标准(表 2-3,表 2-4)。

表 2-3 洁净度级别划分

洁净度级别	尘埃粒径(μ)	平均含尘浓度(粒/L)
3	>0.5	≤3
30	>0.5	≤30
300	>0.5	≤300
3000	>0.5	≤3000
30000	>0.5	≤30000

表 2-4 洁净室等级划分

洁净度等级	尘埃粒径(μ)	平均含尘浓度(粒/L)
5	≥0.5	≤5
50	≥0.5	≤50
500	≥0.5	≤500
5000	≥0.5	≤5000

在临床实验室中含尘量不能过高,如果灰尘多,这些微粒落在仪器设备内的元器件表面上,就有可能构成障碍,甚至造成短路和其他潜在危险,同时这些微粒也会影响元器件的散热,从而增加器件表面的热阻抗。因此,保持实验的洁净度是十分重要的。对特殊实验室的洁净度要求比较高,一般是在墙面上涂胶漆、聚氨基甲酸酯及普通磁漆等,以减少室内墙面和顶棚对洁净度的影响。

4. 临床实验室实验台、仪器台、试剂橱、物品柜的设计要求

(1) 实验台的设计不宜过大,以组合式为佳。台面可用耐酸、耐碱的国产广漆或瓷砖贴面,实验边台尽量以木质为宜,便于移动(图 2-1,图 2-2)。

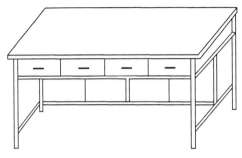

图 2-1 实验台设计参考图

化学工作台大小:0.7m×1.4m×0.9m

血液及一般工作台大小:0.6m×1.3m×0.8m

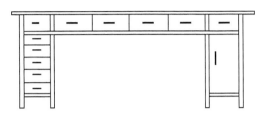

图 2-2 工作边台设计参考图

两边可以自行选择抽屉或小橱大小:5m×1.9m×0.85m

(2)仪器台设计:一般考虑用水泥等砌成为坚固的水磨石平台,以防止震动。对防震要求较高的精密仪器设备,应尽可能放置在实验楼的底层,以利于采取有效的隔震措施。如,分析天平、分光光度计等精密仪器。同时也要考虑到仪器摆放的美观与合理。原则上则要求放置仪器的位置必须防震、防潮、防腐蚀、避光、使用方便。

(3)试剂橱、物品柜的设计:要大方实用,尽可能的减少占室内面积,而多利用空间。试剂橱和物品柜的规格要统一,考虑到摆放的美观(图 2-3,图 2-4)

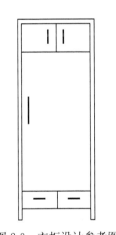

图 2-3 衣柜设计参考图

大小:0.3m×0.4m×1.8m

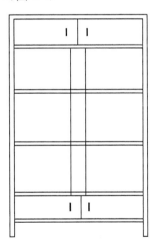

图 2-4 试剂橱设计参考图

大小:0.3m×0.8m×1.9m

玻璃拉门可数个组合成壁橱

5. 无菌室的设计 无菌室设计的基本要求是结构合理、简单实用、光线充足,并且便于消毒灭菌。

无菌室一般设立两个缓冲区,第一个缓冲区用于更换工作衣、帽、鞋等;第二个缓冲区可放置无菌器材。两个缓冲区的门,不宜对应开设,尽可能的减少与外界空气的直接交换与接触。

无菌室内可分为一至两个工作室,紫外线灯与地面保持一定的距离,使紫外线起到有效的消毒灭菌的作用,一般在工作室内经消毒灭菌后,用血平板作空气的细菌培养 24 小时后,菌落少于 5 个,方视为有效。

无菌室的空调或其他保温设备应装在缓冲区,而不能直接通入无菌的工作室内。

三、有关检验室的面积分配

　　临床检验室的使用面积是根据医院规模大小和实验的任务而定的。比如,①常规实验室的特点是:工作量大、病人流动快,所以实验室的面积要大些,并且根据检测的内容不同而必须分室进行;②临床生化实验室的特点是:化学药品多、玻璃仪器多、精密光电仪器多,必须根据检测项目而分室设置;③临床微生物实验室的特点是:标本检测周期长、环节多、无菌要求高、必须建立细菌检测室、无菌室、血清室、培养基配制室、洗涤消毒室等。根据 1970 年美国有一工作委员会曾提出一张病床占有一个平方米的实验室面积的建议,我国实验室应结合医院的实际工作量和工作条件而定,一般要求应占医院总建筑面积的 3% 左右或床位数乘以 $2m^2$。根据目前所开展的检验项目、仪器装备和标本的数量,一般三级综合性医院检验科的实验室面积在 $1200m^2$ 以上,二级综合性医院检验科实验室的面积在 $800m^2$ 以上。现将我国大型医院理想实验室面积及分配概况如图 2-5 所示。

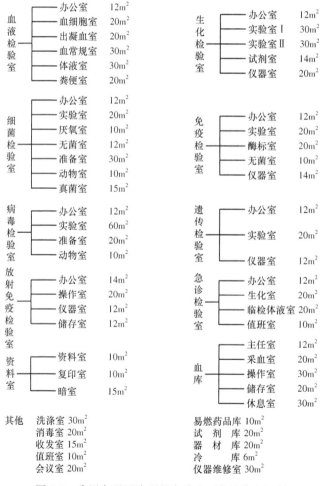

图 2-5　我国大型医院理想实验室面积及分配概况

（王大建）

第三章　组织建制和人力资源管理

本章要点

1. 临床实验室的组织建制原则与组织结构。
2. 临床实验室人员的思想素质与业务素质的要求。
3. 临床实验室人员培训的途径。
4. 临床实验室各类工作人员的工作职责。
5. 临床实验室工作人员定编。

随着临床医学与实验医学(laboratory medicine)的发展,现代临床实验室的内涵发生了重大的变化,即实验领域日益广泛、规模也日益庞大、实验技术更趋复杂。所以医院对临床实验室的设置是否科学合理,直接关系到医院建设速度与管理水平,关系到实验的技术人员、管理人员的才能、职能和积极性的发挥,关系到实验装备和实验技术在人才培养和科研工作中作用的发挥,最终将关系到临床实验室能否发挥最佳的功能与效能,能否为医院创造最佳的社会效益与经济效益。因此面对这样的一种形势,必须充分发挥临床实验室的功能,强化实验室的管理工作,建立一个相应的强有力的管理体系。

第一节　临床实验室的组织建制

一、组织建制原则

对任何一项管理工作来说,组织质量是管理质量的基础。良好的组织是提高管理水平的首要条件。任何一项管理工作都有赖于有一个合理的组织机构,有一个良好的组织运行制度。否则,管理的一些其他职能就无法实现,集体的管理水平就不可能明显提高。

临床实验室是医院的一个重要医技科室,其组织形式是以医院的规模(床位数)与承担的医、教、研的任务,以及临床分科与技术力量而定的。但基本的组织建制原则必须做到:①要有利于医疗、教学、科研工作的开展;②要有利于充分发挥人、财、物的作用;③要有利于科室科学管理;④要有利于提高检验质量和服务质量;⑤要有利于提高工作效率和经济效益。

二、组织结构形式

临床实验室管理组织的形式是管理组织基本结构的具体表现形式,在不同的医院内,可根据工作量的不同而产生不同的组织结构形式。一般临床实验室是按学科(生物化学检验、血液学检验、免疫学检验、微生物学检验等),标本的来源(血、尿、粪)等,病人的来源(急诊、门诊、病房)以及各专业开设检测项目多少进行组织结构的划分。我国现有约 65 000 所医院,其中县级和县级以上医院普遍均有检验科。这些检验科的组织形式大致有以下三类:

1. 金字塔形组织结构 在医院院长的领导下,由院医务科具体指导,临床实验室和其他临床科室一样,作为一个整体统管医院内的一切检验工作,然后在科内再根据检验项目不同分为若干个小专业组。

这种组织结构的特点是:等级分明,由临床实验室的主任全面负责,合理地分配,安排各专业组的工作和发展(图 3-1)。

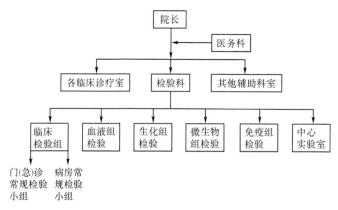

图 3-1 金字塔形组织结构

2. 圆形组织结构 随着医学检验事业的发展,临床实验室的各专业的检测项目越来越多,为了充分发挥各专业自身的作用,在一些医院中将各专业分别列为科(图 3-2)。

3. 直线形组织结构 这种组织结构形式适合于中小医院,由于医院的门诊和病房床位数有限,往往采用简单的形式;临床实验室因开展的检测项目较少。所以除了门诊实验室外,另外还成立一个综合实验室(图 3-3)。

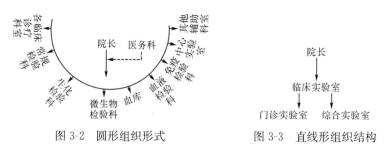

图 3-2 圆形组织形式   图 3-3 直线形组织结构

第二节 人员素质的提高与人员培训

一、临床实验室人员的组成与结构

1. 医院临床实验室人员组成 应有主任医(技)师、副主任医(技)师、主管技师、技师及技士等实验室人员组成,结构上来讲应有一定的专业性,要求在满足临床诊断、教学、科研工作需要的前提下,各种专业的技术力量要搭配适当。同时建立技术梯队,一方面应有计划地选拔一些大专和本科毕业生或硕士生,充实实验技术队伍。另一方面从技术衔接要做到技术职称结构合理,建立起技术梯队。从年龄结构上来讲,为了保证临床实验室人员队伍后继有人,要做到老、中、青三结合。总之,对临床实验人员的补充在考虑专业结构,建立技术梯队的同时,要考虑年龄的衔接,做到逐年或隔年补充。临床实验室理想技术队伍的梯队结构(图 3-4)。

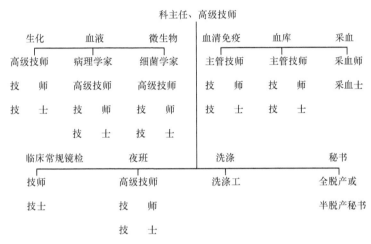

图 3-4　临床实验室理想技术队伍的梯队结构

2. 医院临床实验室人员结构　应有初级(士、师)、中级(主管、主治)、高级(正、副主任)三级检验人员组成。比例结构见表 3-1。工勤人员与检验人员的比例:1～1.2∶10。

表 3-1　医院级别与人员结构比例表

医院级别 等级　　职称	初级(士∶师)	中级(主管或主治)	高级(正副主任)
县级	3∶4	3	0～1
市级	3∶3	3	1
省级	2∶3	3	2

随着仪器设备的日益增加,规模较大的检验科还可配有 1～2 名中级工程技术人员。

各级医院检验科实行科主任负责制,县级医院和规模在 400 张床位以下的市级医院检验科,由主管检验师担任主任;＞400 张床位以上的市级医院检验科,应由副主任检验师以上人员担任科主任;省级医院和医学院校附属医院检验科,应由主任检验师(教授)或副主任检验师副教授担任科主任。凡无相应职称专业人员的医院,要积极培养或引进,兼聘有关专业人员,以加快检验科建设步伐,被聘兼职的检验科主任不得少于三个工作日。

规模较大的检验科可设科秘书 1～2 人,协助科主任做好科室行政或专业技术的管理工作,科内各专业实验室组由相应的专业主管检验师担任组长,以利室组管理和专业发展。

二、人员素质的提高

临床实验室技术人员是学科组成和学科建设最基本的单元和最重要的因素,培养和造就一批各层次的专业人员是完成任务和发展事业的最重要保证。技术人员的引进除了要求有一定的学历层次外,还要考察其政治思想素质、职业道德素质、专业技术素质以及身体健康素质。人员素质(图 3-5)。为了使临床实验室技术人员的基本素质得到提高,必须做到:

必须遵循四项基本原则:

(1) 效能原则:就是充分发挥每个实验人员的才能,增大集体效能,为出人才、出成果而产生最大的效益。这是临床实验人员管理的出发点和落脚点,也是衡量管理水平和有效性的主要标志。

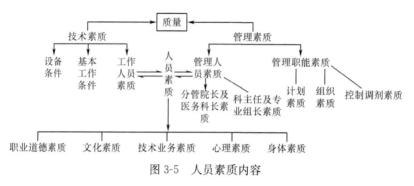

图 3-5　人员素质内容

(2) 能位原则:就是根据实验人员各人的才能安排工作,明确其责任,授予其职权。做到人尽其才,量才任用,责权相应。

(3) 激励原则:就是激发,鼓励实验人员的积极性和自觉性,以实现实验室组织的目标。这是实验队伍管理的基本原则和方法,是实现管理目标的关键。激励的实质,是通过思想教育和满足必要的需要,指导实验人员行为活动的方向并增长动力的过程。

贯彻激励原则,首先要关心人的需要。需要是人的行为活动产生和演变的心理根源。需要会使个人内心产生激奋的心理,设法导致行动。行动有两个结果:一个结果是达到目标,满足需要,从而产生新的不满足的需要;另一个结果是遭到挫折,没有达到目标。后者又有两种结果,一是积极进取,直到达到目标才罢休。也有可能经过努力仍然达不到目标,则转移目标;或采取消极防范的态度。这样就形成一个连续不断的封闭循环的激励过程(图 3-6)。

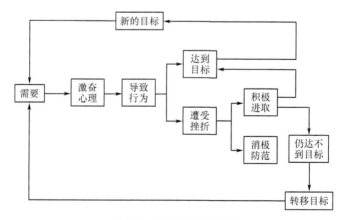

图 3-6　激励过程示意图

美国行为科学家马斯洛提出了人的需求层次论,把人的需要划分为五个层次:生理的需要、安全的需要、社交的需要、尊敬的需要、自我实现的需要。到了晚年又增至为七个层次（图3-7，图3-8）。

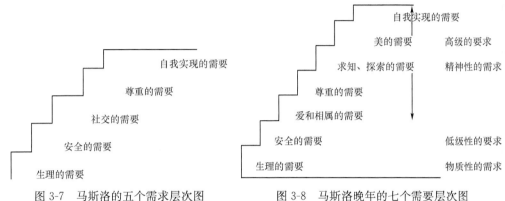

图 3-7 马斯洛的五个需求层次图　　图 3-8 马斯洛晚年的七个需要层次图

我们将这七个层次中的第一、第二的层次可以看作为低级的需求，也可称作为原发性动机，将后五个层次看作是高级的需求，是以精神满足为主的社会性动机。因此，在人员管理中，我们必须充分研究人的思想和行为的规律，充分调动每个工作人员的工作积极性。其中最主要的是要研究各级各类人员在不同时期的不同需要。需求引起动机，动机产生行为，这是人们思想行为发展的客观规律。临床实验室的人员管理要尽可能地运用这条规律，满足人们正当合理的要求；启发人的行为的自觉性；教育人们把直接动机提高为基本动机；识别动机和行为的正确或错误，低级或高级。同时根据预测到的动机和可能产生的行为，把思想工作和行政管理工作做在前面，从而提高工作的预见性。

其次，是要加强思想教育工作。教育临床实验室的工作人员认识社会需要与个人需要的关系，扩大个人需要的范围，把社会的需要转化为个人的需要。从而激励他们的行动。不断强化进步的需要和行为，防止和克服消极的需要和行为。努力增强激励效应。

（4）沟通原则：即在实验室管理系统中，相关联的事物紧密衔接，必须互相沟通。比如，实验队伍管理环节沟通、实验队伍管理制度沟通、实验人员培养与使用沟通等。

三、人 员 培 训

目前，在临床实验室中强调技术人员的熟练操作，解决急、难实验项目等方面比较多，但对培养良好职业道德，较高的业务理论水平与外文水平尚不够重视。从我国临床实验室工作现状来看，要适应迅速发展的医疗卫生事业的需要，实验技术人员的思想素质与业务素质的提高是一个迫切需要解决的问题。

（一）思想素质方面

临床实验室工作人员应该具备一个良好的思想素质，这是因为医院服务的对象是人。实验室工作人员的道德水平的高低将直接关系到人们身体健康和生命安危，牵涉到千家万户的悲欢离合。特别是应该认识到医务工作者对病人、社会都承担着特殊的道德责任和义务。所以它具有比其他行业更高的职业道德标准和道德规范。医务人员应本着救死扶伤，实行革命人道主义的基本出发点,树立起全心全意为人民服务的高尚品质。

（1）要有较高的政治思想觉悟,高度的责任心,忠诚党的医疗卫生事业,具有自强、自信、自尊、自爱,不计较个人得失,努力搞好临床实验室工作。临床实验室工作是诊断疾病的"耳朵"、"眼睛",所以实验室所得出的每一个结论,每一个数据不得任意涂改,更不允许伪造,如出现差错和事故(差错和事故是指工作人员责任心不强,违反操作规程而造成标本丢损,实验结果明显错误等行为)应及时汇报并采取积极补救措施。

（2）要有全局观念,甘当临床医生配角,具有甘为人梯的精神,安心和热爱临床实验室工作,有全心全意为临床服务的思想,勤勤恳恳、踏踏实实的工作作风。既要有踏实,求实的品质,又要有开拓创新的精神。在临床实验室工作中必须按照岗位责任制和操作规章制度办理。认真对待每份标本,仔细核对、仔细填发报告单。

（3）要具备勤俭节约、精打细算,不可粗枝大叶、廉洁奉公,不谋私利、爱护公共财物的品质。

（4）要谦虚谨慎、不骄不躁、有探求真知和改革的精神,有百折不挠的毅力和勇气。热情对待患者。临床实验室作为医院直接面向病人的窗口,每天要接待大量的身患各种疾病的病人,病人需要温暖、同情与理解,所以实验室工作人员应该热情接待每位病人,并尽可能的作好各种解释工作,对待病人应该语言文明、举止端庄。

（二）业务素质培训

实验室工作具有很大的条件依赖性、繁杂性,实验技术人员除了完成正常的临床工作、科研任务以外,还要从事实验仪器设备的设计制作,安装调试,设备的保管和维护,对实验中大量数据的检测、记录、处理和整理保存。因此,除了应具备上述共同的一些基本素质外,还应具有业务素质:

（1）要有较扎实的基本理论知识和较丰富的实践经验,较好的实验素养,较高的实验操作技能,具有分析问题与解决问题的能力。

（2）要实事求是,严肃认真的科学态度和严谨的工作作风。精益求精、埋头苦干、踏实认真、一丝不苟。

（3）要具有广泛的知识面,善于学习,勇于创新。

（4）要有团结协作精神,现代科学技术不是一个人或少数人所能完成的,需要靠集体和广泛的交流与协作。

为了能达到以上素质的实现,必须要创造条件做到几个结合:

（1）基本功训练与专科技术训练相结合:所谓基本功是指参与本专业基础工作的能力,通常可以包括基本理论、基本知识、基本技能。基本功训练是实验技术人员必须经过的一个阶段,也称之为打基础阶段,是一个专业人员成长的至关重要的环节。只有基本功达到相当熟练的程度,才能进一步掌握好专科技术。

专科训练也叫专业训练,又可称之为"定向培养"。总之,是通过专科训练,基本功进一步扎实,使有一定临床工作能力的技术人员从原来的基础上进一步提高,掌握新的科学技术,扩大知识领域,使其具备专科技术特长。作为技术骨干的后备力量,从而解决技术队伍的配套。

（2）普及提高与重点培养相结合:医学检验事业日新月异发展,各级技术人员都有必要不断的学习新知识;固步自封是不能适合新形势需要的。所以应定期组织学术讲座和学术活动,使全体工作人员都不断的提高。

在此同时,结合各专业组的业务发展,应及时地选拔思想作风好,基础知识扎实、外文能力强、身体素质好的技术尖子,加以重点培养深造,成为掌握现代化医学科学技术研究的高级人才。

(3)当前的需要与长远的需要相结合:科学技术的发展,使得医学检验事业不断的与许多相关学科相互交叉、渗透、特别是新的仪器设备不断地被开发、引进,因此,不断要对已有的现代化设备加以宣传,而且更重要的是要结合学科发展,有计划地进行现代化知识更新的培养教育,使之有一个全面的规划。

(4)阶段性教育与不同层次的教育相结合:对于不同职称的技术人员,在知识和技能的范围水平上应有不同要求,即使同一职称的技术人员也不完全相同,有上限与下限的区别。这就产生了不同的层次结构,必须有的放矢,区别对待。如对某一层次正将进行某种考核时,更应重视这一阶段的教育,使之更全面的复习,掌握专业知识。

为了达到预定的培训效果,必须对各个不同层次的人员制定一个 3~5 年的培训计划,通过这个培训计划,使临床实验人员无论在知识更新,操作技能等方面均达到一个较高的水平,培训方式可以采用:

(1)定期召开读书报告会:定期开展读书活动是工作人员提高业务素质的基本途径,制定读书计划,不同层次可以读不同层次的书籍,可以读专著,也可以阅读文献资料,一个阶段做一次读书小结,撰写文献综述。定期研究读书报告会,每人交流读书体会,对难点、疑点问题共同讨论。

(2)加强基本技能的训练:采用的方式可以是操作示范,操作比赛,操作指导,参加科研项目,提高科研操作能力。

(3)进修学习提高:选派一批有发展前途的工作人员有计划,分期、分批地到兄弟院校的有关科室进行专科进修提高,特别优秀的还可选送到国外进修提高,培养技术骨干。

(4)建立指导导师制:充分发挥中、老年技术人员的骨干作用,以老带新,使青年技术人员能尽快地掌握临床实验方面的技能。

(5)开展短训班和学术活动:在时间和经费保证的前提下,让一大批技术人员在工作之余增加新知识、新技术以及外语能力培训的短训班以及各种学术活动。

(6)定期参观考察:定期组织技术人员到有特色的科室进行参观学习,了解新技术的发展和提高,努力改进本科室的工作,以达到先进水平。

第三节　各类人员的工作职责

一、职称与职责

1. 职称(professional post)　是指某个工作人员在一个组织中的地位以及其承担的任务和责任。也表示某工作人员在某个专业岗位上能胜任或基本胜任其工作的资格证明。

2. 职责(responsibility)　是指具有不同职称的工作人员应履行的相应专业的工作范围的一种条文规定。也是职称分类结构中纵向划分的基础。同样也是组织、人事部门在任用、考察、晋升、培训工作人员时,从专业技术上进行衡量的依据和标准。

3. 职称条例　根据工作业务性质对职称进行划分,并使业务性质相同的所有职称组合成为一个职称条例。

4. 技术职称系列　临床实验室内的工作人员技术职称系列有技师系列、医师系列和研究系列。主系列是技师系列。根据医院规模与任务还可适当配备一定数量的检验医师(临床病理医师)或研究人员。

根据卫生部有关规定,可将技术职称分为六级:主任检验师、副主任检验师、主管检验师、检验师、检验士、检验员。在某些较大的医院,由于临床实验室还要承担一定的教学、科研、医疗任务,所以也可采用教学职称的系列(教授、副教授、讲师、助教)和科研职称系列(研究员、副研究员、助理研究员、见习研究员)等。

5. 行政管理系列 临床实验室的科主任或专业组长是属于行政职务。行政职务是不能等同于业务职称的。根据医院检验科的工作性质与任务进行二级管理方案,即分为科主任的一级管理和专业主管的二级管理。

(1) 科主任:科主任是检验科的经营者和管理者,具备本科以上的学历或副高以上的职称,有 5 年以上检验工作经历,具有一定的实验室管理能力,是某一专业的专家或学科带头人。

(2) 专业主管:由科主任聘任,是本专业的学科带头人和质量管理者,具有本科以上的学历或中级以上的职称,有 5 年以上本专业工作经历。

二、各类人员的工作职责

根据 1982 年中华人民共和国卫生部颁发的"全国医院工作条例"与江苏省医政管理规范中规定的有关临床实验室工作人员的职责范围归纳如下:

1. 检验科科主任职责

(1) 在医院院长的领导下,负责检验科各专业检验、教学、科研和行政管理与血库的管理工作,确定科室发展方针,建立质量控制体系,并定期审核质量体系,使之有效运行。

(2) 制定检验科工作计划,组织实施,经常督促检查。督促检查各专业主管工作情况及专业实验室经营预决算;督促检查检验科工作人员执行各项规章制度和项目(或仪器)操作手册的情况,考察各专业的检验质量(包括室内质控情况及室间质评成绩)。

(3) 督促检查检验科工作人员正确使用菌株、剧毒危险品和器材,审签药品及器材的请领与报销,经常检查安全措施,严防差错事故。

(4) 负责检验科人员的业务训练、技术考核,提出升、调、奖、惩意见,有计划地安排科室人员积极参与学术交流或专题讨论会。

(5) 配合临床医疗任务的需要,制定科研计划,引进国内外新成果、新技术、新方法和开展新项目。

(6) 要安排外来进修人员、实习生到各专业实验室学习,定期检查进修或实习计划,毕业论文的完成情况。

(7) 经常与临床科室联系,征询对检验质量的意见和要求,督促各专业主管做出改进措施,满足临床的需要。

(8) 督促检查检验科人员考勤考核,确定科室人员的轮换和值班。

(9) 督促检查检验项目的质量,组织评估实验室的能力及开展项目的情况。

(10) 聘任科副主任协助完成科室管理工作。

2. 正、副主任检验师(主任技师)职责

(1) 熟悉本学科临床实验领域国内外学术动态,为实验室提供学术和技术指导,掌握本学科范围的技术发展动态。

（2）指导本学科重大的实验工作,解决关键性的技术难题,编写较高水平的技术管理文件和论文。

（3）组织承担本学科重大科研项目或承担研究生导师的部分工作。

（4）改进实验技术和仪器设备,消化、吸收、使用引进的技术和设备。

（5）承担实验室的全面管理工作,负责初、中级实验技术人员的技术培训。

3. 检验医师职责　随着检验医学的发展,检验科必须加强与临床医疗科室的联系。参照国外临床病理科体制,设立检验医师(即国外的临床病理医师)岗位。

（1）配合科主任,确定应开设的检验项目,选择最有诊断价值的检验方法,并对所选择的检验项目和方法通过实验做出临床应用价值。

（2）在科主任的领导下,负责接受临床医师对异常检验结果的咨询,负责检验结果的临床解释,必要时向临床提供诊断和治疗建议。

（3）审查室内质量控制数据与室间质评回报结果,审查检验报告单。

（4）定期参加临床科室的查房,听取临床科室对检验质量的意见,介绍新的检验项目及其临床意义,参加临床疑难病例的讨论会。

（5）在科主任的领导下,积极参与临床科室和检验科合作的科研,组织科室中相应的专业人员,按期完成临床科研课题中检验检测任务。

（6）在科主任安排下,参与部分的临床检验工作。

4. 主管技师职责

（1）负责实验室的一个方面的实验技术的指导工作,组织实验难度较高的实验技术工作。

（2）负责拟订有关实验室建设方案和精密仪器、大型设备的配置方案。

（3）掌握特殊的检验技术、解决本专业的复杂疑难问题,指导初级实验人员的实验工作。

（4）承担与本实验室有关的技术开发工作,维护、检修与实验室有关的仪器设备。

（5）承担研究生专题实验的指导工作,为教学和科研实验创造条件。

5. 检验技师职责

（1）在科主任的领导和主管技师的指导下开展工作,完成各项工作任务,做好工作记录。

（2）亲自参加检验工作,并指导检验技士、检验员进行工作,核对检验结果、负责特殊检验的技术操作和特殊试剂的配制。鉴定、检查、定期校正检验试剂、仪器、严防差错事故。

（3）及时发送报告单,遇到生命紧急值的检验结果应报告科主任或主管技师,并电话通知临床经治医师。

（4）负责菌种、剧毒药品、贵重器材的管理和检验材料的请领、报销等工作。

（5）参与科研和技术革新,改进检验方法,不断开展新项目,提高专业水平与检验方法。

（6）参与进修实习人员的培训工作。

（7）负责贵重仪器的管理、按仪器操作手册进行操作、维护、保养、使分析仪随时处于良好的状态。

（8）担任检验试剂和器材的请领、登记、统计和保管工作。

6. 检验技士职责

（1）在检验技师的指导下,担负各种检验工作。

（2）收集和采集检验标本、发送检验报告单,在检验技师的指导下进行特殊检查。

（3）认真执行各项规章制度和技术操作规程,随时核对检验结果,严防差错事故。

（4）负责检验药品、器材的请领、保管、检验试剂的配制,培养基的制备,做好登记、统计工作。

(5) 担任一定的检验器材的洗刷、做好消毒隔离工作。

7. 检验员职责

(1) 在检验技师、检验技士的指导下,进行一般的检验工作及担任检验科的统计工作。

(2) 领取和保管检验用的药品、器材,并填好消耗表。

(3) 担任一定的检验器材的洗刷,做好消毒隔离工作。

三、人 员 定 编

根据中华人民共和国卫生部在 1978 年曾发布的《综合医院组织编制原则试行草案》,对医院的各类人员都作了一个基本编制的要求数,即按工作任务确定人员的编制数。临床实验室的编制数可根据临床实验室的定额(任务量)与定员(人员编配),数量(包括人员数和工作量)与质量(包括人员素质与工作质量要求)等几方面的因素综合考虑。

检验科人员编制,按现行床位定编,为全院卫生技术人员的 4.6%～6.5%(不超过 6.5% 为宜)。

根据卫生部的建议,一般临床实验室的技术人员编制可参照下列公式来进行计算。

1. 按门诊日平均诊疗人次计算方法

编制数=[平均日门诊人数×每人次门诊平均检查件数[1]×每件所需要时间(分)[2]]÷[某医技科每人每日工作时间(分)+机动数[3]]

2. 按床位总数计算

编制数=[全院编制床位数×床位使用率×每位病人日平均检查件数[1]×每件所需要时间(分)[2]]÷[某医技科每人每日工作时间(分)+机动数[3]]

同样也可以用这一公式来计算。

编制数=[某医技科每日平均工作总件数×累计数目(或抽样)件数平均耗用时间(分)]÷[某医技科每人每日工作时间(分)+机动数[3]]

注:①每个病人每日平均所需件数数目计算:

某医技科每一门诊人次平均所需工作件数=某医技科平均工作件数÷全院日平均门诊人次数

某医技科每名住院病人日平均所需工作件数=某医技科为全院住院病人日平均工作件数÷[全院编制床位数×床位使用率]

②每件所需工作时间(分)计算:

门诊每件平均所需时间(分)=[某医技科门诊日平均工作件数所需工作时间(小时)×60(分)]÷某医技科门诊日平均工作件数

病房每件平均所需时间(分)=[某医技科住院病人日平均工作件数所需工作时间(小时)×60(分)]÷某医技科住院病人日平均工作件数

③机动数一般为总数的 25%。

(王震宇　王大建)

第四章　临床实验室规章制度建设

　 本　章　要　点

1. 临床实验室的法令法规。
2. 法定计量单位在医学检验中的应用。
3. 临床实验室十项规章制度建设。
4. 临床实验室安全管理制度。

　　临床实验室管理制度是行政管理中法规性文件,是指挥和协调人们从事实验活动各个环节的工具和规范,是维护实验室管理秩序,确保实现实验室管理功能、管理对象及其基本要求的不可缺少的一种强制手段。制度建设本身包括立法、守法和执法的有机统一,务必做到在管理工作中有规可循,有章可守,违规必究,不断加强和完善实验室管理,及时建立和健全实验室各类规章制度,章法齐备、奖惩分明,是实现实验室科学管理的基本保证。

第一节　临床实验室管理的法令法规

　　法令与法规是由国家、代表国家的有关部门或地方政府颁布的。我国为了保障医疗卫生福利事业更好地为社会服务和使来自各种渠道的保障费用能够切实有效地使用,并保证质量,所以颁布了一些针对临床实验室管理的法令和法规。如《全国医院工作条例》、《中华人民共和国献血法》、《病原微生物实验室生物安全管理条例》、《关于在我国统一实行法定计量单位的命令》、《医疗废物管理条例》等,具体内容包括四个方面:
　　(1) 对临床实验室各级人员的资格做出具体而详细规定;
　　(2) 对临床实验室科学信息与标本检测数据管理做出具体而详细规定;
　　(3) 对临床实验室接受现场质量调查做出具体而详细的规定;
　　(4) 对临床实验室参加质量控制等方面做出具体而详细的规定。医院各临床实验室必须遵照执行,如有违者将受到各种制裁。

一、《全国医院工作条例》法规

　　我国在 1982 年卫生部颁布了《全国医院工作条例、医院工作制度与医院工作人员职责》(以下简称全国医院工作条例)的法规。条例中规定了有关临床实验室的检验科工作制度与血库工作制度。

(一) 检验科工作制度

　　(1) 检验单由临床医师逐项填写,要求字迹清楚、目的明确,急诊检验单上注明"急"字。
　　(2) 收标本时严格执行查对制度。标本不符合要求,应重新采集。对不能立即检验的标本要妥善保管。普通检验,一般应于当天下班前发出报告。急诊检验标本随时做完随时发出报告。

（3）要认真核对检验结果，填写检验报告单，作好登记，签名后发出报告。检验结果与临床不符合或可疑时，主动与临床科室联系，重新检验。发现检验目的以外的阳性结果应主动报告。院外检验报告，应由主任审签。

（4）特殊标本发出报告后应保留 24 小时，一般标本和用具应立即消毒。被污染的器皿应高压灭菌后方可洗涤，对可疑病原微生物的标本应于指定地点焚烧，防止交叉感染。

（5）保证检验质量，定期检查试剂和校对仪器的灵敏度，定期检查检验质量。

（6）建立实验室内的质量控制制度，积极参加室间质量控制，以保证检验质量。

（7）积极配合医疗、科研、开展新的检验项目和技术革新。

（8）菌种、毒种、剧毒试剂、易燃、易爆、强酸、强碱及贵重仪器应指定专人严加保管，定期检查。

（二）血库工作制度

（1）献血以自愿为原则，献血者的年龄，男 20～50 岁，女 20～45 岁。

（2）献血者应进行健康检查，包括病史复询、体格检查和必要的血液检查和鉴定，合乎要求者方可采血。

（3）采血量一次以 200ml 为宜，最多不得超过 400ml。两次献血的时间间隔不得短于 4 个月。

（4）采血台应定期消毒保持清洁，采血应遵守无菌操作制度和采血常规。

（5）采血后献血者应在原采血台上平卧休息 5～10 分钟。事后，医院应供给茶水，条件可能时应供给适当点心或饮食，并按规定发给献血者营养补助费，将采血量记入献血者卡片及采血登记簿内。

（6）采血室备有急救药品，献血者发生反应时，应及时进行抢救。

（7）血液采取后及时送入冰箱内保存，定期观察冰箱温度并作记录，发现故障时应及时修理或将血移存备用冰箱内。冰箱的门要注意上锁，钥匙由血库值班人员保管。

（8）每个冰箱应备有品牌或簿，要求反映出冰箱内每袋（瓶）的血型、血量、采取日期和存放位置。冰箱内血袋（瓶）的排列应按采血日先后由前向后排。

（9）储血期间禁止开袋（瓶），已开袋（瓶）的血液或血浆应立即输用。已输用过的剩余血液或血浆禁止输用。

（10）输血经主治医师或主任医师（或值班医师）决定，由医师或护士填写输血单。连同病员的血液将标本送交血库做血型交叉配合试验，标本试管上应贴标签，写明病员的姓名和病案号，以防止错误。

（11）发放血液时，取血者应与发血者一起进行查对，要求做到血袋（瓶）无破损，袋（瓶）口包封严密，血型无误，袋（瓶）签袋（瓶）卡无污损不清，血液无溶血、凝块和污染情况。并与受血者的血液作配合试验无配合禁忌。

（12）在病员输血前，负责输血的医师必须再查对一遍后才能进行输血，并保留部分袋（瓶）内血液，以备必要时（输血反应）检查。

（13）血液出库原则上不可退回。如果出库时间较短（30 分钟以内），血液未经开动或作其他处理（如加温、摇动），经血库医师鉴定同意，方可考虑重新储存。

（14）经治医师应随时检查病员有无输血反应，出现反应后应立即采取抢救措施，并与血库取得联系。

二、法定计量单位在医学检验中的应用

国务院在 1984 年 2 月 27 日发布了《关于在我国统一实行法定计量单位》的命令及《中华人民共和国法定计量单位》的文件。命令说:"为贯彻对外实行开放改革,对内搞活经济的方针,适应我国国民经济、文化教育事业的发展,以及推进科学技术进步和扩大国际经济、文化交流的需要,国务院决定在采用先进的国际单位制的基础上,进一步统一我国的计量单位。""我国的计量单位一律采用中华人民共和国法定的计量单位。"国际单位制和法定计量单位以及在临床医学检验中的应用分述如下:

(一) 国际单位制(SI 单位)

在 1960 年国际计量会议通过命名:七个基本单位为基础的单位制为国际单位制。

每个量纲独立的基本量都有一个选定的单位,称为基本单位。在过去的几十年中计算单位值一直使用 CGS 制以长度、质量、时间的单位,既厘米(cm)、克(g)、秒(s)为基本单位或 MKS 制即以米(m)、千克(kg)、秒(s)为基本单位的三量纲为一切物理量的基础。随着电磁学的发展已显现出三量纲制的不足,必须引入电流(A)亦作为基本单位,形成 MKSA(米、千克、秒、安培)四量纲制。然后又随着热力学发展,又引入了温度(K)为一基本物理量;光学中又将光强度定为基本物理量。物理化学家又采用"物质的量"作为第七个基本物理量。形成了以七个基本单位为主的新计量统计。

在科学领域中,常常需要计算各种物理量。在医学领域中使用的各种计量值也都属于物理量。比如,血压值、pH 值、物质的浓度等。为了使众多的物理量能互相比较,便于统一和使用,一般公认几个量是量纲独立的基本量,其他的物理量可以从基本量导出。按照定义通过基本量的乘除、微积分或其他的运算方法导出其他的物理量。

(二) 我国法定计量单位具体内容

我国法定计量单位的定义、使用方法等,由国家计量局明文规定,具体内容包括:

(1) 国际单位制的基本单位(表 4-1)。
(2) 国际单位制的辅助单位(略)。
(3) 国际单位制中具有专门名称的导出单位(表 4-2)。
(4) 国家选定的非国际单位制单位(表 4-3)。
(5) 由以上单位构成的组合形式的单位。
(6) 由词头和以上单位所构成的十进倍数和分数单位(表 4-4)。

表 4-1　国际单位制的基本单位

量的名称	单位名称	单位符号	量的名称	单位名称	单位符号
长度	米	m	热力学温度	开(尔文)	K
质量	千克(公斤)	kg	物质的量	摩(尔)	mol
时间	秒	s	发光强度	坎(德拉)(candela)	cd
电流	安(培)	A			

表 4-2　国际单位制中具有专门名称的导出单位部分摘录

量的名称	单位名称	单位符号	其他表示例
压力、压强、应力	帕(斯卡)	Pa	N/m^2
摄氏温度	摄氏度	℃	

表 4-3　国家选定的非国际单位制单位部分摘录

量的名称	单位名称	单位符号	换算关系和说明
时间	分	hin	$1min=60s$
	小时	h	$1h=60min=3600s$
	天(日)	d	$1d=24h=86400s$
旋转速度	转每分	r/min	$1r/min=(1/60)s^{-1}$
体积	升	L(l)	$1L=1dm^3=10^{-3}m^3$

表 4-4　用于构成十进倍数和分数单位的词头

所表示的因素	词头名称	词头符号	所表示的因素	词头名称	词头符号
10^{18}	艾(可萨)(exa)	E	10^{-1}	分(deci)	d
10^{15}	拍(它)(peta)	P	10^{-2}	厘(centi)	c
10^{12}	太(拉)(tera)	T	10^{-3}	毫(milli)	m
10^{9}	吉(咖)(giga)	G	10^{-6}	微(micro)	μ
10^{6}	兆(mega)	M	10^{-9}	纳(诺)(nano)	n
10^{3}	千(kilo)	k	10^{-12}	皮(克)(pico)	p
10^{2}	百(hecto)	h	10^{-15}	飞(母托)(femto)	f
10^{1}	十(deka)	da	10^{-18}	阿(托)(atto)	a

(三) 法定计量单位在临床医学检验中的应用

按照法定单位的规定,与临床实验室管理有密切关系的计量单位有以下几种:

(1) 在国际单位制中推广使用 10^3 或 10^{-3} 倍数连乘的组合形式单位,对于百(10^2)、十(10^1)、分(10^{-1})、厘(10^{-2})的组合单位,在国际单位制中建议不用,但在法定计量单位中仍承认使用,例如:厘米(cm),我们按照我国法定计量单位制仍然保留使用。

(2) 国际单位制的体积单位为升,这是经过长期争辩,方才认可的。因为体积的单位在物理学上应为立方米(m^3)。但在医学上使用很不方便。在我国法定计量单位制中已明确规定升(L)是国家选定的非国际单位制体积量的单位。因此在医学检验中,体积单位为升(L)。其他的体积单位有:毫升(ml)、微升(μl)、纳升(nl)、皮升(pl)等。

(3) 表示物质质量的基本单位是千克(kg),而不是克(g),克成为法定单位制中千克基本单位的导出单位。其他物质单位有:克(g)、毫克(mg)、微克(μg)、纳克(ng)、皮克(pg)等。

(4) 表示物质量的基本单位为摩尔(mol)。凡含有 $6.022×10^{23}$ 个微粒集团的物质称作 1 "摩尔"。即 1"摩尔"任何物质含有 $6.022×10^{23}$ 个微粒,这个数称作"阿佛加德罗常数"。表示物质的量的其他单位有:毫摩尔(mmol)、微摩尔(μmol)、纳摩尔(nmol)等。

(5) 表示质量浓度的单位是每升千克(kg/L)。其他的质量浓度单位还有:每升克(g/L)、每升毫克(mg/L)、每升微克(μg/L)、每升纳克(ng/L)等。

(6) 表示物质浓度的单位为每升摩尔(mol/L)。其他的物质浓度有:每升毫摩尔(mmol/L)、每升微摩尔(μmol/L)、每升纳摩尔(nmol/L)等。

(7) 热力学温度的基本单位是开尔文(Kelvin,K)。在法定计量单位制中规定摄氏温度(℃)在国际单位中是允许的使用单位,因此今后仍可使用摄氏温度,表示温度高低。

(8) 压力和压强的国际单位导出单位是帕斯卡(Pascal,Pa),其他的组合单位为千帕(kPa)、兆帕(MPa)。

(9) 时间的基本单位是秒(s)和秒相应的其他单位有:兆秒(Ms)、千秒(ks)、毫秒(ms)、微秒(μs)等。其他表示时间的许用单位有:分(min)、小时(h)、天(d)。

(10) 计数细胞等以每升(L)个数为计数单位。

(11) 氢离子浓度以 pH 表示。

世界卫生组织(WHO)建议:凡是已知分子量的物质在人体内的浓度,都应用物质的质量单位(mol 或其分数)取代所有旧制用以表示质量浓度的 g、mg 等质量单位;统一用升(L)作为表示体积基本单位的分母,以避免过去用 ml、μl、dl、L 以及作 mm^3 不同分母时易出现的误解。

第二节 临床实验室的规章制度

临床实验室规章制度是规范实验室建设和管理过程中人们行为的准则,是指导临床检验工作人员做好各项工作的行为准则,是管理工作的另一个重要方面。订立规章制度的指导思想是以患者为中心,一切从有利于病人为出发点,提高检验质量和服务质量,全心全意为病人服务。

临床实验室规章制度的内容大致包括:检验科工作制度、血库工作制度、检验标本送检,核对制度,差错事故处理制度、交接班制度、消毒隔离制度、值班制度、急诊检验制度、传染病报告管理制度、菌(毒)种保管制度、检验报告单签发制度、试剂与仪器设备等十项制度。检验科工作制度与血库工作制度在本章临床实验室管理的法令法规第一节中的《全国医院工作条例》法规中已作叙述,故不再重复。

一、检验标本送检、核对制度

(1) 检验申请单需由临床医师填写,临床实验室工作人员在接收检验申请单时,要查看填写是否规范,临床诊断、检验标本、检验项目和送检医师、送检日期等填写是否清楚,查看是否已交费或记账。

(2) 采集标本时,工作人员要查对科别、床号、姓名、性别和检验目的,并记录采集时间;将标本联号小条撕下贴在标本容器上,并加注病员姓名、床号(无标本联号小条,应以另纸替代),以便核对。

(3) 收集标本时,各专业实验室工作人员应查对标本的数量和质量。

(4) 检测时,工作人员应查对检验项目与申请单是否一致。医师送检项目,检验人员不得擅自修改,发现错误或需更改时,应由原申请者更正或征得同意后更正。

(5) 检测后,操作人员应查对检验结果与临床诊断是否相符,如发现严重不符或结果特别异常,要立即复查和寻找原因并汇报专业主管。必要时,要与临床经治医师联系,不能简单发出报告。

(6)发报告时,工作人员应查对科别、病区和检验结果等是否有遗漏。

(7)检验科还应与有关科室根据具体情况商定执行下列各项:

1)各种标本的采集方法;

2)各种标本的收发时间与递送方式;

3)各种检验报告填发时限;

4)一般常规(含一般药敏纸片)内容与急症、立等检验范围;

5)供应标本容器与抗凝管种类;

6)特殊检验项目事前联系后受检。

(8)一次采集标本需做各种项目检验时,应按不同项目分别填写申请检验单,并在各标本容器上粘贴各单标本联号小条。如果仅是一个标本容器,就应该将各单标本联号小条一并贴上。

(9)采集与递送标本时应防止交叉污染,注意勿将标本污染容器外部或倾翻,渗漏。

(10)采集糖耐量、酚四溴酸钠、狼疮细胞以及尿清除实验等项目标本时,应一一注明采集时间。

二、医疗差错、事故和投诉处理制度

(一)医疗差错

医疗差错是指在医疗活动中由于工作责任心不强,不认真执行规章制度、不重视操作规程,因而将标本丢失,需重新采集,增加病员的痛苦;或因检验结果准确性降低影响临床及时治疗,但未产生不良后果者为差错。差错又分为两类:第一类差错是严重差错,第二类差错是一般差错。

1. 严重差错(一类差错)

(1)对严重的、不易采集的标本(如脑脊液、骨髓或手术中采集等项标本)保管不当、以致丢失、损坏、变质或混错,无法重新留样采集者(如产生不良后果者作事故论处)。

(2)特殊标本漏做、错做、检验结果漏填、错填,影响检验结果与临床诊断、治疗,无法纠正而必须重做者。

(3)重危病人、抢救病人的检验标本、因无故拖延结果报告时间而影响抢救治疗者。

(4)仪器保管使用不当,遭受损坏,因而影响检验工作正常进行者。

(5)试剂配制因未严格按照配制规范、标准要求、而影响检验结果者。

(6)采集和处理标本因未严格按照消毒隔离要求,而引起病员感染与环境污染者。

2. 一般差错(二类差错)

(1)一般标本丢失、损坏、变质或混错,而需重新采集者。

(2)一般标本漏做、错做或检验结果漏填、错填,而影响检验结果者。

(3)试剂、培养基明知已经变质而使用,因而影响一般检验结果者。

(4)交接班不清,标本不及时处理,延误病员诊断,但未造成严重后果。

(二)医疗事故

医疗事故是指在医疗活动中因工作不负责任、违反规章制度、无视操作规程、错报或弄虚作假填报检验结果,而影响临床诊断、治疗;延误危重病员的抢救,加深病员身心痛苦,产生严重后果者为事故。

(1)发生差错既不及时报告,又没有立即采取有效措施,听之任之,若无其事;或隐瞒不报,因而耽误治疗,加剧病情的发展,加深病人的痛苦,造成恶劣影响,不良后果者;

(2)一味追求工作数量,不顾检验质量;缺乏医德,敷衍失责,任意填发检验结果报告,因而影响病员的治疗与康复,情节恶劣,后果严重者;或一时未发现,因而导致病员病情加重、转危等状况,但已败损国家医疗单位信誉,造成不良社会影响,严重后果者。

(3)一再发生差错、事故、屡经教育不改,或经人揭发查对属实,仍图抵赖、卸过他人者,转请从严处理。

(三)投诉处理

(1)建立差错事故和投诉登记制度,对发生的差错事故和投诉应定期讨论,重大事故应当立即讨论,总结经验教训,提出整改及防范措施,给予当事人批评教育或必要的处理,给投诉人以答复。

(2)发生差错或事故后,若留有残存的标本和试剂应予以保留,以便分析原因,并立即采取挽救措施,积极做好善后工作。

(3)对已发生的医疗事故,应按"江苏省医疗事故处理实施细则"的规定处理。

三、交接班制度

1. 大换班 随着检验学科的发展,专业分工日益精细,各级医院检验科人员分工应采取专业定位和相互轮转相结合,一般采取 1/3~1/2 人员定岗定位,1/2~2/3 人员相互轮转,新分配的检验师(士)一般轮转 3~5 年后,根据工作需要可以确定专业岗位。交接班时要说明注意事项、仪器的交接、人员的交接等。

2. 日常交接班 包括钥匙、标本、试剂、仪器等。

四、消毒隔离制度

(一)工作人员方面

(1)工作时必须穿戴工作衣、帽、纽扣、扎袖、衣服不外露。工作帽应遮盖全部头发。接触呼吸道感染病人,特种化学药品等,或从事微生物学检验工作时必须加戴口罩。采集皮肤或瘀斑等标本时,应加戴橡皮手套。

(2)工作衣袋内不可放入烟、糖等食品以及个人物品,备带工作需用笔类、记事簿等用品不得与工作帽、口罩放在同一工作衣袋内。

(3)穿着工作服不上街和进入食堂、宿舍、会场、托儿所等公共场所。工作衣、帽、口罩应先消毒后洗涤。送外洗涤者,应与有关单位订立消毒协定。

(4)为了防止交叉污染,工作室内不可吸烟,工作时不可饮食,以及佩带戒指、手镯等饰物;不可用手指直接挖眼、挖扒耳、鼻、剔牙齿等。

(5)工作告一段落时、标本污染时、离开传染区或采集尸解标本后,下班之前,下班前脱卸工作衣帽后,双手应按规定时间先浸泡消毒,再用肥皂、流水洗刷干净,方可离开。

(6)采集微量血液标本时,不可用手指接触吸管控制血量,采血时已经使用的棉球、纱布等物,需集中消毒后丢弃或焚毁。

(7)工作时不慎受标本或其他传染性等物质污染,应消毒妥善处理,情况严重时应迅速报请科、组负责人处理。

(8)进入隔离病区或采集烈性传染病人的标本时,需按规定严密消毒隔离。

(9)检验人员平时应注意个人卫生,健康锻炼、定时接受预防接种与体检。

(二)检验用具

(1)采集病人血液,必须做到"一人一针一筒"、"一人一垫一条"如使用的不是一次性针筒,那么针头、注射器等用具,使用后立即消毒再清洗,灭菌备用,采血桌上应放置两把消毒镊子,一把是钳取已消毒注射器针头、另一把是用作卸下采血后的针头。

(2)凡经微生物检验使用的器皿污物,须先高压灭菌再分别洗涤或丢弃。器皿洗净干燥,包扎灭菌后备用。吸液管顶端应加棉塞后灭菌。

(3)一般检验使用的器皿用具,必须分别消毒、清洗、干燥(烘)后再消毒备用。若沾染或疑染芽孢菌类病原菌沾染的用物。应按规定灭菌处理。

(4)解剖或动物实验使用的刀、剪金属用具,必须浸入1%碳酸氢钠溶液中煮沸消毒30分钟或高压灭菌,然后洗涤,待干后消毒备用。体积较大的动物解剖盘等物,可用消毒剂浸泡或直接加入95%酒精燃烧消毒。消毒时应远离易燃、易爆等危险物品。

(5)隔离病区的专用器具用物,不可移做他用,专用检验器材以及科室办公用物,未经消毒处理不可任意携出。

(三)环境消毒

(1)建立卫生保洁制度、定人、定时、负责包干保持室内整洁环境卫生,发现害虫,应立即扑灭,并予消毒。

(2)实验室内的门、窗、墙、地、桌、椅等家具,恒温箱、离心沉淀器、试管架及仪器设备等均应分别指定人定时清洁、消毒、脚踏垫应浇入消毒剂经常保持湿润。

(3)抹布、拖帚等清洁物,使用后应立即消毒、清洗、禁用羽毛类掸帚工具除尘。

(4)一般检验结果报告单须集中消毒后发出,但急诊、立等报告除外,如一旦标本有污染应换发报告单。

(四)污水污物处理

1. 污水处理　临床实验室每天将排出大量的污水,其中包括生活污水、有机污水、无机污水等。污水中常含有大量致病微生物及寄生虫卵等,所以必须对污水进行处理后才能排放到下水道中。

处理污水的办法很多,有物理、化学、生物三大类,常用的有生物转盘法、高压蒸汽法、臭氧法、漂白粉法、液态氯法等,尤其以后两种更为常用。

(1)漂白粉法是指将有效氯含量为25%～36%的漂白粉,溶解于水后便可使用。方法虽简便,但费用较高。

(2)液态氯法是由电解氯化钠释放氯气,因氯是强氧化剂,溶解于水,能发生化学反应,形成新的氧和氯化氢,氯化氢又可溶于水生成盐酸,而盐酸能使蛋白质变性。如氯气与污水接触约 2.5 小时后,灭菌率为 99％,这是一种相当有效的方法。

以上两种消毒法均需要有一定面积的消毒池,方能进行有效的消毒。

2. 污物的处理　临床实验室每天会产生大量的污物,如废培养基、废血、废纸类、大、小便等,在这些污物中同样存在着大量的致病性微生物,应及时加以处理。

在处理污物时,应将污物分类,如有些要焚烧处理的应在焚烧炉中焚烧,有些需进行高压消毒的,应配备高压消毒锅或建立必要的消毒池(缸)等。

3. 具体的消毒方法与注意事项

(1) 各种消毒方法与消毒灭菌器械须作定期"效能监测",以保证消毒效果。

(2) 各种消毒药品,须密封储存,并定期采样做有效成分含量测定,以保证消毒质量。

(3) 煮烧或采用消毒剂浸泡法的消毒物品,必须浸泡在液面以下,不可漂浮在液面之上,煮沸消毒应从沸腾开始计时,常用消毒剂在室温低于 10℃时宜用温水配制,并适当延长消毒时间。

(4) 消毒剂配制所需原药,必须正确衡量,不可估计取用,消毒时间不可任意缩短。

(5) 下列常用的消毒方法,供参考选用。

1) 粪、尿、痰剩余标本消毒

a. 取用相当于标本量 1/5 的漂白粉(即每 1000ml 剩余标本,加入漂白粉 200g)充分搅拌混匀,消毒 2h。

b. 用两倍量的 20％漂白粉溶液(即每 1000ml 剩余标本,加入 20％漂白粉溶液 2000ml)充分搅拌均匀,浸泡消毒 2h。

c. 不含粪的尿液,检验用过的污水等,每 1000 毫升中加入漂白粉 50g,充分搅拌混匀,消毒 30min。

2) 剩余血液、血清等物品消毒:加入 2～9 倍量的 3％肥皂液,或 5％肥皂粉,充分混匀,煮沸 30min。

3) 标本盛器消毒

a. 标本袋瓶等:煮沸 30min,或用 0.5％～1％过氧乙酸或 3％漂白粉澄清液浸泡消毒 2h。

b. 标本纸盒或其他无重复利用价值的(干或半干)物品可投入焚化炉内烧毁或用上列标本瓶浸泡消毒。

4) 用过的各种试管、吸管等消毒

a. 血液管:用 3％肥皂液或 5％肥皂粉浸泡煮沸 30min 后,冷却后洗涤。

b. 一般试管、吸管,用 0.5％～1％过氧乙酸浸泡消毒 2h 以上。

c. 凡是微生物检验用过的器材,均需高压灭菌 20min 后洗涤。

5) 房屋空间、墙、地、家具等消毒

a. 病人候诊室:用 1％～3％漂白粉澄清液,或用 0.2％～0.5％过氧乙酸作空间喷雾每立方米以 30ml 计,关闭门、窗 30min 后开启通风。椅、凳家具,用 3％漂白粉澄清液,或 0.5％过氧乙酸揩擦,地面用喷雾湿扫。

b. 一般实验室:操作台、椅、凳、用物、地面等,用 1％漂白粉澄清液,或 0.2％过氧乙酸溶液揩擦,地面用喷雾湿扫。

c. 细菌培养无菌室,血库采血室等的室内应经常保持整洁,用 1％漂白粉澄清液或 0.2％过氧乙酸溶液喷雾,湿揩、湿扫,室内清洁换气后,紧闭门、窗、再用紫外线灯光照射 30min 使用。定时用血琼脂平板采样作空间细菌培养,如发现平板上生长菌落超过 10 个以上,或有致病性细菌生长时,除应按前法认真清洁、消毒外,并用乳酸或 10％甲醛溶液做蒸汽消毒。①乳酸蒸汽消毒法:按每立方米体积计,取乳酸 0.01ml,滴在滤纸上,用电炉或酒精灯隔火加热(勿使燃烧),使乳酸蒸发于空间,作用时间 30min。②10％甲醛溶液蒸汽消毒法:按每立方米体积,取 10％甲醛溶液 12.5ml(即甲醛 5g),加水 30ml,注入杯中,加热蒸发,消毒时间不少于 12h,次日用 25％氨水中和,用量为 10％甲醛溶液量的一半。

6) 检验报告单、货币等消毒

a.10％甲醛溶液熏气消毒法:①用特制的消毒箱器具,将需消毒的检验报告单,或钞票等物,分散悬挂在消毒箱内,如硬币应零乱散放,不宜重叠,用纱布包裹或放袋内,关闭上层箱盖,密闭。②以每立方米箱容体积计算,取 10％甲醛溶液 80ml,高锰酸钾 40g,热水 40ml,放入搪瓷碗内,立即置于消毒箱低层内,使消毒剂混合液自然氧化蒸发消毒,约 2～4h,方可开启箱盖,取出被消毒物品。上述高锰酸钾也可用漂白粉代替,先将漂白粉溶化于热水中混合再加入 10％甲醛溶液中使之氧化。注意:消毒过程中如有气体外溢,应在箱外粘贴牛皮纸等封闭漏气缝隙。10％甲醛溶液蒸气对机体有剧烈刺激性,消毒工作人员须先戴好口罩、防护眼镜,并在消毒箱旁备有氨水,必要时以作中和蒸汽。

b. 环氧乙烷消毒法:以每立方米体积,用环氧乙烷 0.4kg 计算,消毒时先将应消毒的物品装入厚型塑料袋内室温维持在 20～30℃,然后投入环氧乙烷气体。密封,消毒 6～12h 以上,投药时应注意安全,气袋必须保持密封,周围不可近火,以免燃烧中毒等危险。

五、值 班 制 度

(1) 值班是指在正常上班以外的时间和法定的节假日安排工作人员上班,以处理急诊检验或未完成的检验项目。

(2) 值班人员必须坚守岗位,履行职责,不得擅自离开岗位,如有事暂离,应在值班室门上挂有明显标志的去向牌,并向有关人员说明去处尽快返回。

(3) 值班人员不准在值班室内会客,携入家眷;值班时间严禁吸烟、饮酒、烹饪或做私事。

(4) 值班人员负责检查各种运行的仪器是否正常运转,并按要求记录各项质量指标,血库冰箱,应检查警报装置有无故障失灵。剧毒药品等应规定书面交接并当面点交清楚。

(5) 值班人员对门、窗、水、电、气等安全负责,作好安全保卫工作,并维护室内外的环境卫生与值班被服用具等整洁。

(6) 值班人员应认真交接班,交班者应给下一班作好必要的准备工作。所有值班钥匙应交接清楚,不可遗忘丢失,防止因交接疏漏而损毁公物甚至造成差错事故。血库值班交接双方必须严格贯彻核对制度,未了事项必须当面点交验收无误。

(7) 值班人员如遇到疑难问题或重大问题难以处理,应立即报告科主任与总值班者协助解决,不得回避和推诿。

(8) 值班情况,除口头交班外,重要情况事件必须详尽记录。

(9) 对妊娠期满 7 个月以上,母乳乳喂期;男满 55 周岁、女满 50 周岁;体弱多病者可适当的照顾不予安排值班。

六、急 诊 检 验 制 度

(1) 急诊检验处于医疗的第一线,是抢救急危重患者的重要环节。必须强调优质服务,及时准确地发出报告。

（2）根据医院的级别和承担任务的大小，配备必要的、资深的检验人员和急诊检验设备，提高检验的工作效率。

（3）各科临床医师根据病情需要填写急诊检验单，写上"急"字，注明标本的采集时间，急诊检验室接待标本后要先检查标本是否符合要求，然后立刻进行检验。对于危及生命的急诊检验（如大出血等）要优先从速。

（4）急诊检验完成后要及时发出报告，或先电话通知送检医师，登记检验结果，写明报告发出时间和接受报告者，以备查询。

（5）急诊检验应 24 小时进行，检验人员必须坚守岗位，如因工作需要短暂离开岗位时，应有明显标志去处。交班时要填好交班记录，对仪器运行情况和工作情况交代清楚。

七、传染病报告管理制度

（1）凡经卫生防疫部门与所在医院规定列入传染病报告管理的病种，在医检标本首次检出"阳性"结果者，须填传报单一式两份，一份送防疫站保健科处理，一份留科备查。如发现烈性或重要病例"阳性"结果时，应先迅速口头传报。

（2）传染病报告管理各专业组应有专人负责，建立专册登记，定时核对，做到传报正确，及时、无错、无漏。

（3）发现"阳性"结果或疑有传染病病人的检验报告单上未注明地址者，应该协助查询补填。

（4）对职业病、恶性肿瘤等病种的报告发放，应与相关临床科室取得联系。

八、菌（毒）种的保管制度

（1）检验科保存适量标准菌（毒）种便于检测微生物学质量之用，必须遵照上级有关规定保存或外传。

（2）保存菌（毒）种应设专册（卡）登记，有专人负责保管定期移种、鉴定、防止变异。特定保藏处应双人双锁保管。保管人员若调离工作，须先办妥移交手续，经科（组）负责人核准，方可离职。

（3）保存菌（毒）种的种类与数量的增减或销毁等，应先征得科室负责人的同意，并在专册（卡）详细记录备查。

（4）按照各株保存菌（毒）种的不同类型，应在专册（卡）详细记录下列内容：菌（毒）株名称、来源、分离与移种日期、每次定期检查时的形态、结构、染色反应、培养特性、各种生化反应与血清学反应以及必要时的动物实验结果，均应符合标准。

九、检验报告单签发制度

（1）检验报告单应包含以下信息：实验室名称、编号、日期、检测项目、方法及其结果、参考值、实验室声明（例如，本报告单仅对送检标本负责）；定性检验结果必须以中文形式报告，不得以符号报告，检测者和审核者签全名或盖章。

（2）报告单格式按照《病历书写规范》的要求执行，检验科已建立计算机网络系统，可将申请单和报告单分开,格式及内容参照《病历书写规范》的要求执行。

(3) 实习生、进修人员、见习期工作人员无报告权,需由带教老师签发,检验专业毕业生见习期满后,经专业主管考核合格,由科主任批准可获得相应的报告权。

(4) 所有报告须经有关人员审核后发出:在室内质控措施得到全面落实并在控时,常规报告单由专业主管指定的高年资的检验人员审核后发出;异常结果及室内质控失控时,需采取一定的措施处理后由专业主管审核后发出。

(5) 所有报告的原始数据及申请单应保留 2 年。

十、试剂与仪器设备的管理制度

(一)试剂管理制度

(1) 自配试剂应指定专人负责配制,要有配制记录,并保证质量,成品贴有标签,注明试剂名称、浓度(效价、滴度)、储存条件、配制日期和失效日期、配制人等。

(2) 商品试剂、试剂盒和校准品、质控品等,由科主任组织专门小组负责评价、选购。

(3) 非仪器配套产品应有比对实验报告,每批新试剂应对其灵敏度和特异性等主要性能进行评价。比对实验和评价报告应保存,以备科主任及省、市临床检验中心或评审专家审阅。

(4) 对领来的试剂或物品要登记品名、数量、规格和价格,并由专人妥善保管、定期检查,在有效期内使用。

(二)仪器设备管理制度

(1) 各仪器设备均应建立档案统一管理,内容包括仪器编号、品牌型号、购置日期、使用说明书、操作手册、维修手册等原始资料,并由专人保管。

(2) 工作人员操作精密仪器设备必须经过专业的培训,考核合格,方可上岗。

(3) 建立专业实验室的仪器操作手册,使用时严格按照程序操作,定期保养维修,定期检查。

(4) 建立仪器设备鉴定和校准程序,按期进行强制检定或自检,按仪器使用说明书规定的周期,使用配套校准品校准仪器并定期检查。

第三节 临床实验室的安全管理制度

临床实验室的安全管理制度是根据国家颁布的有关安全的法令、法规所建立的。如《临床实验室安全准则》(WS/T251—2005)、《微生物和生物医学实验室生物安全通用准则》(WS233—2002)、《实验室生物安全通用要求》(GB19489—2004)、《临床实验室废物处理原则》(WS/T249—2005)。目的是要保障实验室技术人员的安全健康、保证仪器设备、电器、有毒和易燃试剂等危险品的安全使用,使工作人员能在安全的环境和条件下,正常地开展工作。

一、一般操作安全制度

(1) 在临床实验室从事实验技术人员应掌握实验室的供电、供水、供气的总闸和各分闸的位置,开启和关闭方向。工作过程中若曾中断过水、电、气,更应注意关闭有关闸阀。

（2）实验室楼应设置防水、防毒、防爆设施。在发生事故时,应先切断电源、气源,抢救人员、排除事故。

（3）仪器设备,材料应妥善放置。试剂药品应贴上标签后再存放;挥发性物品应放在通风良好的地方或冰箱内;有毒特别是剧毒物品应设专人、专柜加锁保管,易燃易爆物品应置于远离热源的地方。

（4）工作中不要使用不知其成分与性质的物品,在取用腐蚀类、刺激性物品时,应戴上橡皮手套和防护眼镜,取放加热物品时,应用夹子,避免人与手直接接触。

（5）严禁试剂入口,严禁实验器皿与餐具互相代用,坚持下班洗手、漱口。

（6）搬动高压容器或易碎物品时,应有防护措施,并避免震动、撞击。

（7）仪器设备有异常响动时,应立即停止使用。查明原因排除隐患后,再启动使用。

（8）残渣、废物、废酸、废碱、废毒物品等,严禁倒入水槽和下水道。

二、专业操作安全制度

检验科是各种病原体密集的地方,是医院防止交叉感染的重点科室之一。不仅有病人血、尿、便等分泌物的污染,而且还有化学毒品的危害等。一方面要严格控制传染源,切断传播途径;另一方面要防止化学毒品对实验技术人员身体的危害以及对环境的污染。

(一) 防污染的安全制度

（1）实验室周围应多栽种植物,特别是对主要污染物有着较好的对抗性的植物,既美化环境又有利于调节、净化环境。

（2）我国卫生部颁布的《全国医院工作条例》中对整个医院的消毒隔离制度有明文规定。本章根据该条例的规定,在消毒隔离制度中已对临床实验室标本处理和废物的丢弃作了较为详细的阐述,现就标本收集过程中的注意事项作一说明。

1）小心抽取血液标本,如有血污染在标本管外,必须用70%乙醇溶液棉球抹去;

2）每次抽病人血标本以后必须用肥皂和自来水洗手;

3）运送大便的标本容器必须有盖密闭,不可使用无盖纸匣;

4）已知肝炎病人的标本作一明确的标志(如黄色的标志);

5）取自"高度传染危险"病人的标本,宜放入小塑料袋内或投药纸袋内,化验单粘贴在袋外以防污染。

(二) 防毒、防燃、防腐蚀的安全制度

1. 防毒的安全制度

（1）一切有毒物品及化学试剂,要严格按类存放保管、发放、使用,剧毒试剂要双人双锁保管并妥善处理剩余物品和残毒物品。

（2）实验室应装设通风排毒用的通风橱,实验人员应按规定分类使用防毒口罩或防毒面具,实验完毕及时洗手,条件允许应洗澡。

（3）注意保持个人卫生和遵守个人防护规程,绝对禁止在使用毒物或有可能被毒物污染的实验室内饮食、吸烟或在有可能被污染的容器内存放食物,生活衣物与工作衣物不应在一起存放;工作时间内,必须洗手、漱口后(必要时用消毒液)才能在指定的房间内饮水、用膳。

（4）定期进行体格检查，认真执行劳动保护条例。

2. 防燃安全制度 1984 年 5 月国务院公布了《中华人民共和国消防条例》，其中第九条规定："生产使用、储存、运输易燃易爆化学物品的单位，必须执行国务院有关主管部门关于易燃易爆化学物品的安全管理规定。不了解易燃易爆化学物品性能和安全操作方法的人员，不得从事操作和保管工作。"临床实验室内的部分化学品具有易燃、可燃、刺激、腐蚀性、剧毒性等的各种危害。例如：冰乙酸对皮肤及黏膜有刺激性，能燃烧并与硝酸作用能发生剧烈的化学反应。乙醚、苯、酒精、乙二醇均是易燃液体与可燃液体。

（1）限制储存量：为了防止和减少在临床实验室内发生火灾的危险，必须尽最大的可能限制易燃、可燃液体在实验室的储存量，而保持日常所必须的最小量。美国 CAP 立案标准规定易燃品库存不得超过 18.9L（5 加仑）。

（2）尽量避免使用玻璃容器装盛易燃可燃液体。通常一级易燃液体，如乙醚、异戊烷、丙酮、乙醇、甲苯的玻璃容器不能超过 0.5L。二甲苯的闪点略高故允许用加仑玻璃瓶装。三、四级可燃液体也可用加仑瓶装盛。

（3）易燃、可燃液体不能与强氧化剂一起储存。

（4）大量分装时应在通风橱或通气良好的场所进行并远离火源。

（5）要有清除溢出的易燃可燃液体的设备和材料，如防毒面具、塑料袋、扫帚、簸箕等。若有大量溢出，或加仑瓶装的易燃可燃液体袋（瓶）打碎，必须立即通知消防安全科协助清除。

（6）易燃液体不能储存在冰箱中，如乙醚、异戊烷、2-甲基丙烷等，除非冰箱中电器组成部分都装置在冰箱外的"安全冰箱"中。

（7）不可在水槽或下水道中倾倒乙醚、异戊烷、2-甲基丙烷或类似的易燃液体。

3. 防腐蚀的安全制度 临床实验室内具有腐蚀、刺激和剧毒性质的化学试剂有：

（1）最常用的氢氧化钠和浓硫酸是具有腐蚀性的化学试剂，它们可对人体造成严重的组织破坏。

（2）苯酚是能透入皮肤组织导致严重损伤甚至死亡。

（3）能刺激皮肤或其他人体组织造成皮肤红肿、干灼、去脂和接触性皮炎的若干种溶剂。

（4）剧毒性化学试剂氰化钾、氰化钠、升汞等。

防腐蚀的安全制度：

（1）加强室内通风。

（2）使用合适的防护眼镜、衣服、围裙和鞋子。

（3）有方便的洗手设施。

（4）备有防止玻璃试剂瓶的破碎的防护装置，冰乙酸和硝酸不能一起储存，以防玻璃瓶破碎而发生意外。

（5）如在临床实验室内发生上述试剂不慎与皮肤或身体接触，必须用自来水冲洗。如与强酸接触，不能用"中和法"冲洗，而必须大量用水冲洗。如实验人员的衣服不慎被上述试剂累及而影响冲洗时，则将衣服立即脱去，再继续冲洗。冲洗后再请有关科室医师诊治。

（6）工作人员在搬运、分装或操作时使用腐蚀、刺激性液体，为防止液体溅入眼睛，必须戴防护眼镜。

（三）防放射性物质的安全制度

临床实验室内已开设放射免疫检测技术和方法。因放射性同位素能放出带正电的甲种射线,带负电的乙种射线和不带电的丙种射线,这些射线被机体吸收后,可使机体发生物理的、化学的反应。从而引起机体损伤。但这种损伤往往是非常缓慢的,所以不论对在检测中的射线还是对散弃的放射性物质,均应加以合适的处理,减少对机体的损伤。因此,防放射性安全制度要求做到:

（1）为了防止放射性物质由消化系统进入体内。工作时必须戴防护手套、口罩,实验中绝对禁止用口吸取溶液或口腔接触任何物品。工作完毕即洗手漱口。禁止在实验室吃、喝、吸烟。

（2）为了防止放射性物质由呼吸系统进入体内。实验室应有良好的通风条件。实验中煮沸、烘干、蒸发等均应在通风橱中进行,处理粉末物应在防护箱中进行,必要时还应戴过滤型呼吸器。实验室应用吸尘器或拖把经常清扫,以保持高度清洁。遇有污染物应慎重妥善处理。

（3）为了防止放射性物质通过皮肤进入体内。实验中应小心仔细不要让仪器物品,特别是沾有放射性物质的部分割破皮肤。操作应戴手套,遇到有小伤口时,一定要妥善包扎好,戴好手套再工作,伤口较大时,应停止工作。不要用有机溶剂洗手和涂敷皮肤,以防增加放射性物质进入皮肤的渗透性能。

（4）为了防止放射性物质对环境污染和实验室的污染,常用的方法有以下三种:

1）埋藏法:对含有放射性物质,先进行焚烧,然后将灰烬深埋,对半衰期较长的放射性物质应深埋 2～3m。

2）稀释法:常用于半衰期较短的放射性物质,如空气和水,可将局部空气流入大气中进行稀释;将少量污水放入其他污水中稀释处理。

3）自然衰变法:将被放射性污染的物质放到专门的容器或密闭的塑料袋内放置一定的时间后,按一般污物进行处理。

三、钢瓶内压缩气体

临床实验室使用的几种钢瓶中的压缩气体,但是不安全的因素还是存在的。安全使用钢瓶中的压缩气体应注意以下事项:

（1）大小钢瓶必须具有固定装置以防止倾倒。

（2）除在使用中的钢瓶外,一律戴上螺旋帽。

（3）钢瓶的气体目前尚无通用颜色标志,因此工作人员不能依靠钢瓶颜色来识别钢瓶中的气体而是要看标签。所有钢瓶从制造厂送出来时必须贴有标签。

（4）所有钢瓶必须检查其螺旋帽应该相配、底部无锈、贴有清晰标签和压力测试日期（通常每隔五年一次）。

（5）装有可燃气体的大钢瓶须存放在干燥、通风和防火的场所。

（6）制冷气体必须按生产厂商规定的安全制度进行操作和使用。

四、灭火设施

临床实验室内由于在常规工作中使用各种易燃、可燃性液体、电器等,虽然执行严密的安全制度,但也难免绝对避免火警的发生,所以临床实验室的各组室内除走廊通道要保持畅通,以便火警发生后让人员安全撤走外,还需备有足够数量的灭火器和防火砂箱。常用灭火器的类型和用途如下：

1. 二氧化碳灭火器 这种灭火器通常将二氧化碳压缩在小钢瓶中，将阀门开启后二氧化碳自然会喷射出来扑灭火源。适用范围是扑救各种易燃液体和那些受到水、泡沫、干粉灭火剂容易损坏物件和仪器的火灾。另外，二氧化碳是一种不导电的物质，可以用它扑救 600V 以下的各种带电设备的火灾。

2. 泡沫式灭火器 这种灭火器主要适用扑救油类等非水溶性可燃、易燃液体的火灾和木材、纤维、橡胶等固体的火灾。水溶性可燃、易燃液体，如醇、酯、醚、醛、酮、有机酸等以及带电设备和仪器不能用泡沫式灭火器扑救。

3. 1211 灭火器 1211 灭火器是卤化物二氟一氯一溴甲烷的代号，是卤代烷灭火器中使用较广的一种，是一种较方便、高效的灭火器械，适用于扑救油类、精密仪器设备、仪表、电子仪器设备及文物、图书、档案等贵重物品的初起火灾。

（方　敏　王大建）

第五章　临床实验室质量管理体系

■ 本章要点 ■

1. 质量管理体系概念。
2. 质量管理体系文件。
3. 质量管理体系持续改进。

临床实验室管理包括了组织体制管理、人力资源管理、质量控制管理、信息和资料管理、仪器设备和试剂管理、经济与制度管理、环境管理、教学和科研管理等,对于独立实验室来说还存在市场管理。因为临床实验室工作的焦点集中在质量上,我国不同临床实验室之间的质量管理水平还存在很大差距,因此目前我国临床实验室管理工作的重点应放在质量管理上,建立和不断完善临床实验室的质量管理体系应是实验室的坚定目标。在重视质量管理的同时,也不应该忽视其他方面的管理,如做好实验室的组织管理、人力资源管理与信息管理,会对质量管理有较大的促进作用。

第一节　质量管理体系概述

一、质量管理体系的发展

临床实验室的质量管理的发展历程与工业产品质量管理的发展密不可分,临床实验室吸收了大量的工业产品质量管理的理论和方法用于检验质量的管理。质量管理的发展史,大约经历了 4 个发展阶段,即质量检验阶段、统计质量控制阶段、全面质量管理阶段和质量管理的标准化、国际化。

1. 质量检验阶段　在 20 世纪以前,生产方式主要是小作坊形式,那时的工人既是操作者,又是检验者,制造和检验的职能都集中在操作者身上,因此被称为"操作者质量管理"。1875 年美国科学管理的奠基人 Taylor 提出了在生产中应该将计划与执行、生产与检验分开的主张,于是在一些工厂中建立了"工长制",将质量检验的职能从操作者身上分离出来,称为"工长质量管理"。随着科学技术和生产的发展,管理分工的概念被提了出来,在一些工厂便设立了专职的检验部门并配备专职的检验人员对产品质量进行检验,被称为"检验员的质量管理"。直到 20 世纪 40 年代,质量管理水平一直处于质量检验阶段。质量检验属于"事后检验",不能在制造过程中起到预防和控制作用。

2. 统计质量控制阶段　20 世纪 40 年代初到 50 年代末,以美国 Shewhart、Deming 为代表的管理学家提出抽样检验的概念,将数理统计技术应用到质量管理领域,美国贝尔电话研究室工程师 Shewhart 发明了具有可操作性的"质量控制图",在进行生产的同时可发现质量问题,并能及时解决。Levy 和 Jennings 将 Shewhart 质量控制图的方法引用到临床实验室的质量控制中,当时最通行的做法是在每 20 个检测标本后加一个质控品,以此质控品检验是否合格作为 20 个标本检测报告能否发送的依据,Levy-Jennings 质控图现在已成为实验室进行室内质量控制的最基本的方法。

统计质量管理仅偏重于工序管理,主要依靠专家和技术人员,而未与组织管理紧密结合起来,所使用的仅是数学方法,显示其管理的效率还不高。

3. 全面质量管理阶段 1961 年美国管理学家 Feigenbanm 提出了"全面质量管理"的概念,并出版了《全面质量管理》一书。20 世纪 80 年代以后,全面质量管理的思想逐步被各国所接受,但在应用时各有特色。在日本被称为全公司的质量控制(CWQC)或一贯质量管理(新日本制铁公司),在加拿大总结制定为四级质量大纲标准(CSAZ299),在英国总结制定为三级质量保证体系标准(BS5750)。

全面质量管理的定义是:一个组织以质量为中心,以全员参与为基础,目的在于通过让顾客满意和本组织所有成员及社会受益而达到长期成功的管理途径。全面质量管理的特点是"三全一多样"。管理内容的全面性,不仅要管好产品质量,还要管好产品质量赖以形成的工程质量、工作质量等;管理范围的全面性,包括产品研究、开发、设计、制造、销售等全过程的质量管理;参加管理人员的全面性,企业全体员工都应有牢固的质量意识;多种多样的管理方法,采取各种各样先进的管理技术和方法。

全面质量管理的概念在 20 世纪 90 年代初引入到临床实验室的管理中,澳大利亚 Royal Perth 医院生化科重视对全体员工的全面质量管理的培训,发现经培训后差错率降低至原来的 1/10。大部分的临床实验室开始研究全过程的质量管理,Ross 等在 1991 年发现临床实验室的差错 46% 出现在分析前,47% 出现在分析后,仅 7% 出现在分析中。此后不少作者的调查得出了大致相同的结论,因此在临床实验室实行全面质量管理时尤其对分析前和分析后的质量控制得到了高度重视。

4. 质量管理的标准化、国际化 随着各个国家对质量管理的重视,都分别制定了各自相应的法律法规或行为准则,但随着国际贸易的发展,制定质量管理国际标准已成为一项迫切的需要。因此,国际标准化组织(international standard organization, ISO)于 1979 年单独建立了质量管理和质量保证技术委员会(TC176),负责制订质量管理的国际标准。

经过 TC176 多年的协调,有关各国质量管理专家近 10 年的不懈努力,总结了美国、英国、加拿大等工业发达国家的质量保证技术实践的经验,ISO 终于于 1986 年 6 月 15 日正式发布了 ISO 8402《质量——术语》标准,又于 1987 年 3 月正式公布了 ISO 9000~ISO 9004 五个标准,与 ISO 8402:1986 一起统称为"ISO 9000 系列标准"。

从 1990 年开始,TC176 又陆续发布了一些质量管理和质量保证标准,且于 1994 年对上述 ISO 9000 系列标准进行了第一次修订,至此,ISO 9000 族标准共有 16 个。1994 年之后,ISO 9000 族标准的队伍不断扩大,至 2000 年改版之前,共有 22 个标准和 2 个技术报告(TR),通常称为 ISO 9000 族第二版标准,有四个核心标准:ISO 9000:2000《质量管理体系——基础和术语》、ISO 9001:2000《质量管理体系——要求》、ISO 9004:2000《质量管理体系——业绩改进指南》、ISO 19011:2000《质量和环境管理体系审核指南》。

ISO 9000 系列标准分别经过 1994 年和 2000 年的改版,已成为较成熟的质量管理体系,已被世界上的绝大多数企业所采用。ISO 针对实验室或临床实验室质量管理的标准也已陆续发布,对临床实验室质量管理的国际化和标准化亦起到了极大的推动作用。

但质量管理绝非是一种模式,也没有必要强制推行一种质量管理模式,质量管理是手段而非目的。近年来,有些临床实验室开始借鉴工业巨头使用的管理模式,如 20 世纪后叶开始使用的摩托罗拉(Motorola)公司的"6 Sigma"和丰田(Toyota)公司的"Lean(精益)"管理模式等,将这些管理理论与临床实验室实际情况相结合,正逐步探索出临床实验室在面向服务对象(主要指临床医护人员和患者)时运作的新思路、新方法,以达到简化而顺畅运转工作流程和减少差错、降低成本、提高满意度,尤其是提高质量的目的,如基于 Sigma 水平选择合适的室内质量控制规则等。我国临床实验室的管理在吸收国际上先进的管理理念的同时,也要结合我国的国情,在质量管理上有所创新,更好地为临床和患者服务。

二、质量管理体系及其相关术语

1. 质量　ISO 9000 对质量的定义是:"一组固有特性满足要求的程度"。所谓固有特性是指某事或某物中本来就有的,尤其是那种永久的特性,对检测结果而言它是在方法学形成过程中所具有的属性,如方法的准确度、精密度、特异度、灵敏度、线性范围等。

有别于固有特性不同的是赋予特性,即完成产品后因不同的要求而对产品所增加的特性。对检测结果而言,如结果的报告时间、项目价格等。

2. 质量管理　ISO 9000:2000 对质量管理的定义是:"指在质量方面指挥和控制组织的协调的活动"。这里指的活动通常包括制定质量方针和质量目标以及质量策划、质量控制、质量保证和质量改进。质量管理强调的是最高管理者或管理层和组织从事的活动,质量管理的中心任务实质上就是要建立、实施和保持一个高效的质量管理体系并持续改进其有效性。

质量管理除了考虑与质量有关的活动外,还应重视与质量相关的经济因素。质量管理的真正价值在于以最低的费用和较高的经济回报,最大限度地满足用户要求,应该通过监测质量费用这个手段保证实验室在减少费用支出的同时提高检验质量。

3. 质量管理体系　ISO 9000:2000 对质量管理体系的定义是:"在质量方面指挥和控制组织的管理体系",包括指挥和控制组织,建立质量方针和质量目标,并实现质量目标的相互关联或相互作用的一组要素,定义中所指的组织主要指临床实验室或实验室所在的医疗单位。"相互关联和相互作用的一组要素"主要指组织结构、程序、过程和资源等。建立质量管理体系就是在质量方针的指导下,确立质量目标,通过设置组织机构,分析确定需要进行的各项质量活动(过程),制定程序,给出从事各项质量活动的工作方法,充分利用各种资源(人、财、物),使各项活动(过程)能经济、有效、协调地进行。

美国临床和实验室标准研究所(CLSI)文件 GP26 对质量管理体系的理解是,将基本的质量活动充分结合在一起,对人员培训、事件管理和文件控制等质量活动标准化,以有效地满足政府的法律法规和认可要求,GP26 质量管理体系模式见图 5-1。

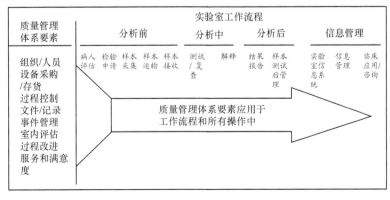

图 5-1　CLSI GP26 实验室质量管理体系模式

4. 质量方针　ISO 9000:2000 对质量方针的定义是:"由组织的最高管理者正式颁布的该组织总的质量宗旨和方向"。质量方针是一个组织总方针的重要组成部分,是组织的质量方向。应该针对如何满足顾客和其他相关方的需求和期望制订出组织的质量方针,对于临床实验室而言,"顾客及其相关方"主要指临床医护人员、患者及支付患者医疗费用方(如医保中心、保险公司等)。组织的质量方针一般是中长期方针,应保持其内容的相对稳定性,亦可根据实际情况的变化进行调整或修订。

质量方针是组织质量活动的纲领,高层领导务必采取各种必要的措施,加强同组织各层次的沟通,保证组织的全体成员能理解和实施,并应根据质量方针制定相应的质量目标。应将质量方针公示顾客和其他相关方,以便取得各方对质量方针的理解和信任。

5. 质量目标　ISO 9000:2000 对质量目标的定义是:"指在质量方面所追求的目标"。质量方针指出了组织满足顾客要求的意图和策略,而质量目标则是实现这些意图和策略的具体要求。如某实验室的质量方针为"公正、科学、准确、高效",质量目标为"主要数据和结论的准确率为 100%,客户有效投诉率小于 0.1%"。

一个组织除有一个总目标外,下层有关部门还应根据总目标确定自己的分目标。质量目标的实现程度应该是可测量或可考核的,但并不意味着必须定量。

6. 质量策划　ISO 9000:2000 对质量策划的定义是:"致力于制定质量目标,并规定必要的运作过程和相关资源以实现质量目标,是质量管理的一部分"。质量策划的主要任务是制定质量目标以及实现这些目标的具体规划。策划是一个组织对今后工作的构思和安排,只有精心周密的策划,才是建立良好质量管理体系的开端。

7. 质量控制　ISO 9000:2000 对质量控制的定义是:"致力于满足质量要求"。质量控制的目的是满足组织自身和服务对象的质量要求,对临床实验室而言,采用以技术为主的各种方法对"过程"进行监督,如制备质量控制图对失控现象进行观察和分析以排除质量环节的所有阶段中导致不符合、不满意的因果,以保证临床检验质量达到预期标准。

8. 质量保证　ISO 9000:2000 对质量保证的定义是:"致力于提供质量要求,以达到信任"。质量保证的核心是向人们提供足够的信任,是对达到质量要求提供信任的活动,使顾客和其他相关方确信组织的产品、过程或体系达到规定的质量要求。

质量保证可分为内部质量保证和外部质量保证。质量监督和临床结果的解释是被广泛认可的提供内部质量保证的重要手段。在外部质量保证中,可通过参加质量管理体系认证或实验室认可、参加室间质量评价或实验室间比对,向临床和患者提供信任。除此之外,实验室要有计划、有步骤地采取各种活动(包括临床查房、发放宣传手册、定期内部刊物等),使临床能了解实验室的技术能力、管理水平、技术水平以及开展的有关质量控制活动,取得临床对实验室的信任。

质量保证和质量控制是既有区别又有一定关联的两个概念。质量控制是为了达到规定的质量要求而开展的一系列活动,是以技术为主的活动,如室内质量控制等;质量保证是提供客观证据证实已经达到规定的质量要求,并取得顾客和其他相关方的信任的各项活动。所以,一个组织必须有效地实施质量控制,在此基础上才能提供质量保证,取得信任,离开了质量控制也谈不上质量保证。

9. 质量改进　ISO 9000:2000 对质量保证的定义是:"致力于增强满足质量要求的能力"。要求可以来自任何方面的,如有效性、效率、溯源等。当临床或患者有新的需求和期望时,实验室应通过自身的努力和一系列活动使服务对象得到满足。

质量管理与质量管理体系是两个既有关联又有区别的名词,说明问题侧重点不同,前者强调管理中人的活动,后者侧重于管理形式,这种关联关系是从不同的侧面互相说明。而"体系"、"管理体系"、"质量管理体系"三个名词之间的关系为属种关系,即"体系"涵盖的范围大于"管理体系",同理"管理体系"涵盖的范围大于"质量管理体系"。

第二节 质量管理体系的建立

一、质量管理体系建立的依据

临床实验室可根据自身的实际情况和发展需求,依据相应的国家标准、国际标准或国家和地方政府有关的法律法规建立临床实验室质量管理体系。

1. ISO 9001:2000《质量管理体系——要求》 是目前被广大企业应用最多的国际标准,截止2004年底大约有152个国家近64万个组织应用了ISO 9000系列标准进行管理,我国已有不少医院引入了ISO 9000质量管理体系,其中临床实验室按照该体系运行亦取得了良好的管理效果。中国国家标准GB/T 19001:2000《质量管理体系——要求》等同于ISO 9001:2000。

2. ISO/IEC 17025:2005《检测和校准实验室能力的通用要求》和ISO 15189:2007《医学实验室——质量和能力的专用要求》 主要用于建立实验室的质量管理体系和提高实验室的能力。我国的国家标准GB/T 15481:2005《检测和校准实验室能力的通用要求》和中国合格评定国家认可委员会(CNAS)颁布的CNAS/CL01:2006《检测和校准实验室能力认可准则》均等同于ISO/IEC 17025:2005,CNAS的CNAS/CL02:2006《医学实验室质量和能力认可准则》等同于ISO 15189:2007。

3. 国家的法律法规或学术团体标准 有些国家专门颁布用于临床实验室管理的法律,必须强制执行,如美国1988年的临床实验室改进修正案(CLIA'88)。因此,在美国虽然有多家实验室认可机构,尽管他们都有相应的对质量管理体系的要求,但是必须首先满足CLIA'88的要求。在美国比较有影响的质量管理体系标准还有CAP的LAP,CLSI的GP26-3A《实验室服务的质量管理体系模式的应用》、美国血库协会(AABB)的《质量程序》等。我国卫生部于2006年2月发布了《医疗机构临床实验室管理办法》,对临床实验室的质量管理有明确而具体的要求。

二、质量管理体系的策划与准备

1. 现状分析 质量管理体系的策划与准备是成功建立质量管理体系的关键。由于不同的临床实验室规模不同、任务不同、顾客和上级组织的要求不同、自身质量管理的基础不同等,实验室管理者必须对现状进行调查和分析,尤其是对现有的管理水平和人员素质进行分析。对实验室现有的资源和即将获得的资源进行分析,是否能满足建立实验室的质量管理体系;对组织机构进行分析,实验室的人员和管理机构设置是否适应质量管理体系的需要;基础工作开展的情况怎样,如标准化、质量认证、基础设施、仪器设备等方面,与将要建立的质量管理体系有多大差距。只有对现状的了解比较彻底,才有可能制订出切实可行的措施。

2. 统一认识和加强培训 首先,要在领导层统一认识,了解建立和完善质量管理体系的迫切性和重要性,明确领导层在质量管理体系中的关键地位和主导作用,对有关质量管理工作要进行分工并明确责任,在领导层中营造良好的工作氛围,形成战斗力强的团队。其次,要对实验室的全体成员进行教育培训,对质量管理体系的概念、目的、方法及所依据的标准或规范有充分的认识,同时要让他们认识到实验室的质量管理现状与先进管理模式之间的差距,认识到建立和完善质量管理体系与实验室及个人发展之间的关系。教育培训要分层次、反复地进行,每次培训后要进行考核,直到掌握为止,通过持续的、循序渐进的培训,使质量管理体系的理念和方法深植于每一位员工的脑海中。

3. 制订质量方针和质量目标 质量方针和质量目标体现了实验室对质量的追求,对患者的承诺,是实验室人员质量行为的准则和质量工作的方向。实验室的最高管理者在进行全员培训的基础上,应开展对质量方针和质量目标的讨论,通过自上而下和自下而上的多次反复,形成具有实验室共识的质量方针和质量目标。文字表达最好能够朗朗上口,易于记忆,便于宣传。

三、组 织 结 构 的 确 定

1. 实验室的内部结构 临床实验室或其所在组织必须有明确的法律地位,实验室应梳理内部各部门之间的关系。如实验室可由若干个专业实验室(临床化学实验室、血液学实验室、微生物学实验室等)构成,各个专业实验室负责各自专业领域的检验,各专业实验室又可设若干个工作小组,从事专门的检验工作。根据需要可设立技术管理层和质量管理层,彼此保持协调统一,技术管理层与质量管理层又服从于实验室负责人的领导(图 5-2)。实验室的组织结构一般用结构图并辅以文字说明来描述。在图中,可用方框表示各种管理职务或部门在组织结构中的地位以及他们之间的关系,上层机构一般位于上方,如需要特殊指明权力关系的,可用箭头表示(箭头指出者为上级)。实验室的组织结构没有固定的模式,应以有利于工作和提高质量为前提。在确定组织结构的过程中,应充分考虑有利于确定各部门及各类人员的职责,应确保各部门或各类检测人员不受来自内部或外部的不正当的行政、商业、财务或其他方面的压力和影响,以保证检测结果的公正性。

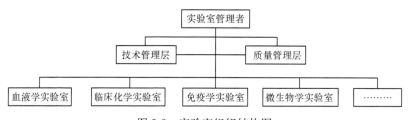

图 5-2 实验室组织结构图

2. 实验室的外部结构 明确实验室与外部的关系,如与医院所属的其他实验室和研究室的关系,与医院人事、财务、器材等部门的关系。这种关系也可以用结构图来进行描述。要求结构图能确定实验室在医院中的地位、实验室与医院中各个机构的关系。除此以外,临床实验室还可能与其他机构发生关系,如当地政府部门的临床检验中心、学术团体的质量管理中心、计量校准部门等,如实验室与这些机构发生关系,就应对这种关系进行明确规定。

3. 实验室负责人与质量管理层 实验室负责人应具备一定的学历和资历,具有临床实验室的工作经验和背景,善于与有关部门和人员进行沟通,具有良好的控制实验室及调动员工工作热情的能力等。质量管理层(或质量管理小组)是实验室进行质量管理的核心,最好由各专业的质量负责人组成,要有适当程序保证质量管理层能定期规范地开展活动。

4. 工作描述 ISO 15189 明确要求实验室所有工作人员都要进行"工作描述",并作为档案保存。一般做法是由工作人员自己提出一段时间内的工作目标和质量目标,以及实现这些目标的方法和途径。上一级管理者(如专业主管)对工作描述进行修改,到了预定的时间对所描述的工作目标进行评价。工作描述可由上而下地进行,适当时候可进行质量目标的层层分解。

四、过程分析与过程管理

1. 过程 实验室的所有工作都是由许多过程组成的,ISO 9000 标准对过程的定义为:"一组将输入转化为输出的相互关联或相互作用的活动"。任何一个过程都有输入和输出,输入是实施过程的依据或基础,输出是过程完成后的结果,完成过程必须投入适当的资源和活动。质量管理要对各过程加以分析和管理,也就是控制各个过程的要素,包括输入、输出、活动和资源等,这样才能使过程有效。ISO 9000 对过程管理的模型见图 5-3。

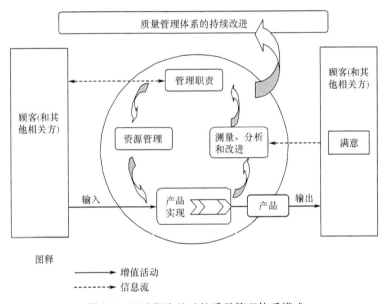

图 5-3 以过程为基础的质量管理体系模式

CLSI GP26 将临床实验室的检测工作分为 11 个过程,即患者状况评价(由医疗部门进行)、检验申请、样本采集、样本运输、样本接收和处理、检测、复查或结果解释(尤其是在与临床表现不一致时)、结果报告、检测后的样本处理、信息管理、临床咨询。实验室人员习惯上将临床检验活动分为三大过程,即分析前、分析中和分析后过程。对某一个测定方法来说,过程除

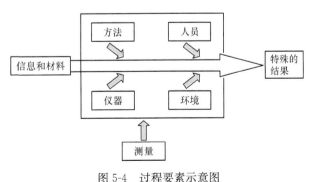

图 5-4 过程要素示意图

了涉及输入和输出外,在资源和活动方面还可能涉及使用的方法、仪器、检测人员及环境等(图5-4)。以血细胞计数为例,过程涉及的因素见表 5-1。

表 5-1 血细胞计数过程要素

过程要素		例　子
输入	信息	病人症状和怀疑性诊断
	材料	病人血液样本
过程	方法	粒子分离和计数
	仪器	血细胞分析仪
	人员	医师、技师
	环境	认可的医学实验室环境
测量		患者标本和方法控制
		仪器和环境质量控制
特殊的结果		准确的、临床有用的测试结果

一个过程可能包含多个纵向(直接)过程,也可能涉及多个横向(间接)过程,在纵向过程中上一过程的输出往往是下一过程的输入,当逐步或同时完成这些过程时才能完成全过程。为了达到对过程的质量控制,就必须对过程进行过程分析和过程管理。

2. 过程分析　过程分析就是将过程中所包含的各种活动进行分析和文件化的系统性操作。过程分析时可首先从过程的任务着手,通过绘制过程框图,确定过程中各种活动的相对任务,并制定完成这些任务的标准操作规程(或称作业指导书,SOP)。

3. 过程管理　过程管理是 ISO 9000 标准强调的 8 项质量管理原则之一。进行过程管理首先要有管理理念的转变,表 5-2 列出了过程管理与传统管理理念上的区别。传统上我们较多地关注样本的接收、测定和结果报告,有时将分析前与分析后的质量控制视作与己无关的工作,而新的管理理念则要求关注所有过程。如 CLIA'88 要求更多地对分析前和分析后工作进行质量控制,分析前的工作要求有适当的患者准备和合格的样本,所涉及的样本采集、编号、保存、运输和处理都必须受控。特别要注意过程与过程之间的连接,不能出现空白接口。

过程管理强调每一个过程必须有过程负责人,他们的责任是:①对整个过程进行分析、计划,并将过程文件化(包括亚过程);②指定每个亚过程的负责人;③决定过程的要求并文件化;④保证与客户要求一致;⑤对过程进行测量;⑥进行过程控制;⑦保证过程的效率和有效性。

表 5-2 过程管理与传统管理理念上的差异

传统管理	过程管理
样本输入,结果输出	实验室全体关注测试的适应性、样本收集和结果利用
护理人员是敌人	护理人员是客户
质量是领导的要求	质量是实验室为了满足顾客需要的内在要求 每一个人都应参与
注重检测方法与程序	强调质量管理的全面性和持续质量改进

五、质量管理体系文件

1. 概述　质量管理体系文件是质量管理体系有效运行的基本保证,编写质量管理体系文件是建立质量管理体系重要的基础性工作,形成文件化的过程也是改进和完善质量管理体系的过程。审查一个机构是否具备完善的质量管理体系,往往也从审查文件开始。质量管理体系文件一般分为三个层次:质量手册、程序文件、其他质量文件(作业指导书及其他),见图 5-5。上下层之间应相互衔接,不应相互矛盾。如上层次文件列出与其有关的下一层次文件目录,下一层次文件说明所依据的上一层次的文件名称,下一层次文件是按上一层次文件规定的

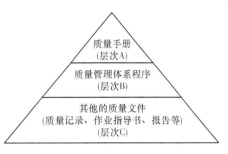

图 5-5　典型的质量管理体系的文件层次

原则加以具体的描述,最好能按 ISO TR10013《质量管理体系文件指南》(GB/T 19023-2003,《质量管理体系文件指南》)的规范进行写作,根据组织和质量管理体系的具体情况,如文件体系过分庞大,也可将文件分为四个层次。

2. 质量手册

(1) 基本内容:质量手册是第一层次文件,对实验室的质量管理体系系统、具体而又纲领性地阐述,可以反映出质量管理体系的总貌。质量手册应引用所依据的质量管理体系标准,并与该标准相适应及与结构保持一致。质量手册的核心是质量方针目标、组织机构及质量体系各要素的描述。如 ISO 15189 分为管理要求和技术要求两大部分,要结合实验室的特点对这些要素进行逐一描述。质量手册通常包括封面、批准页、修订页、目录、前言、质量方针、质量目标、主题内容(对质量要素的描述)及支持性资料附录。

(2) 管理要求:包括组织和管理、质量管理体系、文件控制、合同的评审、委托实验室的检验、外部服务和供应、咨询服务、投诉、不符合项的识别和控制、纠正措施、持续改进质量和技术、预防措施、记录、内部审核、管理评审等 15 个方面。

(3) 技术要求:包括人员、设施和环境条件、实验室设备、检验前程序、检验程序、检验程序的质量保证、检验后程序、结果报告等 8 个方面,使之形成对该组织具有唯一性的管理文件。

3. 程序文件　质量管理体系程序性文件又简称为程序文件,是第二层次文件。程序文件是对完成质量活动的方法所作的规定,每份程序文件应对一个要素或一组相关联的要素进行描述。程序文件是实验室进行科学的质量管理的管理制度,程序文件应有较强的可操作性和可执行性,必须强制执行。程序文件一般包括文件的编号和标题、目的和适用范围、职责和权限、活动的描述、对记录的规定以及相关联的支持性文件(包括制定程序的依据、图表、流程图和表格等)。对活动的描述是程序文件的重点,其详细程度取决于活动的复杂程度,一般应明确做什么,由谁或哪个部门做,为什么、何时、何地以及如何做,即所谓"5W+1H"原则(what,who,why,when,where,how)。程序文件是质量手册的支持性文件,是质量手册中原则性要求的展开与落实。因此在编写程序文件时,必须以质量手册为依据,符合质量手册的规定和要求。程序文件应有承上启下的功能,上接质量手册,下接作业指导书。

4. 其他质量文件　除质量手册和程序文件外,其他质量文件归于第三层次文件,主要包括作业指导书、表格、质量计划、外来文件、各种记录等。作业指导书是描述某项工作的具体操作程序的文件,也就是检验科常用的"操作手册"或"标准操作规程"(SOP),是第三层次文件最主要的内容。制定和保持表格是为了记录有关的信息以证实满足了质量管理体系的要求,利用表格记录可以更简洁明了,并提高工作效率。质量计划是指用于特定的情况,为专项或特定的工作而规定的专门质量措施。

第三节 质量管理体系的运行

一、质量管理体系的运行

质量管理体系文件是质量管理体系建立的体现,但至关重要的并不是文件的本身,而是质量管理体系的有效运行。体系有效运行的主要标志是,各项质量活动均处于受控状态,有自我完善、自我发展能力,质量问题逐渐减少,临床和患者的满意度不断提高,一旦出现问题有迅速报警和纠正的能力。

二、影响质量管理体系运行的因素

1. 外部因素 包括医疗环境和患者的心理需求、与医院领导及行政部门和外部机构的关系等。目前医院经营已部分市场化,不同医疗机构存在激烈竞争,新闻媒体对医疗的关注加强,社会公众的维权意识增强,患者的需求及期望增高,实验室面临着较大的压力与挑战,能否得到院领导及各职能部门和有关机构的支持往往成为体系能否有效运行的关键。实验室负责人应积极化解各种矛盾,沟通各方面的关系,创造良好的外部环境。

2. 内部因素 主要包括人员素质、组织结构、环境设施及设备等。应在实验室内部建设良好的管理团队,合理配置资源,对员工加强培训,充分调动员工的积极性及发挥各种资源的最大效益,以有利于质量管理体系的运行。体系的有效运行需必要的资源支撑,但是资源的配置以满足要求为目的,不要造成浪费。

3. 各级人员职责 实验室的管理层应高度重视领导在体系运行中的作用。首先,管理者应明白自己在体系的某一过程中处于什么地位,应执行的质量职责是什么,宜采取什么方法去实现,并能以身作则,带头实现自己的质量职责。其次,要加强对员工的质量培训,尤其是在体系开始的运行阶段,对所有成员进行质量管理体系的宣贯,要求实验室人员必须熟悉并准确理解与自己有关的所有文件,这些文件必须在实验现场能方便获得,并保证所获得的文件是现行有效的。再次,实验室管理者要建立质量责任制,将质量活动层层分解,落实到人,实行质量目标管理,严格执行考核和奖惩制度。最后,管理者还要做好组织和协调工作,及时了解体系运行情况及各部门、各岗位的业绩与问题,并对发现的问题采取纠正措施和预防措施。

第四节 质量管理体系的持续改进

一、持续改进的意义

持续改进是指增强满足要求的能力的循环活动。也即指制定改进目标和寻求改进机会的过程是一个持续过程,该过程可使用内外部反馈、审核结论、管理评审或其他方法,其结果通常导致纠正措施或预防措施。通过持续改进可以改进组织的整体业绩,不断提高服务质量,提高质量管理体系及过程的有效性和效率,满足顾客和其他相关方日益增长或不断变化的需求与期望。

二、方　　法

ISO 9000 标准认为可采取下述活动持续改进质量管理体系：①分析和评价现状，以识别改进区域；②确定改进目标；③寻找可能的解决办法，以实现这些目标；④评价这些解决办法并做出选择；⑤实施选定的解决办法；⑥测量、验证、分析和评价实施的结果，以确定这些目标已经实现；⑦正式采纳更改。必要时或在一段时间内，实验室管理者应组织对改进活动的过程和结果进行评审。

三、外　部　反　馈

外部反馈主要包括临床医生和护士的抱怨、患者及其家属的抱怨、上级医疗机构的检查、院领导及职能部门的检查或抱怨、医疗保健中心或保险公司的抱怨、设备或试剂商的信息反馈等。

1. 临床反馈　临床实验室直接服务对象是临床医生、护士及患者，因此，要特别重视这方面的信息反馈。按照质量管理的理念"顾客的需求是改进质量的动力"，实验室应该把医生护士的抱怨看成是改进质量的绝佳机会。另外，应有处理抱怨的相应的程序，应规定哪一类抱怨是由哪一层次的人员出面处理。除接受临床的抱怨外，实验室还应主动地与临床交流和沟通，主动沟通的方式主要为定期召开与临床医护部门交流会，参与查房、病例讨论，发放征求意见单等，对于临床反映的问题要详细记录，组织讨论，适当时可与临床相关人员共同讨论，找出合适的解决办法。

2. 患者反馈　在接待患者抱怨时同样也需要实验室人员转变观念，主动从实验室方面找原因，如不属实验室的问题，应进行详细的解释。实验室更应主动地从患者那里获取有关质量改进的信息，如对一定群体的患者进行问卷调查，在提供解释咨询服务的过程中征求患者的建议等。

3. 其他方面的反馈　医疗保健中心或保险公司方面的抱怨主要与收费有关，应按照国家的有关规定收费，做到不乱收费，应充分意识到在价格上让有关方面满意。实验室应重视从供应商处获取新产品、新技术以及改善质量方面的有关信息，获得仪器、试剂的使用经验及技术支持。

四、促进持续改进的内部活动

ISO 15189 在持续改进中要求：实验室管理层应定期对所有的运行程序进行系统评审，以发现任何不符合项的潜在来源，或提高质量管理体系或技术操作的其他可能性，应制定改进措施方案，归档并加以实施。

对系统进行评审是实验室促进质量持续改进的最重要的内部活动，往往实验室外部的反馈只有转化为实验室的内部活动，才能使得质量得到有效改进。实验室的系统评审活动主要有两种形式，即内部审核和管理评审。内部审核与管理评审的区别见表5-3。

表5-3　内部审核与管理评审的区别

	内部审核	管理评审
主持人	专业主管或质量负责人	管理层或最高管理者
形式	现场为主	会议
内容	体系全部要素	体系要素及全部医疗服务
结果	实施或进一步管理评审	实施

1. 内部审核　内部审核是为证实体系运作是否持续符合质量管理体系的要求,对包括管理和技术方面的所有要素,尤其是对患者、医疗、护理有重要影响的要素进行评价。由质量主管或所指定的有资格的人员负责对审核进行正式的策划、组织和实施,员工不得审核自身的工作,一般实行交叉审核,如生化室的内审员审核免疫室,免疫室的内审员审核血液室等。审核员应经过正式培训,并获得有关方面的证书。应有相应的程序文件规范内部审核活动,正常情况下每年至少一次,在建立质量管理体系的初期或遇到一些特殊情况,可适当增加内部审核的频率。审核中发现不足或有待改进之处,应采取适当的纠正或预防措施,并将这些措施形成文件,经讨论后在约定的时间内实施,审核的结果应提交实验室管理层进行评审。

2. 管理评审　管理评审是指实验室管理层对实验室质量管理体系(包括质量方针和质量目标)及实验室全部医疗服务进行评审,并进行必要的变动或改进,以确保稳定的服务质量,管理评审一般每年一次。

管理评审内容一般至少包括如下方面:①上次管理评审的执行情况;②质量方针和质量目标的实施情况,质量方针是否适宜,质量目标是否适宜、实际;③质量管理体系是否适宜、充分并有效实施;④实验室的组织结构是否合适,各部门及人员的职责是否明确;⑤实验室的人员、设备、设施、资金、技术和方法配置是否充分;⑥满意度情况及病人投诉处理情况;⑦预防措施的实施情况;⑧质量管理体系是否有改进的机会和变更的需要;⑨管理人员或监督人员的报告;⑩近期内部审核的结果;⑪外部机构的评审结果;⑫实验室间比对的结果;⑬用于监测实验室在患者保健工作中的服务质量指示系统是否有效;⑭不符合项;⑮检验周期监控;⑯持续改进过程的结果;⑰对供应商的评价。

（王惠民）

第六章 实验室设备和材料的管理

■ 本章要点 ■

1. 仪器设备的质量管理。
2. 临床实验室试剂的质量管理。
3. 临床实验室试剂的保存与管理。
4. 参考与标准物质的管理。
5. 实验室设备使用与校准。

随着医学科学的日新月异、生物新技术和计算机技术的不断发展,临床实验室由手工操作进入了自动化分析时代,各种先进的设备相继进入我国各级医疗机构的临床实验室。对仪器的科学、规范管理将直接影响到检验质量和临床实验室成本核算,因此规范的采购和严格的管理是实验室管理的重要组成部分。临床实验室是整个医疗机构中使用试剂最多的部门。试剂和仪器一样,也发生根本性的变革,绝大部分自配试剂转为由试剂公司提供的商品化试剂盒,只剩下少数项目仍需人工配制。众多的玻璃器皿等材料,也被种类繁多的一次性塑料制品所替代。但试剂的使用和管理仍然是影响检验质量的主要因素之一,也直接关系临床实验室的成本效益,因此要有规范的制度和严格的管理。

第一节 仪器设备的质量管理

一、仪器的配置和采购

(一)仪器的选购原则

临床实验室所需求的设备种类多,品牌档次多样,既给设备的选购以较大的空间,也带来一定的难度。一般说,选购仪器设备应遵循以下原则。

1. 可行性 临床实验室应根据实验室所开展检验项目的需要、工作量以及医院的财力来定所购仪器的品牌、档次。

2. 可用性 选择仪器时,应选可用于临床实验室需求的设备,不能盲目追求先进,造成资源浪费,也不能为节约资金购买不能满足日常工作需要的仪器。在选择可用性的同时,优先购买使用效率高、收回成本快的仪器。使用效率确实低,但又需要的,可通过租用、协作、共享等方法解决。性能相同或相近的仪器,可选择价格低的。价格不仅指仪器本身的价格,还包括其配套试剂、零配件、消耗品以及维修的价格。

3. 可靠性 仪器的质量性能是选购的关键,对预算购买的仪器应具有充分的认识,详细了解仪器的性能特点。可到该仪器用户处进行实地考察,详细了解或亲自操作,分析其工作原理、硬件和软件功能,综合它的优、缺点。最好选择三种同类产品反复比较后再作选择或者确定为招标对象。

4. 可维修性 仪器的售后服务至关重要,除了仪器的品质以外,销售公司的资质、信誉、技术力量也应一并加以考虑。要求厂家和/或销售公司做出维修响应承诺时间一般少于 24 小时,或遵循就近维修的原则。

5. 合法性 医疗仪器生产、销售必须具备各种证件和批文。国外进口的仪器应具备国家食品药品监督管理局颁发的该仪器的医疗器械注册证、仪器生产厂家对国内经销商的授权书、经销商的营业执照、经销商的医疗器械经营许可证、海关报关单等。国内生产的仪器应具备国家或省(市、自治区)食品药品监督管理局颁发的医疗器械注册证、医疗器械生产许可证、生产厂家的营业执照,以及生产厂家对经销商的授权书等。

6. 前瞻性 购买仪器时应具备发展的眼光,所购买的仪器除能满足当前的工作需要外还应能够满足今后的工作需要。

(二)仪器招标与采购

我国现有的医疗卫生机构大部分属于国有公共事业单位,对医疗设备和器材的购买属于非生活性基础设施项目,规定应该招标采购。所以,临床实验室的设备和器材的采购也纳入了规范化管理的范围,因此要求临床实验室管理人员必须掌握招标投标方面的知识。

1. 招标的原则

(1) 公开原则:指招标投标的程序要有透明度,招标人(购买方)应当将招标信息通过适当方式公布于众,以吸引多方投标人(供货方)做出积极反应。

(2) 公平原则:指所有投标人在招标投标活动中获得信息和发表意见的机会都是平等的,所有投标人应有平等的权利,要一视同仁,不得对投标人实行歧视。

(3) 公正原则:指要求客观地按照事先公布的招标条件和评标标准对待每一位投标人。

(4) 诚实信用原则:要求招标投标活动中当事人必须具有诚实守信、善意的心理状况。

2. 招标的方式 临床实验室设备和器材的采购可以采用公开招标或邀请招标的方式。

(1) 公开招标:指招标人以招标公告的方式邀请不特定的法人或者其他组织投标。

(2) 邀请招标:指招标人以投标邀请书的方式邀请特定的法人或者其他组织投标。与公开招标相比有两点不同:一是邀请招标是以投标邀请书的方式邀请投标,而公开招标是以招标公告的形式;二是邀请投标的对象是特定的法人或者其他组织,公开投标的对象是不特定的法人或者其他组织。邀请招标适用范围如下:因技术专门、复杂或者有其他特殊要求等原因;只有少数几家潜在投标人可供选择的;采购规模小;为合理减少采购费用和采购时间而不适宜公开招标的;法律或者国务院规定的其他不适宜公开招标的情形。临床实验室有部分设备和器材适合邀请招标。

3. 招标程序

(1) 发布招标公告或投标邀请书:政府招标或社会上的招标是招标人采用公开招标方式的可通过大众化的有关传播媒介,没有保留地向公众发出。通常通过报纸、杂志、网络、广播等传播媒介进行公告。招标人若采用邀请招标方式,应向三个以上具备承担招标能力、资信良好的特定法人或者其他组织发出投标邀请书。医疗仪器、药品、试剂、材料的招标由于投标人比较局限,可以通过信函、电话等方式发布招标信息。

(2) 资格预审:发布招标公告或者发出投标邀请书程序后,招标人可以根据招标项目本身的要求,要求投标人提供有关资质证明文件和业绩情况等。一般应至少有 3 家以上的投标人。

(3) 投标:投标人通过资格预审后在截止时间内向招标人购买招标文件(标书),招标文件应介绍招标项目的数量、规模、用途(医疗设备应注明主要的技术参数,技术参数一般由临床实验室主任根据对所购买设备和器材的各种性能要求拟定)、主要的资金来源、对投标人的资质要求以及招标文件的目录等。投标人应仔细阅读招标文件,根据自己的实际情况如实、谨慎填写投标价,提交投标书并交纳投标保证金。投标时对投标人的资质进行复审。

(4)开标:也称揭标,在招标文件确定的提交投标文件截止时间,在招标文件中预先确定的地点公开将所有投标人的报价启封揭晓,同时对投标人资格进行再审。开标时间一般为提交投标文件截止时间的几小时至三个月。

(5)评标:由评标委员会负责,评标委员会必须为 5 人以上的单数,且必须包括三分之二以上的专业技术和经济方面的专家。技术专家必须从事相关领域工作满八年,具有高级职称或者具有同等专业水平且有招标方面的法律知识和参与招标活动的实践经验(要求有部分专家是外请的,医疗机构可派分管领导和纪检人员参与监督)。评标活动应在严格保密情况下进行。

(6)中标:评委会根据所有投标人的情况,客观地按照事先公布的招标条件和评标标准做出评分,确定中标人。招标人应向中标人发出中标通知书,并同时将中标结果通知所有未中标的投标人,并且退还未中标人的投标保证金。

(7)招标采购合同的签订:自中标通知书发出之日起三十日内,招标人与中标人根据投标文件中确定的招标人和中标人之间的权利和义务,签订招标采购合同,具有法律效力。

由于《招标投标法》的实施,临床实验室设备和器材的采购,不能像以前那样,由科主任提出申请,院长及器械科科长确定生产厂家和价格。应逐步纳入依法采购的轨道,严格按照上述程序进行采购,可避免医疗设备和器材采购活动中的不良行为,用最少的钱购买最好的设备和器材。

二、仪器设备的维护和管理

仪器设备是临床实验室质量和能力的主要要素之一。为了保证检验质量和实验室的正常运行,延长仪器的使用寿命,临床实验室应建立一整套程序,确保这些设备处于良好的工作状态。工作人员必须熟悉并按程序使用、维护、保养仪器,使设备能获得最佳的投资效益。

(一)计量仪器的管理

尽管实验室的自动化仪器越来越多,但计量仪器仍然是医学实验室、教学科研机构的基本实验工具。计量仪器的准确性直接关系实验结果的准确性。必须掌握这些仪器的使用规则和校正方法,并且定时送(请)计量部门检修。下面就最常用的天平、分光光度计等做简单介绍。

1. 电子天平

(1)电子天平对环境的要求:电子天平应安放在只有一个入口、相对密闭的实验间,避免空气对流;放置电子天平的工作台应平整并能靠墙,远离门、窗,且实验台面应有足够的空间,天平与一切电、磁设备保持足够的距离。避免日光直接照射,远离放射源、热源;要求湿度在 $45\%\sim60\%$;温度在 $-5\sim30℃$;避免使用可引起空气剧烈对流的调温设备(如空调、电风扇等),要有稳定的工作电源。

(2)电子天平的使用

1)天平水平调节:轻微旋动天平四个支脚上的螺旋,直至水准仪气泡在圆环中间,然后才可以操作使用。

2）开启工作电源：轻轻揿按下"ON/OFF"开关，直至显示屏显示 0.000 0，并预热天平 30 秒。

3）称量：轻轻推开天平称量室的玻璃门，将空称量器皿轻轻放置在天平圆形托盘的中央。关上玻璃门，轻轻按下天平开关，直至显示屏显示 0.000 0。推开玻璃门，取出空称量器皿，将待称量物质放入称量器皿。将称量器皿轻轻放置在天平圆形托盘的中央，关上玻璃门，稳定后，读取显示屏显示的数据。推开玻璃门，取出称量器皿，关上玻璃门。

4）关闭电源：显示屏显示消失。

5）清洁：将散落在天平内的颗粒、液滴及时用软毛刷或拭布清除干净。

6）记录：内容包括使用者、称量物名称和重量、实验意外。

7）使用注意：①使用天平称量前应估量待测物质的重量，防止超载。②尽量避免直接用手拿取称量器皿，应使用合适的工具，防止污染。③称量易挥发和具有腐蚀性的物品时，要盛放在密闭的容器中，以免腐蚀和损坏电子天平。④称量物的温度应与环境温度一致。⑤根据称量要求尽量使用小的称量器皿，称量时要放置在圆形托盘中央。⑥称量器皿应不带静电，液体称量尽量采用窄口的称量器皿以防止蒸发。

（3）天平的维护

1）建议使用外罩，在称量室内放置硅胶干燥剂，避免潮湿。并定期对天平内外的颗粒、灰尘，用软毛刷清除，尤其是天平内部的灰尘。

2）对天平内的顽固污渍零部件，可用无水乙醇轻轻擦拭，经常保持天平的清洁，不应使用强酸强碱性去污剂。

3）若长期不用电子天平时，应密闭收藏。

（4）天平的校准：电子天平首次使用，实验台更改，实验环境剧烈变化（温度、气压、地心引力等），应对电子天平进行校准。校准工作委托专业计量单位进行。计量单位要定期对电子天平进行计量鉴定，鉴定合格后发放鉴定合格证，并注明鉴定时间和有效期。

2. 分光光度计

（1）分光光度计的维护

1）在测量开始前，应打开分光光度计预热 5～10 分钟。

2）比色杯和比色杯架必须正确归位，比色杯位置不正确会造成偶然误差，严重影响分析结果。首先，应保证比色杯的放置未发生倾斜，稍许倾斜，就会造成参比品与待测物品的吸光光径不一致，并可使入射光不能全部通过样品池；还要保证比色杯架的推拉到位，否则将影响测试结果的准确度和重复性。

3）使用的参考品比色杯和样品比色杯必须配套。使用时，手只能拿比色杯的粗糙面，不能接触光滑面。比色杯表面的液体切勿用手或粗糙的纤维物擦，只能用吸水滤纸或软纤维的擦布擦去。

4）选择波长时，旋转旋钮时应轻而慢，比色开始前应重复调整吸光度的"0"点和透光度的"100%"点。

5）大幅度改变测试波长时，应稍等片刻，待灯热平衡后，重新校正"0"和"100%"点，然后再进行测量。放大器灵敏度换挡后也必须重新调整"0"和"100%"。

6）比色时应轻轻盖上比色室盖子，推拉比色架时，应使比色杯处于正确位置。比色液不能装满比色杯，以避免在比色时振荡溢出。比色完成后，应及时清洗比色杯，蒸馏水冲洗后倒置放置。

7）比色完成后,把比色架取出用软纱布擦干,同时擦干比色室,把擦干后的比色架放回比色室内的正确位置,盖上盖子,关闭电源。

8）分光光度计的放置应远离水池等湿度大的地方,定期更换干燥剂或用电吹风烘干光电管暗盒,用布或木箱遮盖分光光度计。

9）除简单故障外,操作者不能自行修理分光光度计,应送计量部门修理且定期邀请计量部门进行鉴定。

（2）分光光度计的校正:分光光度计在使用过程中更换光源灯泡、重新安装、移动放置位置或进行修理后都必须进行波长、杂散光、线性三项性能检查。尤其是波长校正,即使在仪器没有变动的情况下,每隔3～5个月也应进行检查,以保证仪器的准确度和灵敏度。

1）波长校正:波长校正是对仪器进行部分的机械调整及光源灯与单色器之间相对位置的调整,使入射样本比色杯的辐射能与波长一致。波长校正方法有镨钕滤光片法、干涉滤光片法、有色溶液校正法、旋转波长调整杆校正法等。

a. 镨钕滤光片校正法:接通电源,打开开关,使仪器预热20～30分钟。旋动波长旋钮,将波长置于585nm处,用白色纸条插入比色杯的位置,倾斜60°,观察单色光颜色,如有黄色光出现,说明波长在575～600nm之间。取出白纸条,把波长为585nm的镨钕滤光片插入,调节"100％",旋钮使指针位于透光度50％的位置,左右轻轻旋动波长调节钮,使透光度最低。如透光度的读数最低时的波长是585nm±1nm,则仪器波长是正确的;如果透光度最低时不是585nm±1nm,而观察单色光颜色是黄色光,说明波长虽不正确但偏差较小;若看不到黄色光,则波长偏差较大。将波长准确地调至585nm,打开仪器左侧的小铁盖,找到波长调整杆,用螺丝刀缓慢地左右旋动,直至在白纸条上看到黄色光,取出白纸条插入镨钕滤光片,再按调整波长范围的调整方法进行调整,直至调整在透光度最低时的波长为585nm±1nm即为正确波长。

b. 波长的粗调整法:在没有镨钕滤片、干涉滤片的情况下,可以通过肉眼观察来进行粗调。接通电源,打开开关,预热20～30分钟。零点调整:将各个旋钮调至零位,旋动零位调节电位器至低位,再旋动零点旋钮,使指针指在零位,即为零点。观看单色光颜色:把波长置于585nm,用白色纸条插入比色杯的位置,观察白纸条上单色光的颜色。确定波长:如为黄色,两侧有透亮光,即为正确波长。如单色光颜色不是黄色光谱,说明波长有偏差,再按上述反复调整直到黄色光谱出现为止,将波长调节杆固定即可使用。

2）杂散光检测:杂散光是由于光学元件制造误差以及光学和机械零件表面的漫反射形成的。杂散光是分析样品时的吸收光,随着样品浓度的增加,杂散光的影响也随之增大,将给分析结果带来一定的误差。在紫外光短波区域光源温度和检测器的灵敏度均明显减小,杂散光的影响更不能忽视。因此杂散光的大小是仪器性能的一个重要指标。检查杂散光须在波长校正基础上进行。方法如下:用黑色纸包比色杯后,插入比色杯架内,以阻断光路,调透光度为0％,再以空气调整透光度为100％,插入镨钕滤光片,将波长旋至585nm,测出的透光度即为杂散光。

3）线性校正:将5mg/L伊文思蓝工作溶液配成浓度分别为5.0mg/L、4.0mg/L、3.0mg/L、2.0mg/L、1.0mg/L和0.5mg/L的应用液。将波长置于610nm,用蒸馏水调整透光度为100％,分别测定各溶液的吸光度。以浓度为横坐标,吸光度为纵坐标绘制曲线或作回归分析,观察线性情况。

3. 加样器具　临床实验室所用的加样器具主要有玻璃量具和可调定量移液器两类。玻璃量具是临床实验室手工操作实验最基本、最常用的移液器具,定量试验的准确性直接取决于玻璃量具的准确性。现在虽然许多定量试验的操作被自动化仪器取代,但玻璃量具的用途仍然非常广泛。

(1)玻璃吸样管的使用

1)玻璃吸样管也称移液管,有不同的规格和容量,按照要求合理选用。固定用途的吸样管,放入试管架上规格较大的玻璃试管内,标上记号,试管的底部放入棉花或海绵等软物,目的是避免插入吸样管时损坏管尖。固定用途的吸样管也要定期更换或清洗,并定期更换装吸样管的试管。

2)每种吸样管使用完毕后,特别是吸过有色溶液的吸管,应及时清洗并烘干,对破损的吸样管应及时更换。

3)吸样管加试剂时,吸样管的管尖应距离液面一段距离,不能把管尖直接插到试管底,否则易造成管尖破损。

4)不能用一根吸样管吸取多种试剂,而用于吸患者样本的吸样管应与吸试剂的吸样管分开放置,应特别注意生物安全。

5)严禁把患者样品吸入带橡胶乳头的吸样管乳头内,一旦发生,应立即更换橡胶乳头,并及时清洗、消毒吸样管。所有吸病人样品的吸样管在用完后及时清洗、消毒后妥善放置。

(2)玻璃量具的检定:玻璃量器的标示值与实际容量不符,会造成定量分析误差,所以对每批新购进的玻璃量具可以抽样检定,以保证结果的准确性。

1)刻度吸管的检定:检定前应注意吸量管是完全溢出式,还是不完全溢出式,刻度吸样管上刻有"吹"字为完全溢出式,校正步骤如下:①将待检定的刻度吸样管清洗干净,直至内壁不沾水珠;②取经干燥处理的 50ml 锥形瓶,置天平准确称其重量;③用待检的刻度吸样管吸取蒸馏水恰到刻度处,按使用规则放入已称量的锥形瓶中,记录重量、水温,两次重量之差,即为水重,然后按以下公式计算:

$$V_{20} = \frac{W_t}{r}$$

式中,V_{20} 为 20℃时水的体积;W_t 为空气中 t℃时称得的水的重量;r 为不同温度下充满容积为 1ml(20℃时)的玻璃器具的水于空气中称得的重量。r 值可查表。

(3)微量可调移液管(加样器)的维护和检定:可调移液器俗称加样枪,广泛应用于定性试验,如乙肝两对半测定、丙肝抗体测定、艾滋病病毒抗体检测等。此外,精密度、准确度高的加样器也逐步取代微量吸样管用于定量试验。使用加样器时,应妥善维护,要轻拿轻放,否则虽不易破损,但会影响吸样的准确性。加样器一般使用一次性吸头,加样器使用完后,立即取下吸头。随着加样器使用时间延长,准确性会有所下降,需定期进行校正,方法如下:

1)加样器调至拟校准体积,选用匹配的吸头,调节好天平。

2)来回吸吹蒸馏水 3 次,以使吸头湿润,用纱布拭干吸头,垂直握住加样器将吸头浸入液面 2~3mm 处,缓慢(1~3s)匀速地吸取蒸馏水。

3)将吸头离开液面靠在管壁去掉外部的液体。将加样器以 30°角放入称量烧杯中,缓慢匀速地将加样器压至第一档,等待 1~3s 再压至第二挡,使吸头里的液体完全排出。

4)记录称量值,擦干吸头按上述步骤称量 10 次。

5)取 10 次称量值的均值作为加样器吸取的蒸馏水重量,查表求得实际温度下单位重量蒸馏水的体积数,据此推算加样器的实际体积。

6)按校正检定结果调节加样器。

（二）专用仪器的维护和管理

专用仪器主要指那些用于特定项目检测的仪器，如血液分析仪、生化分析仪、化学发光分析仪、尿液分析仪、尿沉渣分析仪、电解质分析仪、特种蛋白分析仪、全自动酶免分析仪、微生物鉴定/药敏分析仪、PCR仪、流式细胞仪等。各专业实验室都拥有自己专用的仪器，专用仪器精密、先进，是日常检验工作的主要完成者。为保证检测结果的准确性，延长使用寿命和提高专用仪器的使用效率，必须建立完善的维护和管理制度。不同专用仪器的使用、保养、维护不同，这里指的是通用的维护和管理。

1. 仪器的资料与档案　各种专业仪器的资料应有专门的放置场所，由专人保管。通常维修手册由医院器械科或维修中心保管，操作手册、安装手册、参数手册和故障排除手册等由临床实验室建立仪器资料库统一管理，而简明操作手册、操作说明书复印本、使用和维修记录由各专业实验室随仪器保管。对仪器资料和档案的查阅或借用，由专业实验室提出申请，经保管人员或临床实验室主任同意后，方可查阅或借用，并做好借阅登记。登记内容应包括借用日期、资料名称、借用人姓名、归还日期、经手人等。仪器的资料、档案应包括以下几个方面：

（1）仪器的总信息表：内容包括仪器的序号、购置日期、名称、品牌、产地、销售公司、仪器价格、用途、主要性能、保修期、拟用年限、供货方维修反应等相关承诺、试剂价格及厂方、经销商和工程师的联系方式等。

（2）购置资料：包括申请报告、审批文件、购货合同、安装记录等。

（3）技术资料：包括出厂检验合格单、使用说明书、维修手册、安装手册、参数手册、备用件明细表、应用光盘或软盘等。

（4）说明书：进口仪器主要以英文操作说明书为主，同时配备简明中文操作说明书。临床实验室要依此建立操作卡（简明操作规程），内容包括开机、定标、质控、检测、清洗和日常维护等。

（5）使用资料：包括仪器的日常使用记录、校正记录、保养记录、故障和维修记录等。各种记录应包括日期、执行人签名、仪器工作状态、保养方法、校正方法和使用的校正物、故障原因、排除方法、更换零件的名称和型号、维修工程师的姓名、维修效果等。

2. 应用培训与使用权限　对新购仪器，使用人员须经过严格的培训后，方可使用该仪器，培训包括应用培训和维修培训。由于目前临床实验室的专用仪器基本上都是由仪器生产厂家或经销商负责维修，所以主要是应用培训。应用培训由仪器生产厂家或经销商负责，培训的方式有：①到该仪器的其他用户单位进行参观学习或有组织的集体培训；②仪器安装调试后，在临床实验室进行现场培训。现场培训是最常用的做法，培训的内容包括仪器的工作原理、日常操作程序、质控或校正的实施、保养的方法、常见故障的排除、检测结果的分析、仪器的临床应用等。培训的对象主要为使用该仪器的专业实验室技术人员，而对相关的其他人员应进行仪器的用途、工作原理等知识培训。现在许多仪器供应商在提供应用培训时派出两个工程师，一人负责安装、调试仪器，另一人负责进行使用方面的培训。

专用仪器的使用应设定一定的权限，以保证仪器的正常运转，权限的设置可分为几个等级：

（1）日常使用权限：规定具有操作该仪器、完成日常工作职责的人员，非本专业实验室技术人员一般无此权力，但用于急诊检验的仪器除外。

（2）校正或参数设置的权限：仪器检测结果的准确性有赖于仪器的正确校正和各种参数的设置，一旦实施了正确的校正和参数的设置，不能轻易改变，应规定有此权限的技术人员，其他人员不能随意改变已设置好的参数。

（3）特殊保养和简单故障排除的权限:专用仪器的结构精密,保养和故障排除也较复杂,操作不当易造成仪器损坏。应由经验丰富的技术人员具有此权限。最好是由具有电子、机械、计算机、英语方面相关知识的技术人员承担此项任务。

（4）维修权限:专用仪器出现机械或电子故障,临床实验室技术人员都不具备维修权限,医院维修中心、仪器生产厂家或经销商专业工程师才具有此权限。

3. 仪器的安装环境及用电安全 医学检验仪器是一种精密电子仪器,涉及微电子、光学、计算机、生物等多种先进技术,结构复杂且检测信号微弱,极易受各种干扰。为确保仪器的正常工作,检测结果的准确性及仪器操作者人身安全,仪器的安装环境及用电安全至关重要,必须高度重视。

（1）仪器的安装环境

1）实验室环境温度和光亮度,要求室内温度宜在 $15\sim30℃$,最适温度 20℃ 左右,应安装冷暖两用空调,相对湿度应小于 80%,气候潮湿的地区和季节应安装使用除湿机,仪器室需要防尘,环境洁净。房间光线适中,避免阳光直射。

2）仪器如安装在海拔高度超过 2000m 的地区,应该向仪器厂商声明,否则将影响仪器正常工作。

3）台式仪器要安装在平稳、坚固的台面上,远离热源,避免震动和电磁波干扰,室内要通风良好。

（2）仪器用电安全

1）仪器的工作电压必须保持在交流 $220V±5%$（$209\sim231V$ 之间）。若外界电压不符合此范围,前端必须加装纯在线式 UPS 电源,对电网电压不稳定的地区,UPS 前端还须加装净化稳压电源,不要使用磁饱和稳压器,避免电磁波干扰。稳压电源的功率按仪器要求匹配,要求稳压器的额定功率乘以 0.75 后大于仪器的最大功率。

2）仪器应有良好的接地,它是保证仪器的正常运行、检测结果准确性及操作者人身安全至关重要条件。接地电阻小于 2Ω（需专门的接地电阻测量仪才能测量,一般万用表难以检测）。接地的含义是提供一个等电位点或等电位面对设备进行屏蔽,很多情况只有良好的接地,才能起到应有的效果。接地方法要正确,否则非但起不到作用反而可能产生干扰,如其地线阻抗干扰、电流辐射等。切勿将地线接在水管、暖气管、煤气管道上,应埋设专门的人工接地体,通常是把金属棒插入地下作电极,然后用金属带把各电极连接起来组成接地网。仪器要求接地电阻小,这个接地电阻除了包括接地线和地电极之间的接触电阻和接地线电阻以外,更重要的是指入地电流从地电极面四周土壤流散时的流散电阻,与土壤的电阻率密切相关,电阻率高,地电极周围还需加食盐和木炭。经常用试电笔测量仪器外壳带电情况。

3）使用专用电源插座,不能与空调、冰箱等电器设备共用插座。电源线应符合要求,经常检查电源线是否有破损,一旦发现要立即更换。

4）严格按照操作规程切断仪器电源。

4. 维护与校准 专用仪器的维护应由专人负责,做到经常化、制度化和实行责任制。分每日维护、每周维护、每月维护、每季维护和必要时维护等。

（1）每日维护:主要是仪器外部的清洁、开机前的检测与管道冲洗、工作结束后的清洗、断开电源、清理废液等。

（2）每周维护:包括用高效清洁剂清洗仪器管路、擦洗接触血样本的部件、检查仪器机械部件运行情况等。

（3）每月维护：主要有润滑机械部件、擦洗机械部件试剂残留物及灰尘、清洗用于阻挡灰尘的通风滤网等。

（4）每季维护：主要指对检测结果起关键作用部件的特殊维护，如血气分析仪更换电极膜等。

（5）必要时维护：指仪器在任何时候出现检测结果不准确或不能运行时，有必要对某一部件进行保养。

临床实验室专用仪器的用途、工作原理、机械构造等相差甚远，维护内容更具有不同特点和要求，应根据各自仪器的特点制订相应的维护内容。每次维护都应有详尽的记录，记录的内容包括执行日期、保养内容、保养方法、执行人、效果等。仪器在使用过程中必然发生某些变化，如管路阻塞、电器元件老化、机械磨损等，导致仪器不能正常工作，必须进行及时的维修。维修可分为预防性维修、改善性维修、定期修理、事后修理和强制性修理。临床实验室的仪器一旦发生故障，操作人员应及时向主管领导汇报，以便确定相应的措施，同时注意保管好不能及时处理的样品。维修工作不能随意进行，即使是简单的故障也要由使用该仪器的熟练操作人员实施，并且也只能在非常有把握的情况下进行。仪器操作人员对出现的故障先根据仪器所提示的情况做出初步判断，然后与厂家或经销商联系，取得他们的指导。有远程会诊功能的仪器，联网传送故障信息，由厂商专业工程师制订维修方案。仪器维修后要进行校正，必要时还要做质控，合格后方可用于测试，并做好记录。记录本内容应包括日期、故障现象、排除方法、更换的零部件名称和型号、维修工程师的姓名等。

仪器的校准是保证检测结果准确性的前提，可分为定期校准和必要时校准。定期校准是根据各自仪器的性能特点制定校准周期，由专人负责，周期一到，不论仪器工作状态如何都重新校准；必要时校准是指仪器在放置位置改变、更换不同批次或品牌试剂、检测结果不准确时，有必要对仪器进行校准。每次校准都应做好记录，建立校准登记制度。校正记录包括日期、校正方法、校正结果、校正物名称和规格、实施效果、执行人等。

第二节　临床实验室试剂和质量管理

一、试剂的采购

1. 试剂采购的计划和预算　临床实验室各专业组应根据各自实验室各种试剂每月用量、现有库存量，提出申请购买的清单。如果试剂的账目由计算机管理，则在设计管理软件时要有每种试剂的有效期及最小库存量报警功能，提示该试剂需立即购买。计划和预算的目的是：

（1）保证供应：商品化的临床实验室试剂大部分是生物试剂，使用有效期较短，根据本科室工作量来预算采购试剂，有利于保证质量，又不至于断档。

（2）从经济上考虑：每一个科室都有成本核算，还可能与奖金挂钩，试剂的计划和预算可以减少库存、积压，杜绝浪费和重复采购。虽然纯化学试剂使用减少，但仍有一部分是必备的，这些化学药品的购买计划往往容易被忽略，应该定期进行清点，列入采购计划。

2. 试剂的选购原则

（1）证件齐：选择证件齐全的生产厂家，国外试剂应具有进口许可证、海关报关单等，国内试剂生产厂家应提供生产许可证，国家食品药品监督管理局或省、市、自治区食品药品监督管理局颁发的注册证、生产制造批准文号以及检测报告等。

（2）质量好：选择经室间质评和室内质控证实准确度高、重复性好、灵敏度高、线性范围宽、抗干扰能力强、稳定性高的试剂品牌。

（3）性能/价格比：在各项性能、质量指标相近的情况下，选择操作简便、易于保存、价格相对低廉的试剂盒，力求最佳的性能/价格比。

（4）与仪器匹配：选择与本实验室仪器最匹配的试剂盒，获得一个最好的检验结果。许多仪器对试剂有特殊的要求，有些仪器依赖配套的专用试剂。

（5）化学试剂选购原则：选购用于自配试剂的化学药品时，根据检验方法的要求及样品的含量而定，用于检测样本含量低、干扰因素多的物质所用的化学试剂，必须选用品级纯度较高试剂，至少是分析纯以上；而用于定性检测的试剂要求相对低，可选用实验试剂或化学纯。

二、化学试剂的管理

1. 化学试剂的分类与品级

（1）按用途化学试剂可分为一般试剂、基准试剂、无机离子、分析用试剂、色谱试剂、生物试剂、指示剂及试纸条等。

（2）化学试剂的品级划分主要是根据化学试剂的纯净程度而定，主要可分为以下几个品级：

1）优级纯（GR）：为一级品，又称保证试剂，纯度高，杂质含量低，主要用于精密的科学研究和配制标准液，绿色标签。

2）分析纯（AR）：为二级品，纯度略低于优级纯，杂质含量略高，用于一般的科学研究和临床检测的定量和定性分析，红色标签。

3）化学纯（CP）：为三级品，质量略低于二级试剂，但高于实验试剂，用于教学和一般的化学分析、定性分析，蓝色标签。

4）实验试剂（LR）：为四级品，杂质含量较高，但比工业品纯度高，主要用于一般的定性试验，黄色标签。

随着科学的发展，出现了许多特殊用途的专用试剂，如光谱纯试剂、离子交换试剂、闪烁纯试剂、分光纯试剂、色谱试剂、同分异构试剂等。

2. 化学试剂的管理

（1）保存化学试剂的环境应空气流通，湿度 40%～70% 左右，避免阳光直射，温度控制在28℃以下，照明应为防爆型。

（2）见光分解的试剂应装入棕色瓶内，碱类及盐类试剂不能装在磨口试剂瓶内，应使用胶塞或木塞。

（3）化学试剂应按固体、液体和气体分开，并归类按序存放。特别是化学危险品需按其特性单独存放。

（4）化学性质不同或灭火方法相抵触的化学试剂不能同室存放。

（5）储存化学试剂的室内应备有消防器材。

（6）化学试剂由专人保管，并有严格的账目和管理制度。

3. 自配试剂的质量管理

（1）配制好的化学试剂贴上标签，内容包括试剂名称、浓度、配制日期、配制人姓名等。有毒试剂，使用多少，配制多少，剩余少量应送危险品、毒物贮藏处保管或报领导适当处理。

（2）自配试剂使用前一定要进行校正，未经校正不能用于测试。自配试剂应按不同的保存方式进行保存。室温保存的自配试剂放在操作台的试剂架上,放置要有规律,一个测试项目所需的试剂应在一起,以便操作时取用方便。

(3) 操作人员应经常检查自配试剂的剩余量,及时补充试剂量。每次新鲜配制的试剂倒入试剂瓶之前,一定要把试剂瓶内残余试剂倒干净。自配试剂如发生变质现象,不能使用。

(4) 废弃的试剂不能直接倒入下水道,特别是易挥发、有毒的有机化学试剂更不能直接倒入下水道,应倒入专用的废液瓶内定期妥善处理。

4. 化学危险品试剂的分类和管理

(1) 易爆、易燃试剂与易发生火花的设备隔离放置。

(2) 金属氧化剂要在阴凉处放置。

(3) 压缩气体和液化气体要避免日晒,不能放置在热源附近。

(4) 易燃品的库房应通风散热、阴凉干燥并有防秋降温措施。

(5) 有毒物品分为剧毒品和有毒品,应锁在铁柜或保险箱内,由两人保管,取用时需两人在场。每次取用要有严格的用量、用途、取用人姓名等的登记。

(6) 腐蚀性化学试剂对人体的皮肤、黏膜、眼、呼吸器官和金属等有极强的腐蚀性,应放在用抗腐蚀性材料制成的架上储存。

(7) 放射性物品应远离生活区,存放在专用的安全贮藏场所。

三、生物试剂的质量管理

1. 生物试剂的特性　临床实验室使用的生物试剂基本上都是商品供应的试剂盒,给实验室的工作带来了极大的方便,减少了试剂配制的工作量,同时也使生物试剂更加标准化,使不同实验室之间的检测结果更具有可比性,检测结果的准确性大大提高。特别是酶学的检测方法和应用单克隆抗体技术的免疫学方法使检测结果的准确性、精密度、抗干扰能力等方面大为提高。但生物试剂有活性,同一种试剂,不同的厂家生产、不同的批号存在着质量差异。运输、储存、实验条件控制不好也同样会造成检测结果的差异。所以临床实验室在使用生物试剂盒时应先进行评价,一旦确定某一合格生物试剂,不要轻易更换,以免造成不同品牌生物试剂之间的误差。生物试剂的保存条件和使用,应严格按照规定进行。

2. 参考(标准)物质　是指一种或多种物质具有足够的均匀性,而且已充分确定可用于一种仪器的校准、一种测定方法的评估或对另一些物质进行定值。在实际工作中应选用附有证书的标准物,它的一种或多种特性值由参考方法所确定,并注明它的溯源性。标准物几乎是所有临床实验室检测项目检测时的必备物品,并且直接关系到测试结果的准确性、实验方法的有效性及实验室之间的可比性。正确选用和管理标准物是保证检测结果正确的关键之一。

(1) 标准物的分类

1) SI单位:表示该物质量值的准确性达到计量基准,它具有非常小的不确定度。

2) 一级参考物:一级参考物具有尽可能小的测量不确定度,可由一级参考测量过程直接定值或者通过可靠的杂质分析间接定值,一级参考物质一般是高度纯化的被测物质。

3) 二级参考物:二级参考物质用一种或多种二级参考测量过程定值,一般具有与实际样品相同或相似的基质,主要用于量值传递。可用于低一级测量过程评价和参考物质鉴定的测量过程,二级参考测量过程用一级参考物质校准。一级和二级参考测量过程的建立和维持,以及一级和二级参考物的制备必须由具有高水平的基础知识、技术和设备的实验室完成,一般由国际或国家计量机构及经认证的参考实验室完成,一级和二级参考物质是经计量权威机构认证的有证参考物。

4) 厂家工作校准物质和厂家产品校准物质:该类物质计量学级别较低,可因各厂家或实验室的具体情况而有所不同。一般而言,厂家工作标准物质又称为原级校准品,指一种物质配制于适宜的基质中,组成单一校准品或二组校准品,对照有证参考物质,用参考方法进行定值。厂家产品校准物质又称为工作校准品,通过对照原级校准品运用参考方法定值而得,实验室测量常规样品一般用厂家产品校准物质作为对照。

(2) 参考或校准品的使用和管理

1) 根据不同测试方法或仪器的准确度选择标准物质。实验室日常测试可选用厂家工作校准物质或厂家产品校准物质。而实验认证、方法评价、仪器性能评价应选用有证参考物质。

2) 所选标准物质的基本成分与被测样品的基本成分一致或尽可能相近,所测量成分的含量也尽可能在同一水平。

3) 标准物质未开瓶时,低温保存稳定性较好,但开启后,即使低温保存稳定性也较差,一般在一周左右,所以启封标准物时应考虑整个实验计划所需量,避免造成浪费。严禁使用过期校准物。

4) 标准物质和待测量样品必须在同一条件、同一时间、同一环境测量。不能使用以往测试标准物的量值对照本次试验结果。

5) 由于质控物和校准物的量值溯源性不同,严禁使用质控物代替校准物,以免造成测定结果误差。

3. 质控物 质控物是用于揭示测定条件改变引起的测定结果的波动,以揭示测试结果的可接受范围。一旦超过可接受范围,应立即对实验条件、实验方法或实验用仪器进行校准。也可以说,质控物是测试结果正确与否的监视者,每一项测试都应随带质控物。

(1) 质控物的种类

1) 质控物有定值与非定值之分:定值质控物是生产厂家或参考实验室根据各自实验条件、实验方法和所用仪器测出的值,并计算出均值和标准差。各临床实验室根据已知值进行室内质控。由于各实验室的实验条件、实验方法和所用仪器不同,与质控物的定值客观上存在差异。未定值质控物在使用时由各临床实验室在实验条件、实验方法、实验所用仪器在最佳条件下对未定值质控物多次测量得出均值和标准差来进行定值。通过各自实验室对质控物进行定值,能客观反映各种实验条件改变引起的测试结果的波动。

2) 质控物有液体型和冻干粉型:液体型质控物使用方便但不易保存、稳定性差、有效期短;而冻干粉型质控物稳定性好,复溶即可使用,但复溶后稳定性差。

3) 质控物还可分为单一物质质控物和多种物质质控物:单一物质质控物只含有一种被测试物质,临床实验室的生化检验项目繁多,使用单一物质质控物不方便。多种物质质控物含有多种物质,所含物质间不会发生化学反应,在专用仪器上使用多种物质质控物较为方便,但没有一种质控物能包含所有被测物质,还需单一物质质控物作为补充。

(2) 质控物的使用和管理

1) 冻干粉型质控物:最好 4℃ 干燥保存,溶解后盖紧瓶盖 4℃ 保存,不宜冰冻保存和强光照射,以防酶类被破坏和某些物质被分解。宜用蒸馏水溶解,混匀时不能猛烈震荡,防止产生泡沫破坏蛋白质。

2) 血液检验质控物:特别是血细胞检验的质控物严禁冷冻,只能 4℃ 保存。使用时用双手轻轻来回搓动混匀 5～10 分钟,不能来回颠倒混匀或使用震荡器混匀,以免破坏血细胞。

3) 液体质控物:需－20℃保存,复溶后不宜再冷冻,4℃保存即可。

4) 所有类型质控物:在使用前一定要充分混匀,特别是冻干粉质控物加蒸馏水的量要准确,复溶后混匀要彻底,若溶解不完全,结果相差非常大。

5) 选择高、中、低三个浓度水平的质控物:中值质控物该物质浓度一般在人体的正常范围之内,而低值和高值则是低于和高于正常范围但又在测定方法或仪器的线性范围之内的值。用三个浓度值更容易发现测定方法或仪器的线性改变,比用一个浓度更能准确地判断误差的性质和大小。

6) 选择与本实验室的实验方法和仪器最匹配的质控物:有些仪器指定使用厂家提供的专用质控物。如血液分析仪一般都是使用仪器生产厂家提供的全血质控物,同一质控物在同一系列不同型号的仪器上所测得的量值也不一样。

7) 建立适合本实验室的量值:尽可能在本实验室的实验条件、实验方法、实验所用仪器等处于最佳条件时,对定值或未定值质控物建立适合本实验室的量值和波动范围。尽可能使常规测定样品的条件与质控物定值所用条件一致或相似,以防止方法本身、仪器差异等引起的误差。

8) 每天使用的剩余质控物:应及时密封好,放入 4℃冷藏保存,放置室温时间切勿过长。一旦发现质控物变质,坚决丢弃。

4. 生物、生化试剂保存及有效期

(1) 冷藏保存:绝大部分生物试剂需要冷藏保存,某些标准物和质控物需冷冻保存。临床实验室使用量最大、需要冷藏的是生物化学试剂、免疫试剂和微生物试剂。这些生物试剂应由临床实验室建立冷藏库或大型冷藏柜,按各专业实验室的用途分开放置,以便查找。各专业实验室存放满足日常工作量的试剂,未使用完的生物试剂及时放冰箱保存。严格按照生物试剂的储存条件按不同温度保存,要求 4℃冷藏保存的生物试剂,若冷冻保存,会导致生物试剂失效。

(2) 室温保存:血液分析仪的试剂和尿液分析仪的试纸条一般都是室温保存,切勿冷冻或冷藏。室温是指 15～30℃之间,我国北方的冬天和南方的夏天温差相当大,这些试剂就要放置在有空调的房间并且放干燥处保存。

当然,临床实验室的生物试剂品种繁多,保存条件各不相同,不能按照固定方式去保存。现在有许多自动化仪器带有试剂冷藏功能,保证生物试剂即使在使用中也处于冷藏状态,更好地保证生物试剂的稳定性,但不宜长时间存放于仪器内,根据每天检测需要量控制存放于仪器的试剂数量。

(3) 试剂有效期:生物试剂具有一定的有效期,未开启的试剂有效期长,开启后有效期缩短。临床实验室购买生物试剂时应注意有效期,不要购买即将失效的生物试剂,根据有效期和日消耗试剂量确定购买数量。生物试剂的有效期长短不一,有 6 个月、12 个月、18 个月的,大部分有效期为 12 个月。有些标准物或质控物,如血液分析仪使用的全血质控物开启后的有效期只有一星期左右。生物试剂的有效期满后,稳定性下降,不能应用,即使有些生物试剂还在有效期内,若发现已变质,应坚决弃去不用。

第三节　临床实验室试剂的保存与管理

临床实验室试剂和耗材应有专门的仓库,由专人保管,保管人可以是专职的,也可以是兼职的。试剂和耗材分开放置,并由不同的管理人员负责保管,其购买、签收、入库、出库等应有严格的管理制度。

1. 试剂和材料的预算和购买 由临床实验室根据库存量、有效期、日消耗量等统一预算和购买。采购任务由职能科室专人负责,各专业实验室不能擅自与生产厂家或经销商联系购买,即使是急用的特殊试剂或材料已经购买,也应向临床实验室主管领导汇报后,补办相应的手续。

2. 建立健全的明细账目 分门别类造册或使用计算机统一管理。明细账包括试剂或材料的名称、种类、库存量、生产厂家、有效期、放置位置、保存方式、入库量、入库时间、出库量和时间等。

3. 入库登记 试剂或材料购买或批量领用后,由保管人员签收,并按照各种试剂或材料的保存方式保存。

4. 试剂或材料的领用 各专业实验室领用试剂或材料时,需经专业实验室组长核实后提出申请,经临床实验室主管领导签字同意后,由保管人员核定发出,并做好登记。登记的内容包括领用物品名称、数量、领用专业实验室名称、领用人签名、领用日期等,试剂专管员尽量先发放距离失效期短的试剂或材料,避免试剂或材料失效。

5. 月报表 每月月底保管人员应对试剂或材料的库存量、本月消耗情况、即将失效的试剂或材料物品、急需购入或补充的试剂或材料做一次彻底清查并呈报给临床实验室主管主任。

(王跃国)

第七章 检测系统的性能证实与评价

■ 本章要点 ■

1. 检测系统的概念和分类。
2. 检测系统的性能证实与评价的内容。
3. 精密度的概念及其实验方案。
4. 准确度的概念及其实验方案。
5. 分析灵敏度包括的内容和实验方案。
6. 分析干扰的概念及其实验方案。
7. 参考区间的定义及其建立方案。

目前各临床实验室开展的检测项目越来越多。在实际工作过程中,因测定原理、试剂、仪器、校准品等不同,形成不同组合检测系统,致使同一检测项目由不同的检测系统来检测。但对于不同检测系统在测定检测项目时的分析性能的证实与评价还不够清晰,厂家为了销售有时也夸大其词,加上中国地域广阔,各个地区的发展不平衡,各地管理要求很不一致。这样会导致了检验项目的滥用,浪费了很多的人力和物力,也影响了检验医学在临床医学中的地位,按照循证医学的观点,应对各种检测系统的性能进行证实和评价。

第一节 检测系统相关性能和管理要求

一、检测系统的概念及其分类

1. 检测系统的概念 检验医学是一门实验医学,是检验工作人员利用各种仪器设备和试剂,采用先进的检验原理,按照规定的操作测量程序,对人体的各种标本进行某项目的测定,为临床疾病的诊断、治疗及疾病的预防提供有价值的检验结果。检测项目结果的准确性与检测系统的性能有关,通常检测系统包括测定原理、试剂、仪器、校准品四要素以及操作程序等,若是手工操作,则还必须包括具体操作人员。对于每一个临床检测项目,如果所用方法的测定原理、试剂、仪器、校准品中任何一个不同,都可能得到不同的测定结果。一个检验项目可由一个或多个检测系统来完成,而不同的检测系统完成同一检测项目的结果有差异,有时其临床应用价值也有差异,如用金标法测定肌钙蛋白 T 报告定性结果,而用化学发光测定肌钙蛋白 T 报告定量结果,存在灵敏度的差异。因此,对于每一个检测项目而言,首先应对完成该检测项目的检测系统的分析性能进行证实或评价。

2. 检测系统的分类及其相关特点 检测系统的诸要素和操作程序若完全按照厂商要求配套使用,则该检测系统为完整操作系统;若实验室自行研究或开发了一个检测系统,或者对完整检测系统中的某些要素或程序进行了更改,则该系统为自建检测系统。

在美国,按 CLIA'88(1988 年美国国会通过的临床实验室修正法规)规定,实验室使用的检测系统若得到 FDA(美国联邦药品和食品管理局)认可,用户若完全按照厂商要求,适用相应配套试剂、校准品、按操作程序做检验,开展质量控制,定期保养,则该系统各项目的操作分析性能完全由厂商提供,承担责任。行政部门对这些项目在实验室中的使用属"免检"项目。最近,欧共体的诊断产品认证机构对厂商明确要求,在今后的推广和服务中,厂商必须做到:告诉用户,只有使用公司提供的系列产品,方能保证得到审批认可的可靠结果。

修改了 FDA 认可或批准的检测系统、或者引入的检测系统未经 FDA 认可或批准的(包括自行发展的方法和标准方法,如:教科书方法,或使用不是由厂商提供性能指标的检测系统)每个实验室,在报告病人检测结果前必须确定每个检测系统的准确度、精密度、分析灵敏度、分析特异性(包括干扰物)等性能特异的指标,还必须确定检测系统校准和控制方法。

二、检测系统的管理要求及其证实和评价

1. 检测系统产品使用的要求 目前,国际上的知名厂商提供完整的检测系统系列,系统的性能得到诸如美国 FDA 的确认。实验室在使用这样的系统时,欧美国家还有检验的管理法规,2003 年,美国出台的"临床实验室修正法规的最终法规"(CLIA final rule)明确要求:

(1)每个进行非简易项目检测的实验室,必须符合检测系统的要求。实验室必须监视和评价检测系统的所有质量。

(2)检测系统由实验室选择,但必须按照厂商的说明进行操作,以保证每个检测系统提供的病人样品检测结果符合厂商建立和确认的性能标准。

(3)实验室必须为试剂和样品的完整保存、准确和可靠的检测系统的操作和检测结果报告等确认质量指标。指标必须和厂商的说明一致。水质、温度、湿度和预防因电流的故障或中断,使设备和仪器影响病人检测结果和检测报告等条件必须被监视和文件记录。

(4)每个实验室在引入未作修改的、FDA 认可或批准的检测系统,在报告病人检测结果前,必须做性能指标的确认。经核实,实验室得到的正确度、精密度、检测范围和证实厂商的参考区间(正常值)适合于实验室病人的群体等性能指标,与厂商确定的性能具有可比性。

2. 检测系统性能的证实和评价 新购买的检测系统在正式用来检测病人样品、发出检验报告前,实验室需要对系统的分析性能做实验予以证实。证实分析系统的分析性能主要包括精密度、病人结果可报告范围(线性范围)和准确度几个方面;肿瘤标志物类的检验还需要做分析灵敏度。这几个方面的实验结果符合厂商的性能规格,则说明检测系统可用于检测病人样品,检测报告的结果具有可靠性。

若实验室使用的是完整的检测系统,只要做性能的证实。但是,国内的实验室在实际工作中可能因为成本控制等一些原因,会对原完整检测系统做一些改变,换用不同的试剂盒和校准品,有些还改动操作程序及维护保养方案等。在以上任一情况出现时,为了保证病人检验结果的可靠性,实验室必须对新组合的各项目检测系统性能做全面的评价,用数据证明新组合系统可靠,才能根据此评价结果检测病人标本,发放检测报告。检测系统的分析性能评价应包括精密度、准确度、患者结果的可报告范围(线性范围),分析灵敏度,分析干扰和参考范围。实验室的每一个新建检测系统都需要从以上几个方面进行评价,只有这些实验结果都符合一定要求,才能认可新建检测系统的可靠性,也才能据此对病人标本进行检测和发放。

第二节　精密度及其评价

一、精密度相关概念

精密度(precision)的完整词语为测量精密度(precision of measurement),它的定义为:在规定条件下,相互独立的检测结果间的一致程度。【ISO3534-1:1993,定义】。测量方法的精密度反映测量程序在相同测量条件下,对同一被测量进行连续多次测量所得结果之间的一致性,又称重复性(repeatability)。给定检验方法或程序的精密度通常用不精密度表示,精密度评价的目的是评价检测方法、程序或设备的总不精密度,即测量系统在一定时间内的变异性。许多变异源可在不同程度上影响测量系统的精密度。在进行精密度评价时,要充分考虑所有可能影响总不精密度的因素及其来源,但不必评价每个因素或来源对精密度影响的相对大小。用于描述与时间相关的不精密度的内容包括:批内、批间、日内、日间和总不精密度。其中,批内不精密度和总不精密度的内容最为重要。对于开展常规样本检测的临床实验室,为保证其检验结果或信息的临床有效性和可比性,所使用检测方法或程序的精密度显得尤为重要。

医院检验科对病人标本检测时,由于该行业的沿袭特点,一直是对每份标本只作一次检验就发出报告,所以国际上将精密度性能列为检验方法,仪器或试剂盒分析性能的很重要的指标。

从检验人员对检测系统的分析性能的表达和理解上,习惯以批内,批间和天间的不精密度或随机误差大小来表示。但是临床医生不管什么批内,批间的差别,只想知道检验结果具有的不精密度究竟有多大,这是对总的不精密度的要求。为了全面了解真正的各种类型的不精密度,又能较客观的以总的不精密度表达可能具有的随机误差的大小,美国国家临床实验室标准化委员会(NCCLS)现改名为临床实验室标准化协会(CLSI)提出了《EP-5A》文件。

二、精密度评价的实验要求

1. 熟悉测量系统与评价方案　在开始评价实验前,实验操作者应能熟练掌握检测系统的性能,设备的操作、维护和校准,可用 5 天左右的时间进行培训。实验者还应熟悉评价实验方案的全部内容,要建立有效的质量控制程序。

2. 试剂与校准物　为减少对评价结果的影响因素,在精密度评价的全部实验过程中应采用使用同一批号的试剂和校准物。如果使用多批号的试剂或校准物,可增加观察到的变异,但本实验对这些影响因素不能加以区分。

3. 实验样品　用于精密度评价的样品需要有较好的稳定性,可采用稳定化、蛋白基质、可模拟临床样品特性的产品,必要时,可采用稳定化的冷冻混合血清。选择样品浓度时应考虑医学决定水平,推荐使用 2 个或以上浓度的样品。

4. 评价实验过程　精密度评价实验应在操作者完全熟悉操作实验过程和评价方案以后(通常需要 5 天时间)进行。每天可分 2 批测定精密度样品,各批实验至少间隔 2 小时,如有一批实验结果因质控或操作原因必须放弃时,可增加一批测定。每批测定 2 个浓度的样品,并应同时测定质控样品;每个样品重复测定 2 次,为模拟实际情况,每批测定过程中至少应增加 10 份患者样品。

5. 数据记录与计算 按表 7-1 记录实验结果,并依据实验结果完成对精密度的统计计算:

表 7-1 方法精密度实验数据汇总表

天数(I)	1 批(上午)				2 批(下午)				$\overline{X_i}$
	X_{i11}	X_{i12}	X_{i1}	$X_{i11}-X_{i12}$	X_{i21}	X_{i22}	X_{i2}	$X_{i21}-X_{i22}$	
1									
2									
3									
· ·									
· ·									
18									
19									
20									

(1) 批内不精密度的计算

$$S_{wt}=\sqrt{\frac{\sum_{i=1}^{I}\sum_{j=1}^{2}(X_{ij1}-X_{ij2})^2}{4\cdot I}} \quad (批内)$$

I 为总实验天数(一般为 20 天);j 为每天测定的批次(一般为 2 批);X_{ij1} 为第 i 天 j 批实验第一次结果;X_{ij2} 为第 i 天 j 批实验第二次(重复)结果。

(2) 总不精密度计算(重复)结果计算

$$A=\sqrt{\frac{\sum_{i=1}^{I}(\overline{X}_{i1}-\overline{X}_{i2})^2}{2\cdot I}} \quad (批间)$$

I 为实验天数(一般为 20 天);$\overline{X}_{i1}$ 为第 i 天 1 批实验结果的平均值(通常重复两次);$\overline{X}_{i2}$ 为第 i 天 2 批实验结果的平均值(通常重复两次)。

$$B=\sqrt{\frac{\sum_{i=1}^{I}(\overline{X}_i-\overline{X})^2}{I-1}} \quad (日间)$$

i 为实验天数;$\overline{X}_i$ 为第 i 天全部实验结果的平均值;$\overline{X}$ 为所有结果的平均值。

$$S_{dd}^2=B^2\times A^2/2$$
$$S_{rr}^2=A^2\times S_{wt}^2/2$$

总不精密度。$S_t=\sqrt{S_{dd}^2+S_{rr}^2+S_{wt}^2}$

第三节 准确度及其评价

一、概 念

准确度(accuracy)的完整表达应是测量准确度(accuracy of measurement),它的定义为:检测结果与被测量真值之间的一致程度【VIM 1001-1998,定义 5.5】。

从上述的准确度的定义说明,没有测量就无从说起准确度。所以在定义上完整的表达为测量准确度。

测量准确度就其计量学意义,指单次测量结果与被测量真值之间的一致程度,受随机误差和系统误差的影响。近来,正确度(trueness)在检验测量过程中被使用,指大数量测量结果的平均值与可以接受参考值之间的接近程度。然而,对临床实验室而言,实验室提供的检测结果或数据,应有助于临床医生进行疾病诊断、疗效评估和预后判断。一个可以实现计量学"准确"测量的方法,不一定能满足临床医生的实际工作需要。因此,除了具有计量学准确性外,实验室还应该对检验方法进行医学或临床准确性评价。在临床实验室中,由于检测的样品是源自人体的标本,成分及结构复杂,对检验结果准确性的评价,可以采用不同的方法进行,并从不同角度进行评价。常用的方法有回收实验、方法比较实验等。

二、回 收 实 验

回收实验用于评估实验方法正确测定在常规样本中加入的被测物量的(质量、浓度、活性)能力,通过测定比例系统误差,对实验方法的准确度进行评价。进行回收实验应满足以下基本要求:

(1)使用常规样品基质,如血清或血浆;如果加入的被测物为液体,应尽可能减少其在样本中的体积比,一般应控制在10%以内。

(2)保证样品基质的一致性,原始样品中应加入不含被测物的相同溶液,作为基础样品。

(3)加入的物质能够实现准确定量,如称重、使用标准物质或标准液。

(4)应选择有临床意义的浓度加入基础样品,一般加入的浓度应有3个或以上不同的浓度水平,并保证对实验样本最终的测定结果在检测方法的线性范围内。回收实验一般用回收率表示,计算方法如下:(以加入的被测物为标准液为例)

$$回收率\% = \frac{回收浓度}{加入浓度} \times 100\%$$

$$加入浓度 = 标准液浓度 \times \frac{标准液体积}{基础样本体积 + 标准液体积}$$

$$回收浓度 = 样本最终测定浓度 - 基础样本浓度$$

对加入不同浓度水平的样品在完成回收实验后,计算平均回收率。理想状态时的回收率为100%,误差大的方法其回收率低,准确度较差。

三、方 法 学 比 较 实 验

1. 方法学比较实验 实验室准备用一个新的检测系统或测定方法(或新的试剂盒、新仪器)进行病人标本测定前,应与原有的检测系统或公认的参考方法一起检测一批病人标本,从测定结果间的差异了解新检测系统或方法引入后的偏倚。如果偏倚不大,或者偏倚量在允许误差范围内,说明两检测系统或方法对病人标本测定结果基本相符,新检测系统或方法替代原有检测系统或方法不会对临床引入明显偏倚。这样的实验称为方法学比较实验。

NCCLS/CLSI出版了《EP9-A》(用患者样本进行方法比较和偏差的估计)文件对方法学比较实验作了具体的描述。

2. 方法学比较实验要点 在方法学比较中,要进行比较的方法为实验方法(Y),与之比较的方法称为比较方法(X Comparative method)在做方法学比较实验时,以下几点应予以考虑。

(1) 检验人员应有足够的时间熟悉检测系统各环节(仪器、试剂、校准品和操作程序等),并且熟悉评价方案。

(2) 在整个实验中,保证实验方法和比较方法都处于完全质量控制之下。

(3) 实验时间至少做五天,可以客观反应实际情况。

(4) 至少做≥40份病人标本。

(5) 标本应事先选择,尽可能使50%的实验标本内分析物含量不在参考区间内,各个标本内分析物含量分布越宽越好。不要选择对任一方法已知会产生干扰的样本(例如溶血等)。

(6) 检验标本应有足够的量,保证使实验方法和比较方法都能做双份测定。

(7) 每个检验标本按双份检测,检验次序按照先顺序(1,2,3,4)后逆序(4,3,2,1)进行,这样可消除样本间交叉污染和双份测定带来的偶然误差。

(8) 应在2小时内,用两个方法对同批标本进行实验。最好使用当天的标本,应确保标本的稳定性。

3. 方法学比较实验程序

(1) 实验准备:进行方法学比对实验前,实验者应有足够的时间掌握相关仪器设备的操作和维护,并熟悉全部评价方案。在比对实验过程中,还必须采取适当的质量控制措施,以保证比对实验结果的可靠性。

(2) 样品测定:进行方法学比对实验至少应测定样品40份,分为5组,每天测定一组8份样品,每份样品都用实验方法和对比方法进行双份测定,连续测定5天。测定时先对实验样品排序,每组样品按顺序1至8测定第一次,再按顺序8至1测定第二次。对于同一样品,应在2小时内用实验方法和对比方法完成测定。当使用储存样品进行实验时,两种方法测定的样品其保存条件和时间应该相同。比对实验完成后,按表7-2收集实验数据,实验方法的结果记为Y,对比方法的结果记为X。

(3) 结果绘图:依据比对实验的结果可绘制散点图和偏差图。绘制散点图时,可使用Y_i对X_i(又称均值散点图),或Y_{ij}对X_i。绘制偏差图时可使用(Y_i-X_i)对X_i,或$(Y_{ij}-X_{ij})$对X_i。

表 7-2　方法学比较实验记录表

样本号	实验方法(Y)			对比方法(X)			E_{ij}
	Y_{i1}	Y_{i2}	D_{Yi}	X_{i1}	X_{i2}	D_{Xi}	
1							
2							
3							
4							
⋮							
37							
38							
39							
40							
平均值			$\overline{DY}$			$\overline{DX}$	$\overline{E}$

（4）判断离群点：依据表 7-2 的实验结果计算以下参数，以判断实验方法和对比方法在重复测定样本时是否产生了离群点。

1）计算每个样品双份测定结果差值的平均值：（X 为实验方法，Y 为对比方法，i 为样品序号）

$$DX_i = | X_{i1} - X_{i2} |$$
$$DY_i = | Y_{i1} - Y_{i2} |$$

分别计算实验方法和对比方法样品双份测定结果差值的绝对值的平均值：

$$\overline{DX} = \frac{\sum DX_i}{N}$$

$$\overline{DY} = \frac{\sum DY_i}{N}$$

2）计算实验方法与对比方法结果间绝对偏差和绝对偏差的均值：

$$E_{ij} = | Y_{ij} - X_{ij} |$$

式中，i 为样品号；j 为重复测定次数。

$$\overline{E} = \frac{1}{2N} \sum_i^N \sum_j^2 Eij$$

式中，Eij 为绝对偏差值；N 为样品总数。

3）观测图中有无明显的离群点，如有明显的离群样品值，可对实验数据进行检查，若实验方法重复结果的差值 DY_i 或对比方法重复结果的差值 DX_i 或两个方法结果间绝对偏差值 E_{ii} 超出界限 $4\,DY$、$4\,DX$ 或 $4\,E$，则该数据点视为离群点。

在全部 40 多个样品检验结果数据中，最多可排除一个（小于全部数据的 2.5%）离群点。若离群点多于一个，则应将同组数据一起排除，并增加一组 8 个实验数据。

（5）线性回归：计算线性回归方程 $y \equiv bx + a$ 及相关系数 γ。

$$\gamma = \frac{\sum_i^N \sum_j^2 (X_{ij} - \overline{X})(Y_{ij} - \overline{Y})}{\sqrt{\sum_i^N \sum_j^2 (X_{ij} - \overline{X})^2} \times \sqrt{\sum_i^N \sum_j^2 (Y_{ij} - \overline{Y})^2}}$$

$$\overline{X} = \frac{\sum_i^N \sum_j^2 X_{ij}}{2N}$$

$$\overline{Y} = \frac{\sum_i^N \sum_j^2 Y_{ij}}{2N}$$

$$b = \frac{\sum_i^N \sum_j^2 (x_{ij} - \overline{X})(y_{ij} - \overline{Y})}{\sum_i^N \sum_j^2 (x_{ij} - \overline{X})^2}$$

一般情况下，若 $\gamma \geqslant 0.975$ 或 $\gamma^2 \geqslant 0.95$，则认为 X 的取值范围合适，数据满足要求。但 $\gamma \leqslant 0.975$ 或 $\gamma^2 \leqslant 0.95$ 时，就必须增加测定样品数，以扩大有效数据范围。

（6）依据上述线性方程，对于任何给定值 X 可计算出预期值 Y，并进一步评估两种方法间的预期偏差及可信范围。

第四节 分析灵敏度

一、分析灵敏度相关概念

可检测的最低分析物浓度为检测系统的分析灵敏度或称检测限。分析灵敏度分为检测低限(Lower limit of detection,LLD)和功能灵敏度(functional sensitivity,FS)。检测低限是基于零浓度基础之上,用于区分从无到有的分析能力,即用于评价一个检测系统测定原体内不存在的物质的分析能力,如一些病毒,抗原抗体,药物浓度的测定,它往往用于定性检测系统的性能评价;功能灵敏度是基于低浓度的基础,用于区分从有到无的分析能力,主要是用于评价对人体内含量很低的物质进行检测的检测系统的能力,如肿瘤标志物和许多特定蛋白,应该要有个可检测的最低浓度。

二、检测低限

每次检测,总是做一个空白样品。检测方法常以空白响应量校准至零点,再检测各个检测样品的反应响应量。这些样品的反应响应量在扣除了空白样品响应量后,是分析物的对应响应量。但是,空白响应量也有波动。若重复多次做空白检测,以空白(响应量)均值和标准差表示这些空白响应量的平均水平和所有空白响应量对于空白均值的离散程度指标。在确定方法性能或绘制标准曲线时,常常以空白均值表示空白响应量。实际工作时,每次只做一个空白,这个空白响应量各有 50% 的可能性,大于或小于空白均值。当空白响应量小于空白均值,对同一个样品检测响应量(未扣除空白响应量),似乎反映分析物要多一点,检测方法好像灵敏些。当空白响应量大于空白均值,似乎原先可以检测出来的分析物现在测不出了。因此,检测方法必须要说清楚:究竟怎样才算是可检测出来的分析物量? 标准曲线从零开始,是不是报告的分析物量可以从零开始? 这就是检测低限要回答的问题。统计说明,如果空白响应量的波动服从正态分布规律:各个单次检测的空白响应量 $x_{空白}$ 有 95% 的可能性为:

$$x_{空白} - 2 \cdot s_{空白} \leqslant x_{空白} \leqslant x_{空白} + 2 \cdot s_{空白}$$

即:$|x_{空白} - x_{空白}| \leqslant 2 \cdot s_{空白}$

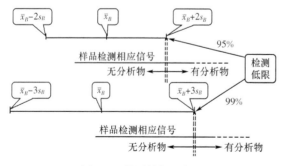

图 7-1 检测低限示意图

其中较空白均值小的一半会使分析物更易被检测出来,这不是检测不出,不必考虑。若有一个检测响应量较空白响应量均值大 $2s_{空白}$,仍然认为是空白响应量的可能性只有 5%;有 95% 的可能性属于样品内有分析物形成的检测响应量,它较空白均值差 $2s_{空白}$ 以上。同理,响应量较空白均值相差 $3s_{空白}$ 以上的,还认为是空白响应量的可能性仅 0.3%;而有 99.7% 的可能性是样品内有分析物形成的响应量。所以,若检测样品的反应响应量较空白均值大的,但和空白均值相差 2 或 $3s_{空白}$ 以下的,只能说这些响应量是空白样品单次检测的响应量,样品内没有分析物,或者表示:分析物量为零。超过2或3$s_{空白}$的响应量才认为样品中真的含有分析物。图7-1为检测低限的示意图。

图7-1中$\overline{x}_B$为空白重复检测响应量的均值,$\overline{x}_B-2s_B$和$\overline{x}_B+2s_B$为空白响应量的95％可能性低值和高值;$\overline{x}_B-3s_B$和$\overline{x}_B+3s_B$为空白响应量的99.7％的低值和高值。图上半部的上面一条线表示空白响应量95％的分布的宽度;下面一条线为各个样品检测响应量的分布。这些信号只有超过$\overline{x}_B+2s_B$,才被认为样品之中有分析物,检测结果可定性为阳性;反之,检测结果定性为阴性,无分析物检出。图的下半部是估计99.7％的检测低限,其他含义和95％估计一样。

检测低限定义为样品单次检测可以达到的非空白检测响应量对应的分析物量。检测系统或方法对小于或等于检测低限的分析物量只能报告"无分析物检出"。通常估计95％或99.7％的两种可能性:95％可能性:

$$95\%可能性:LLD=\overline{x}_{空白}+2 \cdot s_{空白}$$
$$99.7\%可能性:LLD=\overline{x}_{空白}+3 \cdot s_{空白}$$

要注意的是,直接读出浓度单位的检测系统对低于零的检测将报告零,其分布不是正态的,因此计算的均值和标准差不能如实表达检测低限的真实情况。若检测响应可以初始值表示,如:吸光度、荧光等,此时$s_{空白}$是有效的。所以,应使用初始值来计算均值和标准差,然后再转换成浓度单位。

注:在样品响应量随样品内分析物量呈正比例关系时,如上述叙述方式处理和理解检测低限。若样品检测响应量和样品内分析物量呈负比例关系时(即响应曲线斜率为负值时),处理和理解检测低限时的数据代数方向和上述相反。

三、功能灵敏度

功能灵敏度定义为:以天间重复CV为20％时对应检测限样品具有的平均浓度,确定为检测系统或方法可定量报告分析物的最低浓度或其他量值的限值。为了估计FS,须用多个检测限浓度来确定在低浓度处的精密度表现,从中选择具有或最近于20％CV的对应浓度,为可定量报告的最低浓度或其他量值的限值。在证实厂商的FS的说明时,使用的检测限样品浓度应和厂商的说明相同。

现以促甲状腺素(TSH)的功能灵敏度予以说明。

历史上,血清TSH方法的"质量"由临床确定,即能否将正常水平(0.4~4.0mIU/L)和典型的突眼性甲状腺肿(Gravas)的特别低的TSH浓度(<0.01mIU/L)区分开来。目前,大多TSH方法说明检测限在0.02mIU/L或更小的水平。

许多厂商滥用"分析灵敏度"来确定TSH检测灵敏度。以"0"校准品为检测低限代表,从概念上模糊了定性检测低限和定量可报告低限的区别。检测低限并不代表临床实际定量可以检测出的灵敏度。应使用"功能灵敏度"。功能灵敏度用于确定检测系统可报告的最低限值。以功能灵敏度为最小的定量检测限很保险,确定TSH结果的报告不会是假的。天间CV为20％大致上是诊断试验要求的最大不精密度。TSH的功能灵敏度为:按照推荐方案确定的天间CV为20％相应的TSH浓度。

根据美国NACB(美国临床生物化学学会)文件推荐:对一批内含TSH在分析范围的人混合血清进行至少10批天间检测。混合血清中的最低TSH浓度应高于检测限10％;最高TSH浓度应是分析范围浓度的90％。

确定灵敏度的关键是试验的不精密度。因此,对于各种会影响不精密度的实验将都需要考虑和安排实验。

(1) 用高浓度样品和低浓度样品进行交叉污染的评价。

(2) 按照检测病人标本的方式进行实验(即,单次或双份检测)

(3) 仪器操作人员不知道每批样品安排的顺序。

(4) 批间间隔的时间应和日常检测安排一致(即,例如平时每6~8周对门诊病人做TSH检测,则批间间隔为6~8周)。

(5) 在实验评价中至少使用2批不同批号的试剂,进行二次仪器校准。

(6) 如果在2个相似仪器上进行相同的检测,应定期对每台仪器进行双盲检测,以确认相关性。

美国雅培公司在确定TSH功能灵敏度时,较文件推荐的要求更为严格。他们选择了一批低TSH浓度的志愿者血清,对每个血清进行天间重复测定。将均值信号显示的TSH浓度和天间不精密度的CV,在坐标纸上作图。按照实验点的具有曲线分布的规律,作曲线回归处理(图7-2)。在CV为20%处的回归曲线上对应的TSH浓度,即为该检测系统的检测灵敏度。由图说明,该检测系统的TSH功能灵敏度为0.012mIU/L。

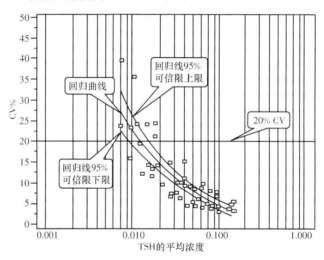

图7-2 雅培确定TSH功能灵敏的示意图

AxSYM第3代TSH产品由精密度方法得到的功能灵敏度

另外,在一些产品的说明书中,也可以看到,采用系列稀释的低浓度样品,进行天间重复实验的数据来确定功能灵敏度。

第五节 分析干扰

一、分析的干扰

分析干扰广义上是某一物质对分析物的浓度或催化活力测定中任何一步骤的影响作用。分析物(analyte)是标本中准备测定的组分,干扰物(interferent)也是标本中的一个组分。它不是被分析物,但它改变最后的结果。

干扰作用可看成是绝对的或相对的,绝对干扰作用:一般病人标本中不含有某物质,一旦它的存在就会引起干扰。相对干扰:一般标本中均含有某物质,不同病人标本中改物质浓度变化引起干扰作用的变化。

干扰物可以使临床检验具有显著误差。现有的统计质量控制只能监视检测的不精密度,和参考方法或参考品的比较了解偏倚,但是实验室不能方便地检出干扰物引起的误差。

显然,不断改进方法的特异性是一个质量目标,实验室应以医学需要来评估干扰物,为了使评估方案完整,需要理解一些概念;并需要实验室和厂商合作,开展实验证实某干扰的作用、确定它的原因、并设计改进方法等。

任何分析方法,定量或者定性的,都会收到干扰。受干扰的标本类型可以是血清、血浆、全血、脑脊液、尿液或其他体液。

二、干扰的概念和原理

1. 干扰对偏倚的影响　形成总分析误差(偏倚)主要有三个因素:不精密度、检测程序有关的偏倚和样品有关的偏倚。对检测系统或检测方法的评价一般只估计了前两个。和样品有关的偏倚(即干扰)常被认为是个别特殊样品的问题,而不认为是方法的计量确认特性。从方法评价的做法上,干扰引起的系统误差,具有系统和随机两者,这两种误差统计上都是总分析误差的组分。

2. 干扰物质的来源　在标本中的干扰物质可分成内源性和外源性,干扰物质来源主要有如下几类:

(1)体内某些病理条件下产生的,例如:胆红素、脂肪、蛋白质、血红蛋白等。

(2)在病人治疗时摄入的,例如:药物、非肠道类维生素、血浆增溶剂、抗凝剂等。

(3)自我摄入,例如:营养补充、酒精、或药品中毒。

(4)由于样本被污染,例如:抗凝剂、防腐剂等。

3. 干扰机制

(1)物理作用:干扰物具有的物理性质,使它与分析物一样被检测和测定出来,如颜色,光散射,电极影响等。

(2)化学作用:干扰物和试剂竞争或抑制指示反应,干扰了结果。也可以因为配位或沉淀改变了分析物形成,产生干扰。

(3)基体效应:干扰物可以改变基体的物理性质,如黏度、表面张力、浊度或离子强度等,使检测的分析物浓度发生明显的变化。

(4)酶的抑制:干扰物会影响酶活力,例如腺苷酸激酶与肌酸激酶共同竞争 ADP,在肌酸激酶测定中会产生影响。

(5)非特异作用:干扰物可能与分析物以同样的方式参与反应,例如苦味酸法中酮酸干扰,重氮胆红素中吲哚酚硫酸盐的干扰。

(6)交叉反应:在免疫化学方法中,干扰物的结果相似于抗原,也可能和抗体"交叉反应"。这是一种非特异性。

(7)水取代作用:非水物质(蛋白、脂肪)占据了血浆中水的体积,影响了活度的测定。

三、实验的步骤及评价

有两种基本方法评价检测系统或分析方法对干扰的敏感性,但每一种方法都有内在局限性,建议一起使用以相互补充。

1. 第一种方法 将阳性干扰物加入临床样品的混合液(干扰测定样品)中,和不同的同一混合液(干扰对照样品)组比较有无偏倚,称为"配对差异"试验。混合液的干扰物浓度应具临床决定性水平,根据分析物情况应做几个临床决定性水平浓度处的实验。一般最有效的方法是在较高的浓度下对系列可能的干扰物做初步筛选。如果没有发现具临床显著意义,则该物质不是干扰物,没有必要进一步做实验。反之,具临床显著意义的,应进一步作评价确定干扰物的浓度和干扰程度间的关系,这类实验称为"剂量响应(dose-response)"系列。

2. 第二种方法 从被选择的病人样品组中寻找不准确的结果。选择原则是:

(1)疾病(如来自心脏病、肝病、或肾病病人的样品)

(2)药物(如使用过某种想了解的药物的病人样品)

(3)其他不正常组分(如具有不正常胆红素、脂质、血红蛋白或蛋白的样品)。这个方法需要参考方法,即具有低干扰性的良好特异性的方法,以确定在比较研究中的"真值"。

3. 两种方法的局限性

(1)第一种方法的局限性

1)在临床样品中的干扰物可能不是原来的药物,而是代谢产物。

2)实验样品基体并不代表典型的有问题的临床样品。

3)加入的物质和临床样品中的干扰物不相同,如蛋白结合、沉淀、或不均一性(异质性)。

4)可能实验水平选择得太高或太低以至不真实。

(2)第二种方法的局限性:对实验变异缺乏控制对照

1)本方法并不能确定原因和作用的关系,它只能说明偏倚和估计的干扰物的某水平的相对关系。

2)如果样品不新鲜,将会失去某些易变组分(如乙酰乙酸)。

3)病人通常用多种药物,因此难以证实何种药物的干扰作用。

4)按疾病和用药对病人分类,不是不可能,但对许多实验是困难的。

5)实验是一种机遇,成功取决于在检测的病人人群的样品中是否有次干扰存在。

6)很少有公认的参考方法,有的参考方法难以在常规实验室使用。另外,参考方法可能也同样的被干扰。

无论怎样,第二种方法对证实干扰物是有用的,不然很容易漏去。这也是唯一可检出药物代谢物干扰作用的方法,它也是可肯定在真实样品中有干扰的一个方法。

第六节 病人结果可报告范围

一、有 关 概 念

病人结果的可报告范围(线形范围)是指检测系统最终的测定值浓度或活性与被测分析物量值成比例的范围,即测定浓度或活度接近直线的范围,NCCLS/CLSI 出版的《EP-6》文件描述了定量分析方法线性的评价方法。

线性(linearity)是分析方法的一个特征,是描述分析方法的浓度或活性反应曲线接近直线的程度的量,不同于准确度和精密度,是分析方法(在给定范围内)得出与样品中被测物浓度成比例关系结果的能力。当测量值和标定值经过数学方法验证是线性关系时,定量分析方法为线性。线性关系的价值在于它代表最简单的数学关系和可以简单和容易地预测结果。线性范围(linear range)是指系统最终的输出量(浓度或活度)与被测物的浓度或活度成比例,并在允许的非线性误差以内的范围。线性评价即测定被测物的浓度或活度的反应曲线接近直线的程度,它反映整个检测系统(testing sustem,包括仪器、样品、人员、试剂、消耗品和程序等)的输出特性,包括校准、线性化技术、系数和仪器反应。线性评价实验可为在临床实验室中采用定量分析方法的用户提供一个评价检测系统能否满足其线性指标的方法(验证线性实验),也可为用户自建的监测系统设定线性范围(建立线性实验)。

二、线性评价试验

1. 一般要求　实验人员必须掌握有关的仪器操作、校准和维护程序,及样品的准备方法。对较简单的设备或检测系统需要 5 天内完成操作培训,对较复杂的多通道设备或监测系统则需要 5 天或更长的时间。在完成对分析方法或程序的熟悉过程后,即可开始评价实验并收集实验数据。

2. 实验样品要求　线性实验应使用与患者样品相似的样本基质或注明样品的基质类型,线性实验可使用的样品包括混合患者血清(理想的样品基质)、加入待测物的混合人血清(加入品在没有干扰物存在时不需高纯度)、透析过的混合人血清(用于降低分析物浓度,如透析、热处理、层析、对盐水透析过的混合血清在线性实验中使用可掩盖基质效应)。商品质控物、校准物或水溶液由于与实际样本的基质不同,得到的线性结果可能与真实情况有差异。

3. 实验样品的准备　验证线性范围的实验应使用 5～7 个浓度水平的样品,每个样品重复测定 2 次。而建立线性范围的实验应使用 7～11 个浓度水平的样品,每个样品测定 2～4 次。选用的高值样品应高于线性上限 30%,低值样品应低于线性低限。使用足量的混合血清做线性实验样品($X_1 - X_5$)时,可准备如下:

X_1:低浓度混合血清,X_5:高浓度混合血清

X_2:3 份"X_1"+1 份"X_5"

X_3:2 份"X_1"+2 份"X_5"

X_4:1 份"X_1"+3 份"X_5"

4. 实验程序　全部线性评价实验和数据采集应在同一个工作日内完成。分析序列应为随机排列。若存在显著携带污染时,应用空白样品将线性实验的样本隔开。每个浓度样品重复测定 2～4 次。记录测定结果。

5. 结果分析　配制的样品浓度按下式计算:

$$样本浓度 = \frac{X_1 \times V_1 + X_5 \times V_5}{V_1 + V_5}$$

式中,X 为样品浓度;V 为样品体积。

实验完成后按表 7-3 记录检验结果:

表 7-3　方法线性实验记录单

样品浓度	测定次数			
X_1	Y_{1-1}	Y_{1-2}	Y_{1-3}	Y_{1-4}
X_2	Y_{2-1}	Y_{2-2}	Y_{2-3}	Y_{2-4}
X_3	Y_{3-1}	Y_{3-2}	Y_{3-3}	Y_{3-4}
X_4	Y_{4-1}	Y_{4-2}	Y_{4-3}	Y_{4-4}
X_5	Y_{5-1}	Y_{5-2}	Y_{5-3}	Y_{5-4}

注:X 为样品浓度;Y 为测定结果。

观察结果有无明显的数据错误,若有明显异常时,应判断是否为离群点。对于特定浓度 Y_i 值的离群点进行检验时,需将其 4 个重复值从大到小排列(Y_{i-1} 到 Y_{i-4})。计算极差 $D = Y_{i-1} - Y_{i-4}$。若 Y_{i-1} 可能是离群点,计算:$D_1 = (Y_{i-1} - Y_{i-2})/D$。若 Y_{i-4} 可能是离群点,计算:$D_4 = (Y_{i-3} - Y_{i-4})/D$。计算结果($D_1$ 或 D_4)如果大于 0.765(0.05)或 0.889(0.01),则该点判为离群点。全部数据中的离群点如果有 2 点或以上,则应保留全部数据或重新进行实验。

以分析物浓度为 x 轴,反应值或仪器输出值为 y 轴,绘制 x—y 线性图($y = ax + b$)。目测线性和进行统计学分析,判断是否符合要求。

对于线性结果的分析,应当注意统计学标准和临床可接受限不同,有临床意义的浓度应在线性评价中,如最低线性浓度、医学决定水平及最高线性浓度。在临床实际工作中,应慎用方法学,线性范围从 0 开始,因为每个检测系统都有其极限条件(*limiting conditions*),包括被测量的高、低极限值。可被检测系统检测出的被测量最低浓度称为检测限(*limit of detection*,*LOD*),有时也称检测低限(*lower limit of detection*)或最小检出浓度(*minimum detectable concentration*)。

与线性(线性范围)不同,测量范围(*measuring range*)表明测量系统的误差处于规定的极限内(如 $CV = 10\%$)时,被测量值分布的高、低界限值间的范围,又称工作范围(*working range*),在临床实验室中也有人称之为可报告范围(*reportablr range*)。

第七节　参考范围

检验项目的参考值范围是为了区别其病理状态而为完成该检验项目而确定的一个正常参考值范围,确定参考值范围由正态分布法,百分位数法,*ROC* 曲线法等。

对临床实验室数据的解释是一个综合性的决策过程,对一名患者样品测出的结果,需要与一定的参考区间进行比较,以做出医学诊断、治疗决定、或对健康状况做出评估。临床实验室只有为检测项目提供了可靠的参考区间,才能使临床对健康普查者的结果做出判断,对病人检验结果有大致的了解,发挥检验报告的作用。因此获得检验项目可靠的参考区间是评价一个检测系统的重要任务。对完整检测系统的某个环节进行修改后,需建立该自建检测系统的新的参考范围。

一、相 关 概 念

（一）参考个体

参考个体（reference individual）指根据临床对某项目的使用要求确定选择原则，以此选择的参考值的个体，所有参考个体的集合为参考总体。如何确定一个人的健康状况通常是非常重要的。

（二）参考人群

参考人群（reference populations）是由参考个体组成的群体，为数量未知的假设实体，可以只有一个成员（为自身或其他人做参考）。参考标本组（reference sample group），指选出代表参考人群的适当数量的参考个体。

（三）参考值

参考值（reference value）是对参考个体的某一特定被测量进行观测或检测而得到的值，从参考样本组可以得到一组参考值。所有参考抽样组的各个参考值合起来即为参考值范围。

（四）参考分布

参考分布（reference distribution）是指参考值的分布。①参考样本组的参考值分布通过测定，并用适当的统计方法对参考值进行处理。②参考人群的参考值分布评估参考样本组的参考值分布，并用统计方法进行处理。

（五）参考限

参考限（reference limit）是从参考分布得到的界限值，用于描述部分参考值的位置，如小于或等于上限、大于或等于下限。参考区间（reference interval）：在上下两个参考限之间的范围。习惯上有时又称为正常值、期望值或参考范围（reference range）。如血清葡萄糖的参考区间为 $3.6\sim6.1mmol/L$。有时只有参考值高限（X）有临床意义，参考区间可以表示为：$0\sim Xmmol/L$。如血清总胆固醇的参考区间为 $0\sim5.2mmol/L$。

二、临床实验室对参考区间的需求

为满足临床需要，实验室在提供检验结果的同时，应当给出参考区间，帮助临床医生对实验室数据做出正确的判断和分析，从而在临床医学实践中更好地诊断疾病，监测治疗效果和判断疾病的预后。临床实验室遇到以下情况时，需要建立或验证参考区间：

（1）实验室建立了新的检验方法，对新被测物进行测定时。

（2）对已知被测物（有参考区间）采用新的或与实验室所用方法不同的方法进行测定时。

（3）不同实验室使用相同（或可比较）方法对相同分析物进行测定时（参考区间转移）。

临床实验室使用的参考区间可以与参考人群的健康状况（如有无疾病）、生理状况（如年龄、性别）或病理状况（如疾病的发生与发展）相关联。参考区间作为解释实验室数据的依据，特别应注意其建立时参考人群的代表性和参考个体的人选标准。

三、参考区间的建立

(一) 建立参考区间

当临床实验室建立了新的检验方法,或要对新的被测物进行测定时,可按以下步骤建立参考区间:

(1) 确定生物学变异和分析干扰因素。

(2) 建立对参考个体选择和分组的标准及适合的调查表。

(3) 参考个体完成知情同意书和调查表的填写。

(4) 依据调查表和其他健康评估结果,对参考个体进行分类。

(5) 排除不符合条件的个体。

(6) 确定适当数量的参考个体,以满足设定的可信限。

(7) 对选定的参考个体做好检测前的采样准备。

(8) 标本的采集和处理与实验室常规检测时标本采集方法一致。

(9) 在指定条件下常规测定样品,并收集测量值。

(10) 审查测定结果数据,制作柱状分布图,评估数据分布。

(11) 排除可能的错误数据和离群值。

(12) 参考数据分析,确定评估方法、评估参考限和参考区间(需要时分为亚组)。

(二) 参考个体的选择

当实验室要确立与健康相关的参考区间时,一般的对健康人的要求如下:

(1) 1 个月内无急性感染史;

(2) 发育、精神正常,无心血管、肺、肾和肝、胆、胰等器质性疾患;

(3) 半年内无输血和大手术史;

(4) 3 个月内未服用影响酶活力的药物(如异烟肼、对氨基水杨酸等抗痨药物,氯丙嗪、地巴唑等),2 周内无中毒史,不接触毒物及其他有害物质;

(5) 妇女不在妊娠期及哺乳期;

(6) 家庭成员中无病毒性肝炎史,3 个月内同工作或学习的班组内无急性病毒性肝炎发生;

(7) 在受检对象中,若血清中乙型肝炎病毒表面抗原(HBsAg)或抗体(HBsAb)阳性者均予以剔除。

为了与疾病人群相似,在选择健康参考个体时不要求一定是年轻人。在许多情况下,与年龄相关的参考区间,可能更适用于临床诊断。在临床实际工作中,有些与年龄相关的实验室指标改变可能不代表健康状况的改变,如老年人的总胆固醇或生长激素水平改变。参考个体通常不应是临床患者,除非特别需要(如婴儿或老年人)。

(三) 参考个体的分组

在选择参考个体时,应首先考虑有分组的必要。最常见的是分年龄组和性别组。另外,还可列出可能分组的因素,其中有:生理节奏变异、民族、运动、地区、采样时的体位、采样时间、月经期的不同时期、禁食与非禁食、饮食习惯、吸烟、地理位置等。这些因素可能会影响参考值的分布。

（四）数据分析与处理

（1）为了保证参考标本组能够较好地代表参考人群,应保证组中的参考个体有足够的数量。实验室在建立参考区间时,一般情况下,参考个体的数量应不少于 120 例,当参考标本组需要进一步分组时,每组的参考个体数量也应在 120 例以上。

（2）数据中的疑似离群点的判断,建议将疑似离群点和其相邻点的差值 D 和数据全距相除,D/R 若≤1/3,考虑为离群点。若有两个或两个以上疑似离群点,可将最小的疑似离群点做如上处理,若都＞1/3,则将所有点剔除,若都＜1/3,则保留所有数据。

（3）若有离群点被剔除,则将其他数据补上。

（4）绘制分布图,了解数据的分布特征。若数据呈正态分布,或数据经转换后呈正态分布,可按 $\overline{x}\pm1.96s$ 表示 95% 数据分布范围,或者 $\overline{x}\pm2.58s$ 表示 99% 分布范围等确定参考限和参考范围。若数据不呈正态分布,则采用非参数处理。比较常见的是以百分位数法确定 2.5% 和 97.5% 位数的参考限,以此确定 95% 参考区间。

（5）参考值数据是否需要分组,主要依据临床意义,并且须做 Z 检验,确定分组后的均值间差异有无统计上的显著意义。

将原 120 个参考数据按分组要求分成两组（如:按照性别或两个年龄组）,两组的数据个数最好接近。计算 Z 值:

$$Z=\frac{\overline{x}_1-\overline{x}_2}{\sqrt{\left(\frac{s_1^2}{n_1}\right)+\left(\frac{s_2^2}{n_2}\right)}}$$

式中,$\overline{x}_1$ 和 $\overline{x}_2$ 为两组的各自均值;s_1 和 s_2 为两组的各自标准差;n_1 和 n_2 为两组的各自个数。

Z 判断限值:$Z^*=3\sqrt{(\overline{n}/120)}=3\sqrt{(n_1/n_2)/240}$

另外,有无较大的 s,如 s_2 为较大的 s,是否超过 $1.5s_1$,即 $s_2/(s_2-s_1)$ 是否＞3,若计算 Z 超过 Z^*,或较大 s_2＞$1.5s_1$,则都应该考虑分组。

（朱雪明　杨　顺）

第八章　临床实验室质量控制

本章要点

1. 分析前质量控制。
2. 分析中质量控制。
3. Levey-Jennings 质控图与 Westgard 质控图。
4. 分析后质量控制。
5. 空间质量评价。

随着科学技术的发展,大量高新技术不断应用于检验医学,各种先进的全自动化检验设备以及各种完善的检测系统在实验室得到普及和广泛应用,质量控制的方法措施越来越完善、成熟,大大提高了检验结果的准确度和精密度。全程(或全面)质量控制概念的提出和工作的开展,使得检验结果更加准确和可靠。

第一节　临床实验室质量控制发展简史

检验结果是临床医生诊断疾病、观察疗效、判断预后的重要依据,检验结果的可靠与否直接影响医疗质量。1947 年 Rclk 和 Sundeman 首先发现同一份标本在不同实验室之间有惊人的差异。1950 年 Levey 和 Jennings 将工业生产中控制产品质量的方法应用到实验室。1958 年 Freier 和 Rausch 将这些方法应用到每天的常规工作。20 世纪 60 年代以后则已发展成为全面质量管理(total quality control,TQC)。近年来,临床检验的分析过程质量控制发展飞速,实验室的质量管理体系不断完善,日趋成熟,具体表现为:

(1)试剂厂商研制了相似于患者标本的稳定质控品,并广泛应用在临床检验中。

(2)质量控制方法的性能特性有了更深的理解,由此精心设计了诸如多规则方法去评估和解释控制数据。

(3)提出了高效率的质量控制的概念。现在普遍认为,以往的 Levey-Jennings 的控制技术和 Westgad 的多规则控制技术,都是以检验实际操作具有的误差水平为控制目标。与手工操作技术配合的控制技术是 Levey-Jennings 控制图,这是第一代的临床检验质量控制技术。这代质量控制技术对误差的控制水平受临床检验方法的限制,从现在的眼光来看控制水平是很低的。

当检验进入自动化时代后,检验操作质量有了极其显著的进步,检验操作速度是以往无法比拟的。针对这样的操作技术水平,希望能有效地提高检验效率的同时,还必须保证检验结果的可靠,要求质量控制技术对失控误差的检出具有高特异性和高灵敏度。Westgard 的多规则技术经多年磨炼在 1979 年诞生了,这是高效率质量控制的第一步,也是第二代的临床检验质量控制技术。但是应注意的是,Westgard 多规则仍然以检验实际操作具有的稳定误差水平为它的质量目标;随着自动化技术的不断完善,使用自动分析仪操作,结果的重复性得到了最大的提高。国内外的检验界同道都已经感到,再以分析仪操作水平为质量控制目标的做法不能满足临床检验的要求。

1990 年以后,出现了第三代的质量控制技术,它以临床允许误差为质量目标,由实验室选择合适的控制规则和确定每批做几个控制样品,建立自己的控制方法,使检验的质量真正符合临床要求。为保证检测结果的准确性和一致性,ISO 15189:2003《医学实验室－质量和能力的专用要求》要求临床实验室的检测系统和参考物设定值可溯源到可能的参考方法和/或可能的高一级参考物质,以使常规的检测系统对患者样本的检测,在计量单位一致的前提下,得到和参考系列相同的检测量值。那就是通过一条具有规定不确定度的不间断的比较链,使测定结果或标准值能够与规定的参考标准(通常是国家标准或国际标准)联系起来的特性,称为量值的溯源性(traceability)。溯源顺序通常采用溯源等级图来描述。要求校正常规方法的参考物必须溯源到国家或国际规定的参考方法上,最好是溯源到 SI(国际单位制),SI 单位表示了该物质量值的准确性达到计量基准,它具有非常小的不确定度。除了保证参考物的溯源性外,临床实验室和生产厂商必须对检测系统各组分(仪器、试剂、参考物和操作程序)实行严格的标准化程序,才能实现患者检验结果的溯源性。

(4)计算机的广泛应用推动了质量控制技术的发展。现在几乎所有自动分析仪上都配备计算机,它们在实施统计控制方法时进行必要的计算,绘制控制图,运用合适控制规则自动做出判断,储存数据并对确属失控的问题提出警告等。

第二节　分析前质量控制

一、分析前质量控制的概念

分析前质量控制是指为保证检验结果真实可靠和有效,针对"分析前阶段"可能影响检验结果准确性的各个环节所采取的相应的质量控制措施。而"分析前阶段"是指从临床医生开出化验医嘱、患者准备、标本采集、标本运送和标本预处理到检验程序启动前的整个环节,整个环节涉及临床医生、护士、患者、检验人员以及护工等人员,任何环节的疏漏或不规范均会导致检验结果的偏差。

二、检验申请单与检验申请

临床医生应根据循证医学和循证检验医学的原则,选择最直接、最有效、最合理、最经济的检验项目用于患者的诊治,并正确、正规地开出检验申请单。检验人员应加强与临床的信息交流,在临床医生选择检验项目时,可以提出自己的建议。

1. 检验申请单的格式　检验申请单或医师桌面系统的电子申请都应有下述内容,且不局限于下述内容:①患者的唯一标识,如:姓名、科室、床号、住院号或门诊号;②医师或经依法授权提出检验申请者的姓名;③原始样本的类型;④申请的检验项目;⑤患者的相关临床资料,至少应包括性别、年龄和初步诊断,以备解释检验结果用;⑥原始样本采集日期和时间以及采集者;⑦实验室收到样本的日期和时间以及接收者。

2. 检验项目选择的原则

(1)有效性:首先应考虑诊断价值。主要考虑该项检验对某种疾病诊断的敏感度及特异度。在对人群进行筛查时,应考虑敏感度较高的检验项目以防止假阴性,筛查出的可疑者应作进一步检查。同样在临床诊断时为除外某些疾病,亦可选择敏感度较高的检验项目,当结果阴性(或正常)时可缩小诊断范围。为了对疾病进行确诊,应选用特异度较高的试验,或阳性似然比及验后概率比较高的试验,这对确诊有较高的价值。

(2) 时效性:有许多疾病的实验室诊断具有很强的时效性,例如伤寒的检验诊断,血培养、大便培养、抗体检测都有时段要求,过了某个时段,检查结果就可能会转阴。反之,早于这个时段也可能会出现假阴性。用实验室检查及早给患者确诊,这是临床医生和患者共同的期望,在检验工作中应尽量满足这一要求。

(3) 经济性:在保证及早确诊及向临床医生提供有效信息的前提下,应考虑选用费用较少的检验项目,以减轻患者的经济负担。但"经济性"应从成本/效益或成本/效果总体上来分析,不能简单从某一检验项目收费来考虑。

三、标本采集前患者状态对实验结果影响

(一) 患者的准备和影响因素

患者的年龄、性别、人种、民族不同,以及经期、妊娠等生物属性,甚至季节循环都可能影响检验结果,但这些因素是难以控制的,只能在分析后阶段解释检验结果时再考虑它们对检验结果的影响。下面的一些因素也可影响检验结果,但它们在一定程度上是可以控制的。

1. 患者状态 血液标本应在患者平静、休息的状态下采集。运动后,由于能量消耗、体液丢失、呼吸急促,可影响许多检验项目的结果。

2. 饮食影响 进食后在一定时间内可使血液中许多化学成分发生改变,特别是饱餐后采集的血液标本,有些患者血清可呈乳糜状,影响到许多项目检验结果的正确性。但因为人们的饮食习惯多样化,生理功能又不完全相同。要控制这一因素较好的办法是早晨空腹采血。许多项目的参考值和参考范围正是以空腹血液的测定值为基础的。急诊及不受饮食影响的检验项目例外。此外,饮料、咖啡、茶、特别是饮酒也能对某些检验结果产生影响。

3. 药物影响 所有药物都可以通过其药理作用或毒副作用对某些检验项目的结果产生或大或小的影响,药物也可通过其物理的或化学的途径对测定方法产生干扰,还可抑制酶的活性,造成酶活性测定结果降低。必须指出两点,一是由于药物品种繁多,患者对药物的耐受性不同,因此目前对药物造成检验结果的影响的了解还很有限,尤其是中药;二是临床上为观察药物治疗效果,或利用药物具有的毒副作用,通过观察某些指标来调整用药剂量或停药,那么这些检验结果的变化对临床医生来说正是他们需要的信息,都有重要价值。除上述第二种情况外,药物引起检验结果的变化,有可能对临床医生起误导作用。鉴于上述情况,在做某种检验时应暂停对检验结果可能产生干扰的药物,如不能停用,则解释检验结果时要考虑药物可能产生的影响。

(二) 患者生理变异对检验结果的影响

1. 年龄 年龄对实验结果的影响可以用不同的参考范围来区别。健康的生长期儿童的骨骼生长和发育表现为成骨细胞分泌碱性磷酸酶增加,因此,生长期儿童的碱性磷酸酶的活性比健康成人高约 2 倍;新生儿表现为血清中总胆红素和间接胆红素水平增加。50 岁以上的人,肌酐清除率的减少还与肌肉的量减少有关。年龄的变化会影响某些生化检验的结果,因此在临床工作中某些检验项目对不同的年龄段制定不同的参考范围,而不能使用统一的参考范围。

2. 性别 许多检验项目的检测结果男女之间有明显差异,例如全血的血红蛋白浓度、血沉等,又如肌酐和肌酸激酶,男性的水平明显高于女性。在 15 岁到 55 岁之间,总胆固醇(TC)和低密

度脂蛋白(LDL)的水平女性比男性稍高,而高密度脂蛋白(HDL)的水平在15到55岁的男性和女性没有差异。由于一些项目有性别差异存在,因而需要对于不同的性别制定不同的参考范围。

3. 季节变化 由于夏季暴露于日光中的时间较长,因而维生素D的水平会升高;总胆固醇水平在冬季比夏季平均增高2.5%;三碘甲腺原氨酸水平在冬季比夏季平均增高20%。因此,当患者在不同的季节检查这些类项目时,应考虑季节变化带来的影响。

4. 海拔高度 在海平面与较高的海拔高度相比较,血清中某些成分的水平会发生变化。一些分析物的浓度因海拔高度增加而减少,如血浆中的肾素、转铁蛋白、尿肌酐、雌三醇及肌酐清除率等。当患者在两个差别很大的海拔高度做相同的检查时,对于结果的分析应考虑海拔高度的影响。

5. 月经 月经周期是成年女性的正常生理过程,在月经周期的三个不同时期,和生殖有关的多种激素发生不同的变化,因此,雌二醇、促卵泡激素、黄体生成素等的参考范围随月经周期的各阶段(即卵泡期、中期、黄体期)而不同。

6. 妊娠 妊娠期由于胎儿生长发育的需要,在胎盘产生的激素参与下,母体各系统发生一系列适应性生理变化。妊娠时血容量增加导致血液稀释,使微量元素的测定结果明显降低;在妊娠后期,胎盘产生雌激素和绒毛膜促性腺激素,使血清葡萄糖的水平升高。

7. 进餐的影响 一些检验项目的测定结果受饮食的影响。一次标准餐后,三酰甘油增加50%,天门冬氨酸氨基转移酶增加20%,胆红素、无机磷和糖增加15%,丙氨酸氨基转移酶和钾增加10%,尿酸、总蛋白、清蛋白、尿素、钙、钠和胆固醇增加5%左右。饮食结构的不同,对上述指标的影响也是不同的。

8. 其他影响 摄入刺激物和成瘾性药物对一些检验指标也有影响。如:咖啡因可以升高血糖、脂肪酸、血管紧张素、儿茶酚胺;海洛因可以使二氧化碳分压、甲状腺素、胆固醇、钾水平升高;吸烟会对某些生化项目产生影响,过多吸烟会使血浆中肾上腺素、醛固酮、皮质醇、游离脂肪酸和游离甘油浓度会升高。

四、标本采集因素对实验结果的影响

(一)标本采集

标本采集应该规范标本采集的要求和程序,制定适用于本临床实验室的标本采集手册,手册内容至少应包括:检验项目名称、采集何种标本、采集最佳时间、对患者状态的要求、标本采集量、是否抗凝、用何种抗凝剂、抗凝剂用量、保存方法及运送时间、注意事项等。此手册供实验室人员和参加标本采集的有关医护人员使用。

(二)血液标本采集因素对实验结果的影响

1. 采集时间 人体某些生化成分具有昼夜节律性的变化,原则上以晨起空腹时采集标本为宜以减少其影响。对某个个体患者,如经常检查某项指标,则应尽量在统一的时间段采血。在采集时间上掌握三个最重要的时间:①最具"代表性"的时间;②检出阳性率最高的时间;③最具有诊断价值的时间。同时应尽可能在进行其他检查和治疗之前采集。

2. 采血姿势 卧位、坐位、立位不同姿势采集血液标本,其检验结果会有差异,因此应尽量统一采血姿势。

3. 采血部位 除血气分析标本外,常用的采血部位是肘静脉或颈静脉。若患者正在输液,最好等待输液完毕后采血。若不能等待,则切勿从输液侧静脉采血,更忌从输液皮管中抽取回血作为标本,这样做会引起检验结果的严重偏离和失真。

4. 止血带　长时间使用止血带,也可使某些检验结果有较大差异,因此尽量在扎上止血带后 1min 内采血,当需要重复使用止血带时应选择另一手臂,并勿让患者做反复攥拳运动。

5. 抗凝剂　测定血液化学成分,血清标本优于血浆。如果采用血浆标本,必须正确选择抗凝剂及其用量,保证血液和抗凝剂的最佳比例。如果采用真空采血系统,则选用与检测项目对应的真空管。

6. 防止溶血　溶血是血清或血浆标本对检验结果最常见的干扰。溶血对检验结果的影响来自两方面:①因血细胞成分的释放对结果的干扰;②血细胞成分对检验方法的干扰。标本溶血的主要原因往往是采集或处理过程中的机械因素造成。如不良的采血习惯,混匀含添加剂的试管时用力过猛,注射器与针头接合不紧产生很多气泡,试管质量粗糙,运送过程中挤压血细胞造成溶血等。

7. 使用真空采血管和条形码　检验标本应有唯一性标志,使用真空采血管和条形码系统大体上可以做到这一点。有死腔(未被血液填满的空腔)真空管的标本,可能造成某些项目检验结果的误差,应使用无死腔的真空采血管,如利用 APTT 测定进行肝素治疗监测时。

(三)尿液标本采集因素对实验结果的影响

采用随意尿或定时采集的尿液,视检验项目而定。24h 收集的尿液应添加相应的防腐剂,医护人员或/和实验室工作人员应向患者详细交代留尿的方法和注意事项(详见尿液分析相关章节)。

(四)临床实验室信息管理系统对标本的监控

医院 HIS 系统和临床实验室信息管理系统(LIS)应该对检测的标本实行实时监控。从医生在电脑的桌面系统开出医嘱到采血者采集标本前生成条形码,并采集标本,标本运送者扫描接收,临床实验室标本接收扫描,预处理直至专业科室上机检测都受到监控。信息监控的内容至少包括每一个环节的时间和责任人,以便遇到问题时落实责任和采取相应的对策。

五、标本的运送、验收和保存

(一)标本的运送

血液离体后,其细胞代谢过程仍在继续。因此,采血完成后,应尽可能减少运输和储存的时间,尽快送检。储存时间过长可引起蒸发、酶活性失活、糖酵解作用、水解作用、渗透作用、光学作用、气体扩散等变化,对检验结果产生影响。如非真空采血管采血,最好采血后加塞保存和运送。如需送上级医院或检验中心进行测定,应将标本密封,再装入聚乙烯塑料袋,置冰瓶或冷藏箱内运输。

(二)标本的验收

临床实验室要建立标本验收制度。标本送达临床实验室后,临床实验室应有专人(或成立标本处理中心)负责接收标本,按要求进行标本验收,其程序和内容如下:

(1)查对检验申请单所填项目和标本是否相符。

(2)标本号与检验单号是否相符。如采用条形码系统,则此问题较易解决。

（3）查对标本的采集时间，确认标本是否新鲜，是否符合检验要求。

（4）检查标本的量和外观质量。外观质量如有无溶血、血清有无乳糜状、抗凝血中有无凝块、容器有无破裂等。定时收集的尿液标本需确认留尿时间是否正确。

（5）核实标本采集及送达之间的时间间隔，必要时需了解其标本采集后的保存方法。

（三）标本的拒收

建立不合格标本拒收制度。对于空管、标本太少无法完成检测、标本类型与检测项目不符、血液学分析和出凝血检测标本凝固或部分凝固等，均视为不合格样本，签收人员应拒绝接收，同时注明拒收原因，做好拒收记录，向送检科室说明拒收原因，建议重新采集标本。对不合格的，但可以接受的样本，签收人员记录标本的缺陷，在报告中给以注明，结果供临床参考。

（四）标本的预处理

对符合要求的标本，验收后按检验项目分类随即进入预处理程序，如编号分离血清或血浆，离心分离血清时，须注意离心时间和温度，加贴唯一性标志或二次条形码。凡血液标本不能立即检验者，均应及时分离血清，通常应将分离的血清加塞后放4℃冰箱保存，测定某些不稳定成分的血清，可冷冻保存。冰冻标本复融时可分两层，须待全部融溶并充分混匀后才能测定。被检标本应是均匀体，如24h尿液标本应充分混匀后才能取样检验，混匀不良造成的误差往往会很大。

（五）标本的保存

1. 标本保存 因不能立即进行分析或分析后需要重新检测，样本必须进行预处理或以适当方式保存，才能降低由于存放时间而带来的测定误差。保存中应注意避光及隔绝空气，保存期限视标本的种类及检验目的不同而定。

2. 保存方式和期限 标本的保存有短期保存和长期保存。短期保存按标本类型和检测目的不同而采取不同的保存方法和时限，最常用的方法是4℃冰箱冷藏。需要长期保存的标本，要求保存温度低于−20℃，冻融必须缓慢，在4~8℃过夜或在水浴中不断搅动。通常在溶解中会形成浓度梯度，所以分析前必须充分混匀，必须注意试管底部的沉积物，它们可能由冷球蛋白或冷沉淀纤维蛋白原引起，如果必要，这些沉淀通过加热重新溶解。

第三节 分析中质量控制

一、分析中质量控制的概念

分析中质量控制是指从标本合格验收到分析测定完毕的过程所采取的质量控制措施。这个阶段涉及建立稳定可靠的测定系统，实施完善的室内质控和室间质评程序等各个环节。为此还要做好大量的质量管理层面和技术管理层面的准备工作。

二、分析中质量控制的统计学基础

临床实验室的分析项目结果多为数据，无法判定某一个数据是否准确。但是可以根据与这个数据有关的一组数据去判断它的质量,这就应用了统计学理论,主要涉及正态分布和抽样误差的理论。

(一)总体和样本

研究对象的全体成分称为总体,总体的范围可以非常大,实际中往往无法取得,所以是个理论上的概念。与总体相对的是个体即组成总体中的每一个单位,实际工作中只能从某个总体中取得一部分个体,后者称为样本。应用正确的统计方法可以通过样本推断总体的情况。

(二)均数、标准差、变异系数和概率

1. 样本均数 常用 $\bar{x}$ 表示,是最常用的一个统计数,能集中反映一个样本的特性。一般有算术均数和几何均数两种,生化检验中常用的是算术均数。即将样本中所有个体的值计总和后除以个体数。可以用计算器或电脑很方便地求得。

2. 标准差 现以 s 表示,也是一个基本的统计数,是表示变异的指标,反映样本中各个个体的离散程度。

3. 变异系数 变异系数是标准差相对于平均数的大小,缩写符号为 CV,也是表示变异的指标,在生化检验中指示不精密度,十分常用。

4. 概率 以符号 P 表示,反映某一事物发生的可能性大小的量,必然发生的事件其 P 值为 1,必然不可能发生的事件其 P 值为 0,绝大多数情况下 P 值介于 0 和 1 之间。常用的两个判别指标是 0.05 和 0.01,$P<0.05$ 一般指示发生的可能性很小,当 $P<0.01$ 时,可以说发生的可能性几乎没有了,在做抽样误差分析时,对应这两种情况的统计学术语是差别有显著性意义和非常显著性意义。

(三)正态分布原理

正态分布又称高斯分布,表现为一条呈对称的钟形曲线。当一个样本做重复测定后,所有的数据不会全部是一样的,正常时这样一组数据的分布就呈正态的形状,可以得到一个平均数($\bar{x}$)和标准差(s),以 $\bar{x}$ 为中心,左右一个 s(即 $\pm 1s$)范围内正态曲线下所包含的面积约为全部面积的 68%,也就是 $\bar{x}\pm 1s$ 的数据点约占全部数据点的 68%。$\bar{x}\pm 2s$ 的范围内包含约 95% 的数据点,$\bar{x}\pm 3s$ 的范围内含约 99.7% 的数据点,见图 8-1。

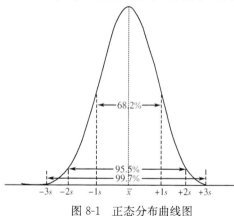

图 8-1 正态分布曲线图

在这个正态分布曲线图上,均数 $\bar{x}$ 的大小不同,仅影响曲线顶部的位置,而标准差 s 的大小影响曲线的宽度,所以不同 $\bar{x}$ 和 s 形成的正态曲线的陡峭或平坦的程度是不一样的,但是上述的规律却是一定的。我们正是在这一基础上进行室内质量控制工作的。

(四)抽样误差原理

对同一个质控品作多次重复测定所得到的结果肯定不会都相同,也不会一定都与平均值相

同,这个不同就是由抽样误差所引起的,即在同一个样本中抽样,会因抽样而致某种误差。抽样误差是事物固有的误差,不是人们可以消除的。所以如果得到一个质控结果与平均值(或靶值)不一致,就要判别所发生的误差是抽样误差还是其他随机误差或系统误差。如果是由抽样误差所致,可以将这个结果判为在控,如不是抽样误差所致,就要判为失控。这个判别要由一个"无效假设"来做。就是先假设某一个质控结果与靶值的差异仅是由抽样误差引起的,而不是由其他真正的操作误差所引起,但这还仅仅是一个假设。接下来就要根据统计学的原理来判断这个假设是否成立。如果判断这个"无效假设"成立,那么这个质控结果虽与靶值有差异但还是在控;如果判断引起差异的不是因为抽样误差,则这个"无效假设"不能成立,就要判为失控。如何判断呢? 我们看这个质控值与靶值的差异有多大,如果差异(此处差异是否指的是质控值与靶值的差异)大于 $1s$,但小于 $2s$,根据正态分布原理,则有约 32% 的可能性是抽样误差所致,这是一个很大的概率,所以这个无效假设成立,可将这个结果判为在控。如果差异大于 $2s$,但小于 $3s$,无效假设成立的可能性大约是 5%,这个概率可以说是个临界概率,一般还是将这个差异判为抽样误差所致,否则会有较高的假失控可能性。当一个差异大于 $3s$ 时,抽样误差所致的可能性小于 0.3%,这时应该有很大的把握推翻无效假设,判断这个差异不是由于抽样误差所致,而是真正因为其他如系统误差等原因所致,可以判为失控。

三、质控品的选用

(一) 质控品的定义和种类

国际临床化学学会(IFCC)对质控品的定义为:专门用于质量控制目的的标本或溶液,不能用作校准。选择什么类型的质控品是质控工作首先要解决的问题。质控品有多种分类方法,若根据血清物理性状可分为冻干质控血清、液体质控血清和冷冻混合血清;根据有无靶值可分为定值质控血清和非定值质控血清;根据血清基质的来源可分为含人血清基质的质控血清、动物血清基质的质控血清、人造基质的质控血清等。市场上有各种进口或国产的质控品可供挑选,实验室可根据自己的实际情况认真选择。

(二) 质控品选择使用时应注意的几个问题

1. 质控品的基质效应　基质效应是指在对某一分析物进行检验时,处于该分析物周围的其他成分对分析物的检验结果所产生偏差。质控品一般为来自人或动物的血清经过处理,添加了无机或有机化学品、生物体的提取物、防腐剂等制备而成。它对分析来说,存在"基质",能产生"基质效应"。

理想的情况下,质控品应与患者标本具有相同的基质状态,这样,质控品与患者标本具有相同的表现。若从基质差异考虑,强调用人血清。从价格和来源考虑,则选用动物血清。而从检验人员自身防护免受来自质控品内传染性病原体的危害考虑,近来又重视使用动物血清。

质控品的生产加工处理过程可以改变基质的性质。如为了达到特定的浓度而加入的添加物的来源和性质与人血清标本有差异,添加的稳定剂本身也是改变基质的原因之一,将产品制备成冰冻或冻干状态又使质控品在物理和化学表现上发生变化。

某些检验方法可影响对质控品的选择。例如用染料结合法测定人血清清蛋白,无论是溴甲酚绿或溴甲酚紫,都对人血清蛋白有强烈的特异性,但与牛血清清蛋白却结合很差,特别是溴甲酚紫。因此,使用溴甲酚紫的实验室就不能选用牛血清为基质的质控品。

2. 质控品的稳定性 严格地讲,任何质控品都会有变化,是不稳定的。所谓不变化、稳定只是相对的。认为质控品很稳定,是因为它的变化很缓慢,甚至用检验手段无法反映出其变化。认为其不稳定,是因为它的变化太快。生产定值质控品的厂商在其产品说明书上提供的预期范围很宽,其实是包含了质控品的缓慢变化使实测值有偏离初始均值的倾向。好的质控品应该在规定的保存条件下,至少稳定 1～2 年。

3. 质控品定值与非定值

(1) 正规的定值质控品在其说明书中有被定值的各分析物在不同检测系统下的均值和预期值范围,用户可从中选择与自己相同检测系统的定值作为参考。但须注意不能误将其预期值范围当作控制的允许范围。

(2) 不定值质控品的质量与定值质控品并无不同,只是生产厂商没有邀请一些实验室为其产品作定值。从用户的角度讲,不定值质控品要比定值质控品便宜许多。

(3) 不论是定值还是不定值质控品,在使用时,用户必须用自己的检测系统确定自己的均值与标准差。只是定值质控品有一个预期范围供用户参考,但即使用户的均值与厂商提供的均值相似,并不说明用户的检测结果准确,不相似也不说明用户的准确度有问题。

4. 质控品的瓶间差

(1) 日常工作中,质控品检验结果的变异是检测不精密度和更换各瓶质控品间差异的综合反映。只有将瓶间差异控制到最小,才能使检验结果间的变异真正反映日常检验操作中的不精密度。

(2) 良好的质控品在生产时极其注意均匀混合,并用称量法控制分装时的重复性。用户对冻干质控品复溶时要严格控制操作的标准化,尽可能避免和减少操作不当造成的瓶间差。

(3) 已有市售的液体质控品,它消除了分装和复溶时引入的瓶间差。只是这类产品价格较高,且含有防腐剂类添加物,可能会对某些检验方法引起基质差异的误差。但液体质控品消除了瓶间差和复溶时的操作误差,已为不少实验室采用。

5. 质控品的分析物水平(浓度) 日常工作中若只做一个水平的质控品检测,其反映的质量是整个可报告范围中的“一点”的表现,只说明在该控制值附近的患者标本检验结果符合要求,难以反映较高或较低分析物水平的患者标本是否也符合要求。若能同时做 2 个或更多水平的质控品检测,则所反映的质量是一个范围内的水平,其效果更好。因此,在选择质控品时,应该有 2 个或更多水平的控制物。通常挑选的是医学决定水平的、可报告范围的上下限值的质控品浓度。

(三) 质控品应具备的特性

作为理想的质控品,至少应具备以下特性。

(1) 人血清基质。

(2) 无传染性。

(3) 添加剂和抑菌剂(防腐剂)的含量尽可能少。

(4) 瓶间变异小,酶类项目的瓶间 CV 应小于 2%,其他分析物 CV 应小于 1%。

(5) 冻干品复溶后的稳定性,2～8℃时不少于 24 小时,−20℃时不少于 20 天。某些不稳定成分(如胆红素、碱性磷酸酶)在复溶后前 4 小时的变异应小于 2%。

(6) 到达实验室后的有效期应在 1 年以上。

(四) 质控品的正确使用与保存

有了合格的质控品,在使用时还应注意以下几点。

（1）严格按质控品说明书操作。

（2）冻干质控品复溶时要确保溶剂（试剂水）的质量。

（3）冻干质控品复溶时，所加溶剂的量要准确，并尽量保持每次加入量的一致性。

（4）冻干质控品复溶时应轻轻地摇匀，使内容物完全溶解呈均一态，切忌剧烈振摇。有些质控品瓶塞不紧，为防止瓶口泄漏，也不宜颠倒混匀。

（5）冻干质控品复溶后宜在室温放置半小时，待其内容物稳定后再开始使用。

（6）质控品应严格按使用说明书规定的方法保存，不能使用超过保质期的质控品。

（7）质控品应与患者标本在相同的条件下进行测定。

四、质控图绘制与应用

室内质控的目的是监测测定过程中出现误差时，能有适当的质控方法警告检验人员。通常采用的方法是将质控品与患者标本放在一起测定，将质控品测定结果标在质控图上，然后观察质控品测定结果是否超过质控限来判断该批患者标本的结果是在控还是失控。可供应用的质控图有多种，如 Levey-Jennings 质控图、Z-分数图、Youden 图、Westgard 质控图、Monica 质控图、累计法质控图等，可根据需要选用。这里主要对 Levey-Jennings 质控图和 Westgard 质控图进行介绍。

（一）Levey-Jennings 质控图

此图即通常所称的常规质控图（$\bar{x} \pm s$ 质控图）。20 世纪 50 年代由 Levey 和 Jennings 引入临床检验中，20 世纪 60 年代以后被普遍应用。其方法是建立在单个质控品作双份测定值的均值（$\bar{x}$）和极差（R）的基础上。此图的优点是可以观察批内误差和批间误差的变化。在问题出现以前去发现预示性迹象，便于尽早采取措施以防止发生误差。目前大家所熟悉的 Levey-Jennings 质控图是经 Henry 和 Segalove 修改了的图。它以 20 次单份质控品的测定结果计算均值和标准差，定出质控限（以 $\pm 2s$ 为警告限，$\pm 3s$ 为失控限），每天随患者标本测定质控品 1 次，将所得的质控品测定结果标在质控图上。这个经过修改的图就是单值质控图。制作方法如下：

1. 数据收集和处理 选择合格的质控品，测定其在最佳状态下的变异（OCV）和常规条件下的变异（RCV）。以 RCV 所得均值、标准差制图。目前生化实验室广泛应用自动分析仪，因而 OCV 与 RCV 的区别已经不明显。目前的做法是，对新批号的质控品，在常规条件下测定 20 天或更多天（批），作统计处理，剔除超过 $3s$ 的数据后得均值和标准差。此均值作为暂定均值，也即为质控图上的中心线（暂定中心线）。暂定均值和标准差作为下 1 个月室内质控图的均值和标准差进行室内质控，1 个月结束后将该月在控结果与前 20 个质控品测定结果收集在一起，重新计算均值和标准差，此为累积均值和标准差，以此累积均值和标准差作为下 1 个月的质控图的数据。重复上述操作，连续 3～5 个月。这 3～5 个月的累积均值和标准差即可作为质控品有效期内的常规均值（常规中心线）和标准差。并以此作为有效期内室内质控图中的数据。对个别在质控品有效期内其浓度水平容易变异的项目，则需视具体情况对均值进行多次的调整。准备更换新批号质控品时，应在旧批号质控品用完之前，将新批号与旧批号质控品同时进行测定，重复上述过程，建立新批号质控品均值和标准差。在确定均值和标准差后，如果测定方法处于稳定状态，就能对其后的观察值（患者标本测定值）的范围作出统计学上的预测。"稳定"是指均值和标准差保持基本恒定。若均值偏移或标准差增大，就可能来源于额外的测定误差，说明实际测定已偏离了原有的稳定状态。质控方法应该能够检出这些额外的测定误差。质控品预期值范围的确定建立在置信区间概念的基础上。假定均值代表质控品的"真值",标准差可用来表示实际测定值的正态分布,可接受的预期值范围可用均值加减标准差的若干倍数的方式表示。通常规定 95%或 99%(实际上应为 95.45%或 99.73%)作为统计学上的可接受置信区间,相当于质控测定值应落在±2s 或±3s 的范围内。在此范围内,则应认为该批测定在控。

2. 制图　取一张 Levey-Jenings 质控图(图 8-2),在图上方的各项目中填上单位、日期、试验项目、测定方法等有关内容,仔细填上均值(或靶值)、标准差,同时在图的纵坐标及±1s、2s、3s 等处标上相应具体的数值。用蓝笔在±2s 处划线,为警告线;用红笔在±3s 处划线,为失控线。

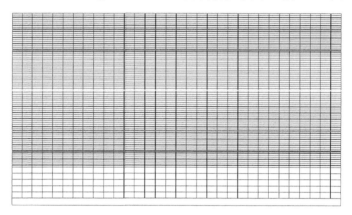

图 8-2　Levey-Jenings 质控图

3. 应用　质控图制好后,可以开始将日常工作中该质控品每天(批)测定结果值点于图中,并将相邻的点用线连接。画上连线是增强视觉效果,便于观察,容易发现问题。在图的下方逐日记录日期、校准液吸光度、质控血清吸光度和操作者标识,如有特殊情况可记录在备注栏中。每个项目只做一个数据,并逐日将各个质控点以直线相连,形成质控曲线图。应每天及时将质控数据点到图上,而且要注意观察有无发生失控的情况,如果质控结果提示有失控的情况,即应进入处理失控的程序,并正确处理临床检测结果报告单的签发。在 1 个月末,应及时对本月的质控情况作小结,统计出当月的 $\bar{x}$、s 和 CV,对本月的质控情况作简要明确的回顾,分析与记录所有值得重视的情况,对失控及采取的措施、采取措施后的效果等情况也应在小结中记录。

(二) Westgard 质控图

Westgard 质控图的图形本身基本上和 Levey-Jennings 质控图十分相似,不同之处主要在于 Levey-Jennings 质控图仅在图上考虑"单个"质控规则,而 Westgard 质控图考虑的是"多个"质控规则。

五、失控的判断与处理

(一) 检查质控图或失控的规则,确定误差的类型

首先要确定造成失控的误差类型是随机的还是系统的。不同的失控规则对检出不同类型误差具有不同的能力(灵敏度)。13s 和 R4S 规则是检验控制值分布的尾部或分布的宽度,如果这两个规则失控,通常指示随机误差增大造成的失控。属于 22s、41s 和 10$\bar{x}$ 规则的失控,往往指出有连续的控制值超出同一个控制限的失控,指示系统误差有问题,因此,使用多规则质量控制方法对指示失控问题很有好处。

另外,失控时,注意检查控制图上控制值点的分布对指示失控原因很有帮助。出现系统误差(或偏倚)的失控时,可以看到每天的控制值具有定向的漂移或倾向,并且随时间在增大,逐渐形成失控。出现随机误差失控的表现则较突然,失控的控制值点相对于均值的离散度比往常都大。符合 13s 失控的是最近的 1 次结果控制值点超出规定的限值;符合 R4S 失控的是最近的 2 次控制值结果一高一低,相差悬殊,差异超出了规定的大小,是很不常见的失控随机误差。

所以在确认问题的原因前,先确定误差的类型。然后,再对系统误差中的漂移或倾向分类,可能很有帮助。

(二)判断误差类型和失控原因的关系

观测到的误差类型是误差来源的线索,因为随机误差和系统误差来自不同的原因。产生系统误差的问题较产生随机误差的问题为常见,而且较易解决。

造成系统误差的因素,包括使用不同批号的试剂、不同批号的校准品、校准值设定错误、需要自行完成试剂预配制中发生错误的问题、试剂的质量问题或使用不当造成变质的问题、校准品过期或保存不妥造成校准值变化、因加样器或加液器的校准或调试错误使样品或试剂体积变化、孵育箱或反应加热块的温度变化、光电比色光源老化造成光强不足的问题、检验人员的变动等。造成随机误差的因素也多变,包括试剂瓶或试剂管道中有气泡、试剂没有充分混匀、恒温部分温度不稳定、电源电压不稳、检验人员操作不熟练以及重现性差(表现在加样重复性差和对反应时间控制差)等。

除了上述有规律的误差原因外,在检测中偶尔出现的不恒定问题常常难以定论。例如样品杯或加样器中偶然出现气泡,或者一次性使用的某部件偶尔的缺损等造成差错,又是不同类型的随机误差的交叉。这些不是因检测系统的不精密度而变化的原因,像突发的灾难,很难用质量控制方法控制。只能将病人标本重做,在检测过程中认真仔细观察每一个动作的细微变化,反复比较,从中揭示问题。

(三)检查自动化分析仪多项目检测系统上常见的因素

在自动分析仪上进行多个项目的检测时,注意仪器上出现失控的问题是仅一个项目的还是同时出现在多个项目上。如果证实失控问题仅是一个项目的,在确定失控误差性质后,按照不同误差可能具有的问题去寻找原因。如果多个项目同时出现质量失控问题,则寻找误差原因要从出现问题的共性上考虑。例如这些项目是否都具有较小或较大的样品用量? 是否使用相同的比色波长? 是否使用相同的光源(可见光光源、紫外光光源),而无问题的项目都使用不同的光源? 这些项目是否使用了相同的检测模式(如终点法、速率法等)? 这些项目是否都同时被校准,或被同时确认? 这些项目是否具有共有的某些物理因素或光学因素等。从共性中发现和揭示出失控原因。

(四)查找与近期变化有关的原因

失控时出现的系统误差总与试剂或校准的问题有密切关系。突然出现的漂移常常和近期发生的事件有关联。例如,这次出现失控前刚更换了试剂(不论是否使用了新批号的试剂),或者刚完成重新校准(不论是否换用了新批号的校准品),使控制值出现很大的波动。若证实确实是漂移,操作人员应检查试剂、校准和保养记录,寻找解决问题的线索。例如,是在刚更换了试剂后出现的漂移,应确认试剂批号是否正确,试剂和校准品配合的校准值是否有误,新批号试剂和新批号校准品的新组合经重新校准后校准是否被认可。为了寻找原因,必须用重做的实验数据说明问题。

失控的系统偏倚倾向较之漂移的问题难于解决,因为在失控前定向偏倚问题已经有较长时间了,偏倚逐渐加大,最后成为失控表现。首先应检查质量控制记录,包括功能检查的记录。在以比色测定方式进行检测的自动分析仪出现偏倚倾向的原因可以是:试剂缓慢变质、校准因子的缓慢漂移、仪器上恒温温度的变化;滤光片(或干涉滤片)单色光波长的变化、光源灯泡老化等。在寻找确切原因时,可以用逻辑系统分析程序逐步检查。即每一步只对一个可能原因的因素作变动,观察变动前后的检测结果,作好记录,检查效果。然后再对第二个因素作变动,再实验观察。直至找出原因,排除故障,解决问题。

相反,因随机误差增大造成失控的问题较难确认和解决。这主要是因为随机误差的性质不像系统误差那样可以预计或确定。在自动分析仪上发生失控的随机误差原因大多是:试剂瓶内或试剂管道中、取样器或者试剂加样器中的气泡,试剂未充分溶解或混匀,加样器上的取样头不密封,因机械故障使加样动作重复性差,电压不稳等。

不少随机误差的原因可在检测系统运行时,通过对各分析项目的目视观察予以检查出来。仔细观察试剂和取样中的吸样品、吸试剂、加样品、加试剂动作,也许可以找出问题的原因。如果找不出问题,参照厂商排除故障的指导和建议去寻找原因。特别要注意的是,刚发现失控立即重复检测,希望证实失控表现,但是重做的控制值又"在控"了,没有做任何失控原因的处理,失控却已经"消除"了,此时要确定分析仪重复精密度是否有问题。可以用病人标本连做10次重复检测,了解真实病人标本检测的批内精密度,往往可以由这些结果的不稳定反映出随机误差已经明显增大,确定失控的判断。因此在平时的检测中,对于出现不正常结果的患者标本再做一次检测,对比前后两次结果的差异,容易发现随机误差的失控表现。

(五)确认解决问题,作好记录

找出问题,经纠正后应重做所有控制品,以新检测的控制值恢复"在控"来确认失控问题已经解决。在进行失控时的患者标本重做时,仍然要再做控制品的检测,此时的控制值用于绘制控制图。事后,应将出现的失控事件和纠正过程形成文件,完成排除故障报告,有助于今后的使用。

第四节 分析后质量控制

一、分析后质量控制的概念

分析后质量控制是指样本完成检测后,为使检验数据(或检验报告)准确、真实、无误并转化为临床能直接采用的疾病诊疗信息所采用的质量控制措施。分析后质量控制是全面质量控制过程中的最后质量把关,保证检验数据在临床上的有效利用,这一环节的疏漏将有可能使前期的分析前、分析中质量保证有始无终,甚至前功尽弃。主要涉及三个方面:①检验单发放与管理;②咨询服务和抱怨处理,即检验结果合理解释及其为临床医生应用的过程以及接受医生和患者等抱怨与处理;③分析后标本储存。

二、化验单发放与管理

检验结果是临床医生开展诊疗活动的重要信息,而检验单就是这些信息的传递载体,所以必须重视这一环节的质量保证。检验结果通常通过以下形式报告给临床医生:发送检验报告单或通过医院内计算机网络系统将结果发送给临床医生。由于后一种形式可以提高效率和减少传递差错,现已成为各大医院检测结果发送的主要形式。无论何种形式,发出的检验单必须保证"完整、准确、及时"。

(一) 化验单的签发

除了保证报告单的基本信息符合要求外,判断检验结果是否可以发出的重要依据是室内质控是否合格。如室内质控结果"在控"时,报告可发出;"失控"时必须寻找原因,结果不宜发出。但它是总体上的判断,并不能完全代替某一出现异常结果样本或特殊样本的复核或复查。检验医师在应用室内质控结果来解释患者结果是否准确时,必须充分注意这一点。

(二) 建立化验单的签发制度

1. 严格的报告单签发、审核制度　一份完整的检验报告应包含以下内容:医院名称、实验室名称、报告题目、患者姓名、出生日期(年龄)、性别、科室、病床号、申请医生姓名、样本种类、样本采集时间、实验室接收时间、报告时间、检测项目、检测结果(包括单位)、参考区间及异常提示。检验报告单发出前,除操作人员签字外,还应由另一位有资格的检验人员核查并签名,最好由本专业组负责人核查签名。但在危急情况下或单独一人值班时(如夜班)除外。审核的基本内容有:临床医生所申请的检测项目是否已全部检测、是否漏项;检验结果填写清楚、正确;有无异常的、难以解释的结果;决定是否需要复查等。

2. 异常结果、危重疑难患者等检验结果的复核或复查制度　检验科应规定哪些情况下的检测结果应与以前的检测结果进行比较,观察当前检测的结果及其变化是否符合规律,可否解释,必要时可与临床医生取得联系。建立实验室信息系统(LIS)时,软件应有自动对历史结果的回顾与提示功能。

3. 建立危急值(critical value)**紧急报告制度**　实验室应规定危急值的报告制度,其中含结果的复核、结果报告的方式(电话报告、病房来取,通过 LIS 系统报告,向主管医生发手机短信等)及规定结果报告时间。因为一些检测项目,如血钾、钙、糖、血气(血 pH、PO_2、PCO_2 等)结果过高、过低,都可能危及患者生命。实验室必须迅速将结果报告给临床,并记录报告时间、报告人及结果接收者。

4. 特殊项目的检验报告及一些关系重大的检验报告　如抗 HIV 抗体阳性的报告单、诊断为白血病及恶性肿瘤的报告单、发现罕见病原体的报告单等,需检验科主任或由科主任授权的人员,复核无误并签名后尽早把结果发给临床医生或相关管理部门。

5. 建立检验报告单发送的签收制度　医院应建立这方面的规章制度,患者取报告单应有相应的凭据,一方面可以避免拿错报告单,另一方面可以保护患者的隐私。同时加强医护人员责任心,防止检验报告单的丢失或发错科室。

6. 检验数据管理　实验室应管理好检验相关数据,所有检验报告和原始记录应保存一段时间。通常检验申请单应至少保存 2 年,检验结果数据至少保存 2 年,质控和能力验证记录至少保存 2 年,仪器维修和状态记录保留到仪器使用终身。实验室信息系统的数据要拷贝至少 3 份并保存在不同地方,以防火灾等灾难性事件带来损失。以上所有数据在特殊情况下,应提供以便于临床查找及核对。

三、分析后的咨询和抱怨处理

临床检验除了尽可能满足临床需要,及时、准确、经济地提供检验信息外,对于检验人员尤其是检验医师来说还应全方位地面向临床医生和患者提供检验医学咨询服务。这种咨询不仅仅是在医师或患者得到检验结果之后被提出来,也可以是在检验开始之前或不做检验仅为了解检验医学动态或常识而提出咨询,这就对检验人员提出了更高的要求。通过检验咨询服务,可以大大提高临床实验室的总体服务水平,充分发挥检验医学在疾病诊治中的巨大作用。

(一)咨询服务

咨询服务的主题是检验结果的解释及临床处理意见或建议。这是目前检验人员回答最多的问题,这种咨询主要来自患者,也来自其他医护人员。分析后对检验结果的解释及其相应的咨询服务非常重要,它关系到检验数据能否被临床有效利用。但是也要注意几个问题。

1. 标本质量问题 当检测结果异常或检测结果与临床不符时,应考虑标本质量问题,应检查标本采集、保存、送检情况,有无溶血、乳糜血,还应考虑药物影响,如有这种可能,应暂停药或排除这些原因后再进行复查。

2. 传染性疾病的"窗口期"(window phase)**问题** 在病毒性感染的疾病中比较明显,即使感染了某种病毒,其标志物的检测在一定时间内可能还是阴性,遇此情况,要注意一下病程,并可采取间隔一定时间后再进行复查予以核实。

3. 采取标本时间及病人状态 如输液后立即抽血检查血糖及 K、Na、Cl 等电解质显然是不适当的。

4. 病人检验结果的解释 常遇到的另一个问题是这次检验结果与上次结果有差异时如何判断。在除外标本采集错误或不合格的情况下,主要考虑有两种情况:①病情确实有了变化;②实验误差引起。室内质控的差值检查法(Δ delta 法)在区分这两种情况会有所帮助,但有时仅凭两次检查很难区别,可以多次检查后,从检验结果变化趋势可以做出判断。

(二)抱怨的处理

1. 临床检验的抱怨 通常是指临床医生、患者或其他方面对实验室的服务不满意时所做出的各种形式的表述,包括投诉或质询等。在实际工作中,最常见的抱怨是来自患者和送检医生的投诉。

2. 抱怨的内容 无论是来自临床医生的抱怨还是来自患者的投述,其主要内容不外两个方面,一是服务态度的问题,二是服务质量的问题。

3. 对抱怨的处理 在医学检验的质量保证体系中,抱怨的处理应是一个重要的组成部分。因为抱怨在所难免,通过正确的抱怨处理可以帮助检验人员查找导致质量问题的原因或影响因素,在整改的过程中不断积累经验,从而改进和提高检验质量,同时也就不断地减少抱怨。

四、分析后标本储存

标本的储存是指对检测完毕后的样本进行必要的一定时间的备查性保留。分析前,样本保存时间要尽可能短;分析后,根据样本种类及检测指标的不同保存时间可长可短,其原则是保存后的样本检测结果与初次检测结果仍有可比性。

1. 样本储存的目的　临床上对每一个标本的检测项目只做一次测定,所以样本储存的最主要目的就是备查。检测结果也只能代表该次样本的某项指标水平,换言之,每份检测报告仅对送检样本负责。所以,当临床对检测结果提出质疑时,只有对原始样本进行复检,才能说明初次检测是否有误。此外,样本储存也有利于在科研工作中开展回顾调查。

2. 样本储存的原则　首先应有样本储存的专门规章制度,最好专人专管,敏感或重要样本可加锁保管;其次在样本储存前要进行必要的收集和处理,如分离血清、添加防腐剂等。另外,应做好标识并有规律存放,最好将样本的原始标识一并保存。最后,对储存样本要定期清理,以减少不必要的资源消耗。

3. 储存样本的种类及条件　临床检验样本虽有多种多样,但最常见的仍以血液、尿液、粪便为主。尿液及粪便除有必要外很少进行保存,且保存价值亦不大。血液的保存又由检验内容的不同,其保存条件,保存时间会各不相同。而作为细胞学分析的骨髓片、各种积液细胞涂片样本等,则需要以档案片的形式进行长期保存和/或电子版保存。

第五节　临床实验室室间质量评价

一、室间质量评价的概念

室间质量评价是指由多家实验室对同一个样品进行测定,并由外部独立机构收集各实验室上报结果,再将评价结果反馈给实验室,来评价实验室检测能力的过程。室间质量评价也被称作能力验证,它是为确定某个实验室某些特定校准/检测能力以及监控其持续能力而进行的一种实验室间比对。

二、室间质量评价的机构

国外组织这类评价活动有的是国家行政机构,有的是权威性团体,更多的是生产质控血清的大型公司厂商。20 世纪 30 年代,美国疾病控制中心(CDC)第一个开展了室间质量评价活动。20 世纪 40 年代以来美国临床病理学会(CAP)逐步发展成为全世界最大的室间质量评价组织者,其开展了临床化学、临床免疫、临床血液体液学、临床微生物等多种室间质量评价计划,到目前为止已有一万家左右的实验室参加了它的评价活动。20 世纪 80 年代初,世界卫生组织(WHO)专门对发展中国家进行了临床微生物室间质量评价活动。

1988 年,美国临床实验室改进法案修正案(Clinical Laboratory Improvement Amendment 88,简称 CLIA88)规定所有开展中度复杂和高度复杂检验项目的临床实验室,都必须首先获得相关检测项目满意的室间质量评价成绩,而且室间质量评价计划的提供者和其所开展的评价项目必须获得美国政府卫生主管部门的批准。除美国临床病理学会外,美国尚有疾病控制中心,纽约州、威斯康辛州,宾夕法尼亚州等 20 个室间质量评价机构。现在欧美及发展中国家室间质量评价已被广泛接受并开展。

我国室间质量评价计划起步于 20 世纪 70 年代末,卫生部临床检验中心于 1980 年开始在全国范围内组织临床化学室间质量评价活动,其后于 1985 年、1988 年和 1989 年相继开展了临床细菌、乙肝免疫诊断和临床血液学的质评活动,迄今参加各学科质评活动的实验室总和已接近

1000个。目前,国内室间质量评价有三个层次:一是卫生部临床检验中心组织的质量评价计划;二是省、直辖市、自治区临床检验中心组织的质评活动;三是各城市临床检验中心组织的质评活动,各实验室是否参加各级质评活动均为自愿的。

三、室间质量评价的目的与方法学

(一)室间质量评价的目的

室间质评作为质量控制的手段可帮助参与实验室提高质量、改进工作、减少差错、避免可能出现的医疗纠纷和法律诉讼,建立各实验室间检验结果的可比性,最终使参与实验室能得出准确的检验结果。

(1)识别实验室间差异,评价实验室检测能力:室间质量评价报告可以帮助实验室发现其与其他实验室检测水平的差异,客观地反映该实验室的检测能力。

(2)识别问题并采取相应改进措施:室间质评结果可帮助实验室发现问题和采取相应措施。如果本实验室结果与靶值有显著差异,就需要认真分析找出原因并加以改进。常见的原因如检测仪器未经校准或缺少维护、试剂质量不稳定、检验人员能力不能达到要求、未做室内质控或室内质控失控、对调查样品处理不当、调查样品本身存在质量问题、上报检验结果时计算或抄写错误或者质评组织者确定靶值不准等。

(3)改进分析能力和实验方法:如果实验室拟改变实验方法和选购新仪器,可以通过室间质评的资料的综合分析找到更准确、更可靠、更稳定或者更适合本实验室的实验方法或仪器。

(4)实验室质量的客观证据:室间质评结果可以作为实验室质量稳定与否的客观证据。新的医疗事故处理条例实施后,实验室可以以获得满意的成绩证明自己检测系统的可靠性。即使成绩不理想,但已根据质评结果找出原因,有了改进并有文字记录,也可以作为质量保证举证的有利证据。

(5)增加实验室用户的信心:多次满意的室间质评成绩可以鼓励实验室(实验数据)的用户即医生和患者充分信任实验室提供的数据信息,应用于诊断和治疗。

(6)实验室质量保证的外部监督工具室间质评成绩可作为卫生行政主管部门和医院管理者对实验室质量实施监督管理的重要工具。

(7)确定重点投入和培训需要:室间质评可以帮助实验室确定哪个项目需要重点投入和加强培训。如哪些项目、哪些环节的成绩不理想,问题较多,就需要医院和实验室给予更多的关注和投入,以期尽快扭转局面。

(二)室间质量评价的要求

(1)室间调查样品必须按实验室常规工作,与待测患者样品同样的方式,用实验室常规检验方法,由进行常规工作的检验人员检验。

(2)检测调查样品的次数必须与检测患者样品的次数一样。

(3)在规定回报调查样品检测结果给质评组织机构截止日期之前,不得进行关于调查样品检测结果的实验室之间的交流。

(4)不能将调查样品或样品的一部分送到另一实验室进行检测。

(5)实验室对调查样品进行检测时,应将处理、准备、方法、审核、检验的每一个步骤和结果报告及有关人员签字等作好完整记录,形成文件化格式,并妥善保存。

(三) 室间质量评价的方法学

1. 调查样品的定值　确定调查样品的定值非常重要。定值准确才能对各参与实验室提高准确度起指导作用,如果定值不当反会影响全局。目前确定靶值常用两种方法。

(1) 由各个参考实验室用参考方法将调查样品的各种成分进行定值,作为靶值,参考实验室可在质评活动中发现和培育。

(2) 将所有参与实验室的结果按测定方法不同算出总均值,反复剔除$>\pm 3s$的数据后再算出方法均值($\bar{x}m$)作为靶值。参与的实验室越多,所得结果越趋向于正态分布,则$\bar{x}m$也越接近真值。

2. 变异指数得分法评价　变异指数得分(VIS)是目前常采用的方法,由 Whitehead 教授提出,并被 WHO 推荐。计算方法:

$$V = \frac{|x-T|}{T} \times 100$$

式中,V为测定值与靶值偏离百分数(变异百分率);x为实验室测定值;T为靶值,若$x=T$,则$V=0$。

再计算变异指数(VI):

$$VI = \frac{V}{CCV} \times 100$$

式中,CCV为选定的变异系数。

1985 年,卫生部临床检验中心召开的质控会议确定将上述公式修改为:

$$V = \frac{x-D}{D} \times 100$$

式中,D为靶值。

$$VI = \frac{V}{CCV} \times 100$$

当$VI \leqslant 400$时,$VIS = VI$;当$VI > 400$时,$VIS = 400$,主要目的是防止出现因个别过大的偶然误差造成对检测水平全面评价的假象。VIS在计算时只计整数,且不带正负符号。

我国的评分标准:$VIS \leqslant 80$为优秀,$VIS \leqslant 150$为及格,一般认为$VIS > 200$,表明结果中有临床上不允许的误差。

3. 偏差%评分方法评价　以测定结果偏离靶值的距离确定每一分析项目的正确结果,即对每一项目确定靶值后,通过使用基于偏离靶值的百分偏倚的固定准则或标准差进行评价。卫生部临床检验中心推荐使用的准则是美国 CCIA'88 中的能力比对试验(PT)对分析质量的要求。

具体地说,某项目的测定值距离靶值的偏倚%若在可接受范围内,则 PT 得分为 100,若超出可接受范围,则 PT 得分为 0。

(陶志华)

第九章 实验室信息系统管理

■ **本 章 要 点** ■

1. 实验室信息系统的基本概念。
2. 实验室信息系统的形成和发展。
3. 实验室信息系统的结构和组成。
4. 实验室信息系统的功能。
5. 实验室信息系统质量管理和安全管理。

检验医学已步入了一个以自动化、信息化、网络化为主要特征的新时期,各种自动化分析仪器在检验医学领域的大量应用,电子计算机技术向医疗部门的广泛渗透,网络信息化建设日益引起重视,以网络化信息系统软件连接各种分析仪器组成的实验室信息系统(Laboratory Information System,LIS)在国内已进入一个蓬勃发展的时期。其实质上是对患者检验服务信息和实验室运行信息的收集、处理、存储、输送、分析、决策和应用过程进行管理。LIS 是医院信息管理系统(Hospital Information System,HIS)的重要组成部分。据统计,临床实验室提供给临床医生的信息占整个诊断、治疗、预防所需辅助信息量的 70%~80%。随着计算机技术和网络通信技术的不断发展,LIS 的管理已经在临床实验室的医疗、教学、科研和管理等方面发挥着越来越重要的作用。

第一节 实验室信息系统的概述

一、数 据

数据(data)一般是指没有经过组织、加工处理的资料,其可以数值的形式出现,也可以表现为非数值形式,包括文字、符号、图像等。在发布检验结果时,倘若为定量检测可采用数值的形式报告;定性检测时可用阴、阳性结果报告形式;而形态描述(尿沉渣镜检、骨髓像检测等)时则可以文字报告形式。

二、信 息

信息(information)是指经过分类、加工、整理、分析后的数据。是人和事物本身或在其运动过程中发出的消息、情报、指令、数据和信号的表现内容。如临床实验室中的规划、计划指标、文件、服务项目、员工的工作效率、设备使用率、服务质量、医疗差错、规章制度等,这些信息均为对临床实验室运行活动有直接影响的、经过加工整理的数据和资料,可以直接用于临床实验室的决策管理(图 9-1)。

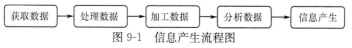

图 9-1 信息产生流程图

数据和信息的概念是相对的。在不同层次的信息系统中,尤其是不同管理层次的决策应用中,它们的地位是可以发生变化的,如某一层次所产生的信息可能成为更高层次的数据,这种信息的逐级传递过程实际上是信息不断综合提炼的过程。

(一) 信息的类型

信息的内涵相当广泛、复杂,人们可以从不同的角度将其加以归类、分析:

1. 从信息产生的来源进行分类　信息可以分为自然信息和社会信息。自然信息是自然界一切事物存在方式及运动变化状态的反映,包括描述无生命物质的物理信息和描述有生命物质的生物信息。社会信息是对人类社会发展变化状态的反映,包括政治信息、经济信息、军事信息、科技信息、思维信息、生活信息等。

2. 从信息产生或针对的时间来分类　包括历史信息、现时信息和未来信息。

3. 从人对信息的感知方式进行分类　可分为直接信息与间接信息。直接信息是直接从事物之中获取的信息;间接信息则是由直接信息之中产生并加工出来的信息。

4. 从信息的运动状态进行分类　可分为动态信息和静态信息。动态信息时间性极强,可反映事物的发展、变化状态;静态信息比较稳定,反映事物相对稳定的状态。

5. 从信息的逻辑层面进行分类　可分为语法信息、语义信息和语用信息。语法信息是指认识主体时单纯从感知事物运动状态及其变化方式的外在形式中获得的信息,用以说明"是什么形式";语义信息是指认识主体时从领悟事物运动状态及其变化方式的逻辑含义中获得的信息,用以说明"是什么意思";语用信息是指认识主体时从判断事物运动状态及其变化方式的效用中获得的信息,用以说明"有什么用处"。

6. 从信息产生的先后及其加工深度进行分类　可分为一次信息、二次信息、三次信息。一次信息指的是不经加工的原始信息。原始信息产生于人类直接从事的政治、经济、文化等活动,其特征是零星散在、分散无序,往往无法进行信息的存储、传递、检索和应用,如会议记录、统计报告等,需接受进一步的加工整理。二次信息是指对原始信息进行加工处理并使之变成有序的、有规则的信息,如文摘、索引、数据卡片等。三次信息是指在一次信息、二次信息的基础上,经过研究、核算产生出的新的信息,如研究报告、综述等。

除了上述主要分类外,还可按其他一些标准对信息进行分类,如:按信息来源的稳定性可以分为固定信息、流动信息和偶然信息;按信息的价值可分为有用信息、冗余信息和有害信息;按信息表达的真实程度可分为真实信息与虚假信息;按信息的传播方式可分为公开信息、内部信息和机密信息;按信息的内涵及其地位作用可分为宏观信息与微观信息;按信息的哲学内涵可分为客观信息和主观信息;按信息的载体类型可分为文字信息、声像信息和实物信息等。

(二) 临床实验室的信息分类

临床实验室所产生的信息既具有信息的共性特点,又具有其独特的特征。通常可分为以下两个主要方面:

1. 医疗信息　医疗信息主要为实验室人员在对患者进行检验服务时采集的与患者病情相关的医学信息,如患者个人信息,病情发生、发展、变化的信息,患者初步诊断,实验室分析报告等。检验医疗信息具有种类复杂、影响因素多、时效性强的特征。

2. 管理信息　管理信息为临床实验室检验服务活动中所产生的运行信息,如决策辅助信息、质量管理信息、仪器设备管理信息、试剂、耗材管理信息、环境卫生管理信息、情报资料管理信息、财务管理信息、人事管理信息等。

管理信息是临床实验室管理的基础要素,是制定工作计划和决策的重要依据,是对实验室工作流程进行监督和控制的有效工具,是协调实验室内外各相关部门运作的纽带。信息反馈不灵,信息实效性差,将会严重影响临床实验室的管理和发展。

三、物流与信息流

物流(materials circulation)是指物资在临床实验室系统内进行物理的形态变化和生物化学变化的运动过程,它表现为样本、设备、试剂、耗材等物资的投入(输入)到服务/结果产出(输出)的全过程。

信息流(information stream)是随着物资的投入、使用、消耗所产生的相应数据、信号、指令、情报等信息在临床实验室各服务环节和部门之间的传递。

在临床实验室整个系统中,自始自终都存在着信息流与物流。物流与信息流之间互为联系、互为条件。物流是产生信息流的基础。信息流则作用并影响着物流的变化。

物流是临床实验室最主要的,也是最基本的运动过程。实验室各环节、各部门、各职能的工作,均是为了保证和促进物流的加速流动,提高劳动生产率,降低成本,提高效益。物流的快慢与实验室经营管理工作中是否掌握服务规律,进行有效的组织、计划、控制有关,并与信息流的质量和数量有着直接的关系。

信息流起着规划、调节物流的数量、方向、速度的作用,使物流有规则地运动,并尽快达到预定的目标。信息流要促进物流的运行,必须在经营管理中起到应有的主导作用。因此,要保证物流的正常运动,就必须保证信息流的畅通。要保证物流的不断加快,就必须不断提高信息流的质量。

四、信　息　化

信息化(informatization)是指完全以计算机和通信技术为核心来产生、获取、处理和利用信息。临床实验室信息化则是将信息技术引入实验室活动领域的过程。

信息化的两大支柱技术是计算机技术和通信技术。然而,必须注意的是信息化并不仅仅是计算机化或网络化。信息资源开发、信息活动的主体是人而不是计算机。人的管理水平和素质在信息活动中才是最重要的决定因素。

五、信　息　系　统

信息系统(information system)是指相互作用、相互依赖的,由与信息加工、处理相关的若干组成部分(子系统)结合而成的具有特定功能的信息管理体系。主要用于加工、处理临床实验室所产生的信息系统被称之为实验室信息系统。

实验室信息系统(laboratory information system,LIS)是集现代化管理理论与基于计算机的数据处理技术、数据存储技术、宽带传输网络技术、自动化仪器分析技术为一体,用于实验室的信息管理与控制。LIS的应用可使实验室达到自动化运行、信息化管理和无纸化办公的目的,对提高实验室工作效率、降低运行成本起至关重要的作用。同时,应用经过严格质量认证的LIS

系统,可保证实验室的质量体系在严格控制下运行,从而能使实验室的最终产品即所有的检测或管理数据、信息均符合相关的质量标准或规范。

LIS主要由信息系统和管理系统两部分组成。信息系统以实验室样本检测全过程中产生的数据管理为主;管理系统以实验室的经济、物资、人事、科研等办公信息化和管理决策为主。随着信息技术的发展,LIS已经成为实验室最重要的组成部分之一,特别是在一些自动化程度高、标本量大的临床实验室中尤为显著。

六、信息管理

信息管理(information management)是人类为了有效开发和利用信息资源,以现代信息技术为手段,对信息资源进行计划、组织、领导和控制的社会活动。简单地说,信息管理就是人对信息资源和信息活动的管理。

信息与管理之间有着密不可分的联系。从信息科学的角度来看,管理过程实际上是一种十分典型的信息过程。

第二节　实验室信息系统的形成和发展

一、单机运行模式(第一代)

LIS出现以前,实验室主要采用记录本和手写的报告和图表来跟踪和记录信息。1982年,第一个商业LIS产品(1G LIS)出现。第一代产品的开发环境一般采用DOS平台和FoxPro数据库,运行环境为DOS单机或NOVELL网络系统,以计算机代替大量的手工作业。

二、实验室内部简单数据库操作模式(第二代)

20世纪80年代末,关系型数据库被引入检验数据的存储和管理中。90年代后期,以PC应用为基础,将典型的检验仪器与计算机相连,实现检验数据的自动接收和中文报告定制,并增加了某些检验管理功能的新一代LIS产品(1G LIS Plus)开始在国内医院中投入使用,1G LIS Plus产品的推广,加快了检验行业引进国外先进检验仪器的步伐,提高了检验效率,受到了广大医院的普遍欢迎。

三、开放式数据库结构服务模式(第三代)

由于PC机和网络技术的迅速发展,20世纪80年代末,分布式计算机系统结构开始取代传统的集中式主机模式,成为计算机发展的主流。与此同时,基于客户机/服务器模式(client/server, C/S)的软件设计方法,开始被广泛使用。1991年,第三代LIS产品3G LIS开始在国外的大中型医院临床实验室投入使用。其将实验室内的各种计算机连成一个局域网,形成了由PC机简单的使用界面、标准的桌面工具以及高效服务器系统组成的C/S开放模型。该模式的特点为:

(1) 服务器端程序在Unix、Linux或Windows NT平台下运行,具备良好的系统稳定性;

（2）关系型数据库如 Oracle、SQL Server、Sybase 或 DB/2 等的应用，使得集中存储患者的检验数据、质控资料及管理信息成为可能；

（3）前台程序均为菜单式图形界面，方便安装、维护和使用，支持包括手工处理项目在内的各种窗口业务，为实验室技师提供便捷的应用平台；

（4）可借助检验仪器的通信接口实现测试数据的自动采集，检验仪器质控数据的采集和处理完全自动化；

（5）可提供便捷、完善、灵活的数据查询功能，对检验数据可进行多种统计分析和处理；具备仪器、试剂的管理功能；

（6）系统架构开放，具有良好的可扩展性；具有良好的管理信息功能，支持信息交换和资源共享；减少了对工作站和小型机的依赖，降低了系统成本。

20 世纪 90 年代后期，国内医院信息化呈现高速发展的态势，该模式的 LIS 产品开始在国内普遍的应用，并与医院管理信息系统（Hospital Information System, HIS）相连。由于医院对信息化理解的差异，LIS 的建设出现了两种不同模式：一种是以财务管理为核心的 LIS 建设。检验科室只是被看成医院管理流程一个节点，其关注的重点是检验收费。另一种则是以检验业务为核心的 LIS 建设。

近年，随着以病人信息共享为核心的医疗信息化理念的不断深化，这两种模式，正在趋向同一目标。一些已建 HIS 的医院，正在加强全面实验室信息化的 LIS 系统建设；一些已建有较为先进 LIS 系统的医院，也正在加强与医院 HIS 系统的衔接；一些正在规划全院信息系统的医院，正在将 HIS 和 LIS 进行整体考虑，以保证实施的质量和系统的无缝连接。

四、Internet 网络操作模式（第四代）

20 世纪 90 年代末期，计算机技术的发展进入全新时期。互联网技术的出现，标志着成几何级数增长的信息开始被高度集中形成数据中心，同时网络用户完全突破了地域和时间的限制，随时随地可以访问网络资源。硬件技术又一次向大型计算机回归，软件技术出现了以 Browser/Server 为主流的新的设计方法。海量数据的汇聚，为行业建立数据仓库、数据挖掘、统计分析、决策依据的机制等奠定了基础。

正是在这种背景下，第四代 LIS（4G LIS）诞生了。它向我们描绘了一个美好的前景：所有病人，都可以在个人的计算机上查询到医院的检验报告；医生随时可以对病人的检验报告进行审核、利用；检验数据可以被更高级的检验机构进行有效性鉴定；通过实验室数据交流，新检验数据可以与病人在不同时期、不同医院的检验数据进行对比分析，从而更准确地诊断病情；专家可以根据检验结果进行远程诊断。

第四代 LIS 产品的核心采用了稳定的三层体系架构。业务逻辑放在应用服务层，软件维护主要集中在应用服务层，如此客户端的维护就变得相对简单，从而加强了软件维护及系统管理。利用中间件的安全管理特性，将客户端与数据库隔离开来。通过业务权限和数据库访问权限的有效控制，加强安全管理，有效防止恶意攻击。同时，三层体系结构提供了强大的系统扩展能力，提高了数据库响应速度，可充分保护现有投资等。应该说第四代 LIS 代表了 LIS 产品的发展方向。

该模式的主要特征为：

（1）完善了对检验信息的管理，提供对临床诊断的辅助决策支持；

（2）支持检验信息的深度处理，更大程度地为医院的科研、教学服务；

（3）适应新的检验项目和方法，提供对图形、图像结果的处理能力；

（4）信息交换向 Internet 延伸，并与样本的处理和传递技术以及开放式的实验室仪器相结合，逐渐向实验室全面自动化发展。

LIS 的网络拓扑及应用平台：网络的拓扑结构采用总线型或星型以太网。网络平台为 Novell Netware 或者是 WINDOWS NT。工作站的中文环境一般用 UCODS 或中文 Win9x/NT。仪器与计算机的通信：标准的 RS232 数据通信接口，为 LIS 的建立提供了相应的硬件基础。RS232 接口主要是解决仪器与计算机之间实现数据交换的硬件"兼容性"，保持二者之间数据同步。LIS 接收数据的两种方式：①硬件方式：在仪器与网络之间连接一台数据采集器，起数据缓存的作用，可以较好解决数据在发送过程中丢失的问题。成本较高，配置不够灵活。②软件方式：即用汇编语言、C 语言等编写接收程序，将其驻留于网络系统中与分析仪器连接的任意工作站的计算机的内存中，随时接收自动化仪器发送过来的信号，计算机在不停止前台工作的情况下，以后台中断通信方式接收数据。它具有成本低，配置灵活等优点。建立 LIS 必不可少的重要功能：实时接收各种自动化仪器发送的试验数据，并直接送入数据库以实现检验信息的资源共享。LIS 具有比建立医院信息系统（Hospital Information System，HIS）中如医疗、护理、药房、收费等其他模块更高的要求和更大的难度。

第三节　实验室信息系统的结构和组成

一、实验室信息系统的结构

（一）计算机网络结构

计算机网络是指由计算机和通信系统组成的，具有独立功能的多个计算机应用模块或系统，通过通信设备和线路的相互连接，实现不同地点数据信息传输和网络资源共享的系统。

计算机网络可按照其通信范围、网络拓扑结构、信息传输介质带宽、信息交换方式、网络传输介质、使用目标等特点来进行分类。其中最为常见的是以网络通信范围分类，即分为局域网、城域网、广域网。实验室信息系统采用的技术绝大多数都为局域网技术。

决定实验室信息网络性能的主要技术因素有：网络拓扑结构、网络传输介质与介质访问控制方法。所谓网络拓扑结构（Topology）是指用传输媒体互联各种设备的物理布局，其反映了网络的整体结构及各功能模块间的组合关系。信息网络一般有五种基本的网络拓扑结构，即星形、树形、环形、分布式及总线形结构。目前大多数 LIS 网络使用的拓扑结构为总线形、环形和星形三种。

（二）数据库系统结构

在计算机的总体环境下，数据库系统包括：应用系统、管理系统（DBMS）、数据库、计算机（硬件）和网络。

数据库系统结构主要有以下几种类型：主/从式结构、分布式结构、客户/服务器模式、浏览器/服务器模式。

1. 主、从式结构数据库系统　也即主机-终端结构（图 9-2），是指一个主机带多个终端的多用户数据库系统结构。在这种结构中,应用系统、DBMS、数据库和操作系统都集中存放在一台主机上,所有处理任务都由主机来完成,各个用户通过主机的终端(早期一般是亚终端)一起存取数据库,共享数据资源。

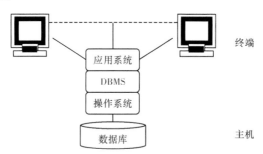

图 9-2　主/从式结构的数据库系统

主/从式结构数据库的优点是,数据库系统和软件系统(包括应用系统、DBMS、数据库和操作系统)都容易管理与维护。缺点是终端用户数目受到主机规模的限制,不容易扩展。并且当用户规模增加到一定程度后,主机的任务会过分繁重,导使系统性能下降。此外,当主机出现故障时,整个系统的所有用户都将受到影响,因此该模式要求主机系统的可靠性非常高。

2. 分布式结构的数据库系统　即分布式数据库系统。分布式数据库是由一组数据组成的。这组数据物理地分布在网络中的不同计算机上,但它们在逻辑上是一个整体,尤如一个集中式数据库(图 9-3)。网络中的每一个结点都可以独立处理本地数据库中的数据,执行局部应用;同时也可以同时存取和处理多个异地数据库中的数据,执行全局应用。

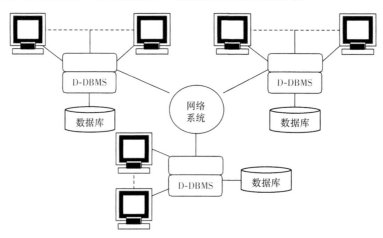

图 9-3　分布式结构的数据库系统

3. 客户端-服务器方式数据库系统　是现代局域网的一个重要应用方面,目前主要用于数据库系统中。客户程序在工作站中运行,它申请使用网络服务器中 SQL 数据库中的信息,服务器响应这些请求,并回送信息。

该方式假设一端是客户,另一端是服务器,大部分网络应用程序在编写时,其基本目的均在于使服务器为客户提供特定的服务。客户服务器数据库系统可以分为集中的服务器结构(图 9-4)和分布的服务器结构(图 9-5)。集中式服务器结构在网络中仅有一台数据库服务器,而有多台客户机。这时客户和服务器可以抽象为多对一的关系。分布式服务器结构在网络中有多台数据库服务器。这时客户和服务器可以抽象为多对多的关系。分布的服务器结构是客户/服务器与分布式数据库的有机结合。

客户/服务器最初是两层结构,即一端是客户,一端是服务器。现在出现了多层结构,即三层甚至更多的客户/服务器结构。

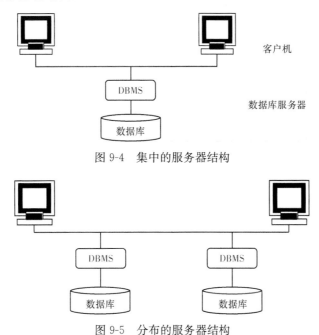

图 9-4 集中的服务器结构

图 9-5 分布的服务器结构

(1) 客户/服务器的工作模式:客户机接收用户的数据和处理要求,执行应用程序,把其中对某种信息或数据的服务请求发送给服务器,系统将选择最适宜完成该任务的服务器完成处理,最终服务器将结果作为服务响应返回客户。

(2) 客户/服务器的主要技术特征

1) 服务:客户/服务器从服务的概念出发,提出了对服务功能的明确划分。一个服务器可同时为多个客户提供服务,服务器具有对多个客户使用共享资源的协调能力。

2) 位置透明性:客户和服务器之间存在着多对一或多对多的关系,客户/服务器软件应向客户提供服务器位置透明性服务。

3) 可扩展性:客户/服务器可进行横向扩展和纵向扩展,如增加服务器个数、提高硬件配置等,以扩大系统服务规模、增加服务器软件功能、增加新的服务项目和提高服务性能等。

(3) 客户/服务器的结构组成:基本的客户/服务器结构由三部分组成:客户平台、服务器平台、连接支持。客户平台原则上可以是任何一种计算机。服务器平台必须是多用户计算机系统。连接支持处于客户机与服务器之间,负责透明地连接客户与服务器,完成数据通信功能。

(4) 客户/服务器的服务器类型:根据所提供的服务,服务器类型有:文件服务器、数据服务器和应用服务器。在 Internet 和 Intranet 环境下还有 Web 服务器和电子邮件服务器等。

(5) 客户/服务器数据库系统的功能划分:一个数据库应用系统可以划分为以下几个逻辑功能(图 9-6):用户界面、应用逻辑、事务逻辑、数据存取。

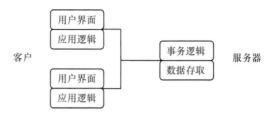

图 9-6 客户/服务器结构数据库系统的逻辑功能划分

（6）客户/服务器数据库系统优点：客户/服务器数据库系统能充分发挥客户机的功能和处理能力。特别是 CPU 密集型应用能够充分利用客户端的处理能力以及客户端的自治性来减少服务器的负载。把数据处理的应用逻辑从数据库服务器上分离出来以减轻服务器的负担，扩大了数据库的共享规模和事务处理能力。此外，客户/服务器结构的数据库系统容易扩充、灵活性和可扩展性好。

（7）三（或多）层客户/服务器结构优点：两层客户/服务器结构的局限性在于：服务器端的负担问题；客户端的负担问题；系统的安装和维护量较大；系统的安全性较差。

三（或多）层客户/服务器结构将数据处理过程分为三个部分：第一层是界面层，提供用户与系统的访问界面；第二层是业务逻辑层，负责业务逻辑的实现，也是界面层和数据层的桥梁，它既响应界面层的用户请求，又负责从数据层取得数据、执行业务处理，并将必要的数据传送界面层以展示给用户；第三层是数据（库）层，负责数据的存储、存取、查询优化、事务管理、数据完整性、安全性控制和故障恢复等。三层结构数据库系统的逻辑功能划分如图 9-7 所示。

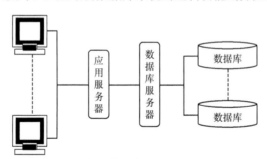

图 9-7 三层结构数据库系统的逻辑功能划分

三层结构在传统的两层结构基础上增加了应用（业务）逻辑层，将应用逻辑单独进行处理，从而使用户界面层与应用逻辑层分层而立，两者之间的通信协议可由系统自行定义。通过这样的结构设计，应用逻辑被所有用户共享，这是两层与三层结构系统之间的最大区别。三层结构的中间层尚可进一步细分为多层结构。如客户机-Web 服务器-应用服务器-数据库服务器（图 9-8）。

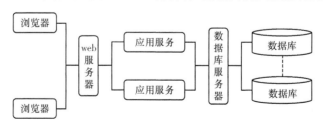

图 9-8 多层结构数据库系统

三(或多)层结构的优点在于:该设计降低了信息系统开发和维护的成本,安全性强,扩展性能好,具有前瞻性。

4. 浏览器/服务器结构数据库系统 浏览器/服务器结构(Browser/Server,B/S)随着 Internet 技术的发展应运而生。实际上,浏览器/服务器结构是客户/服务器模型的继承和发展。浏览器/服务器多层结构广泛地应用于 Internet 和 Intranet 的环境下。

浏览器/服务器结构有如下特点:

(1) 在该结构中,客户端任何计算机只要安装了浏览器就可以访问应用程序。浏览器的界面是统一的,广大用户容易掌握,可大大减少培训时间与费用。

(2) 客户端的硬件和操作系统具有更长的使用寿命,因为它们只要支持浏览器软件即可,而浏览器软件比原来的用户界面和应用模块要小得多。

(3) 由于应用系统的维护和升级工作都是在服务器上执行的,因此不必安装、维护或升级客户端应用代码,大大减少了系统开发和维护的代价。这种结构能够支持数万甚至更多的用户。

二、实验室信息系统的组成

实验室信息系统是由计算机、通信设备和网络的硬件、软件以及通信协议标准组成的。

(一) 实验室信息系统的硬件组成

构成实验室信息系统的网络硬件设备包括:服务器、工作站、网络适配器、中继器、终端、网桥、路由器、网关以及连接网络设备的传输介质等硬件设备。

1. 网络服务器(server) 在实验室信息系统中承担着核心的作用。它负责整个网络的信息储存、调取、查询、管理、通信等项工作。网络服务器实际上是一台高性能的计算机,具有网络管理、运行应用程序、处理网络工作站各成员的信息请示等功能,并可连接相应外部设备如打印机、CD-ROM、调制解调器等等。根据其作用的不同可划分为文件服务器,应用程序服务器、通信服务器、打印服务器等。在实验室信息系统中,服务器主要担当通信服务器和数据库服务器的作用。

2. 工作站(workstation) 是连接在实验室信息网络上供用户使用的微型计算机,工作站通过网卡和传输介质连接网络服务器。每个工作站都有自己独立的操作系统和相应的网络软件。工作站分为有盘工作站和无盘工作站。无盘工作站是一种非常经济实用的工作站,不需要配置硬盘和软驱,容易对网络施行安全管理。

3. 网络适配器(network adapter) 又称为网络接口卡(network interface card,NIC),简称网卡,是计算机接入局域网的接口电路板。它是在计算机与网络的数据交换过程中担负着通信处理的功能网卡。NIC 是计算机网络中最基本的元素。没有 NIC,便无法与其他计算机实现通信,也就是说,这台计算机和网络是孤立的。

4. 集线器(HUB) 是一种特殊的中继器,一个转发的设备,可以用作网络传输介质间的节点连接。多个计算机用户可以通过集线器端口连接到实验室信息网络上,其为局域网中应用最广的连接设备。集线器每个连接端口之间相互独立,不让出问题的区段影响整个网络的正常运行。

早期的集线器通常都是以优化网络布线结构、简化网络管理为设计目标。现在的集线器则以高性能、多功能和智能化为设计目标。现代的集线器不仅具有传统的、能将多个节点汇接到一起的能力,而且采取了模块化结构,可根据需要选择各种模块,这些模块具有广泛的功能。

5. 中继器(repeater) 是连接网络线路的一种装置,常用于两个网络节点之间物理信号的双向转发工作。中继器是最简单的网络互联设备,主要完成物理层的功能,负责在两个节点的物理层上按位传递信息,完成信号的复制、调整和放大功能,以此来延长网络的长度。

由于在线路上传输的信号功率会因损耗而逐渐衰减,衰减到一定程度时将造成信号失真,从而导致接收错误。中继器就是为解决这一问题而设计的。它可完成物理线路的连接,对衰减的信号进行放大,保持与原数据的相同性。一般情况下,中继器的两端连接的是相同的媒体,但有的中继器也可以完成不同媒体的转接工作。从理论上讲中继器的使用是无限的,网络也因此可以无限延长。事实上这是不可能的,因为网络标准中都对信号的延迟范围作了具体的规定,中继器只能在此规定范围内进行有效的工作,否则会引起网络故障。

6. 网桥(network bridge) 是一种存储转发设备,用来连接两个类型相同或相似的局域网络,即当两个采用相同或相似网络协议的网络进行连接时必须通过网桥进行连接。网桥在数据链接层运行,具有寻址和路径选择的逻辑功能。网桥有内桥和外桥之分。内桥一般由服务器兼任,外桥则采用专门的一台微机作为两个网络的连接设备。

7. 网关(gateway) 又称网间连接器、协议转换器,是一种网络互联设备。网关在传输层上实现网络互连,是最为复杂的网络互连设备。它可以将使用不同网络通信协议的网络进行互联,以使信息在不同的网络之间传递,网关可以完成不同协议之间的转换,这就是网关也可被称为协议转换器的原因。网关的结构和路由器类似,不同的是互连层。网关既可以用于广域网互连,也可以用于局域网互连。网关一般是由一台计算机和协议转换软件组成的。

8. 传输介质 是连接计算机网络进行数据通信的设施。可分为两类:有线传输介质和无线传输介质。有线传输介质是指利用电缆或光缆等充当传输导体的传输介质,例如双绞线、同轴电缆和光缆等;无线传输介质是指利用电波或光波充当传输导体的传输介质,例如无线电波、微波、红外线和卫星通信等。

由于传输介质是计算机网络最基础的通信设施,因此其性能好坏对网络的性能影响较大。衡量传输介质性能优劣的主要技术指标有:传输距离、传输带宽、衰减、抗干扰能力、连通性和价格等。

(二) 实验室信息系统的软件组成

不同的实验室信息系统可以使用不同的网络软件。网络软件包括网络操作系统软件、网络数据库软件、网络通信软件、网络协议软件以及业务应用软件。

(1) 网络操作系统软件(network operating software,NOS):是对计算机网络进行管理的软件,它可以管理和协调服务器和其他与网络相连接设备的资源利用;对网络用户的请求做出确认和应答;对用户的网络访问与通信、网络资源的分配与共享,数据保护以及差错控制进行管理。

NOS 应具备的功能为:①面向用户的应用功能:如资源共享、信息传输、信息检索和发布、远程交互通信、计算机网络计算、网络控制、网络交易等。②管理功能:如处理机管理、存储管理、设备管理、文件管理、作业管理以及网络管理等功能。

NOS 的网络管理功能是其所特有的。主要体现在:①支持不同的网络硬件环境;②支持多个服务器:实现服务器之间透明地进行管理信息的传递;③支持多个用户:具备多道程序的处理能力,在多用户环境下支持多用户对网络的使用;④桥接能力:在同一个网络操作系统下,同时支持具有多种不同硬件和低层通信协议的网络工作;⑤网络管理:支持系统备份、安全性管理、容错和性能控制;⑥安全性和接入性控制:通过对用户和资源的控制来保证网络的安全性;⑦用户接口:为用户提供与网络的交互接口,如菜单、命令等手段。

事实上,NOS最主要的作用就是处理:资源的最大共享及资源共享的受限性这一对矛盾。一方面能够提供用户需要得到的所有资源的操作和使用,对用户做到透明化。另一方面对网络资源实行完善管理,对各个等级的用户授予不同的操作使用权限,保证在一个开放、无序的网络里实现数据能够有效、可靠、安全地被用户使用。

目前使用的NOS主要有UNIX系统、Novell网络操作系统、IBM的OS/2以及微软公司Windows 2000。

(2)网络数据库软件:是存储和管理网络数据信息的应用软件,数据库软件按照一定的方式对网络生成的数据进行存储,并可以进行查询、排序、重组和其他操作,按照用户要求调取数据。简言之,网络数据库软件的主要功能就是维护数据库并有效地访问数据库中任意部分数据。对数据库的维护包括保持数据的完整性、一致性和安全性。网络数据记录可以一种以上的方式与另一记录建立关联关系。

目前应用较多的网络数据库软件有Oracle、Sybase、DB2、SQL Server、Catch等。

(3)网络通信软件:主要用于管理各个计算机之间的信息传输,如实现传输层与网络层功能的网络驱动程序等。网络协议软件主要用来实现物理层和数据链层的某些功能,如局域网中各种网卡上实现的软件。

(4)网络应用软件:网络应用软件是根据用户的业务需要,用开发工具编写的日常工作的计算机应用程序。实验室信息系统中的各种软件就属于应用软件。

第四节 实验室信息系统的功能

LIS是实验室信息管理的应用软件,同时也是为实验室信息管理应用提供的解决方案。它通常应具备以下基本要素和功能:

一、实验室信息系统的基本要素

(一)提供实验室信息管理的解决方案

应根据实验室规模的大小、信息处理量、需求量、信息种类及目的进行设计。LIS必须能够提供一整套针对临床实验室的系统解决方案,包括对定义功能的设置、实验室改造、实验室管理模式转换与实施、专用软件的配套等。

(二)实验室数据采集自动化

LIS应具备多种仪器分析数据的自动采集功能,为各种常见分析仪器与LIS间的直接连接提供自动化脚本。当仪器本身带PC工作站或能够联网时,则可采用开放式的数据接口技术与LIS之间进行数据通信。

(三)实验室数据处理自动化

LIS可根据用户要求进行自动化数据处理,包括对采集数据按实验室的设定进行系列计算、自动转换计量单位、采用各种数字格式以适应实验室对某些图表及有关数据的要求、处理多种谱图、进行图像分析处理等。

(四) 实验室管理自动化

LIS可为实验室的各种操作和管理职能提供了智能化、行之有效的自动化脚本,从而最大程度地提高实验室自动化管理水平。可从样品登录、检测、结果输入、数据计算和判定、结果审核、发布检验报告、危险值报警,到向临床单位发送传真或电子邮件、进行统计分析等通过LIS均可自动进行。

(五) 满足质量管理的相关认证/认可体系

LIS系统方案设计必须遵循实验室质量管理相关认证/认可体系的有关标准,如:ISO/IEC 17025—1999《检测和校准实验室能力的通用要求》标准,ISO 15189:2003《医学实验室—质量和能力的特殊要求》标准,美国食品与药品管理局对安全的认证,美国病理家学会(CAP)制定的认可体系,澳大利亚国家检测机构协会(NATA)制定的认可体系、英国标准实验室的认可体系(BCS)等。

(六) 开放式的操作平台

LIS应可在各种操作系统平台上运行,如 Windows XP、Unix、Linux 等;可以使用任何遵守ODBC标准的数据库,如 Oracle、SQL Server 等。此外,LIS应能与居于国际领先地位的 DCS 和实时数据库系统进行通信。应能和各种第三方的设备、软件相连接,如微软的 WORD,EXCEL 等,使其和各种信息系统集成,成为各级管理信息系统的一个组成部分。

(七) 友好的用户界面

LIS一般是在 Windows 系统环境下开发的,其保持视窗技术的基本特征。对于中国用户来说,汉化的用户界面必不可少。

在操作上,可应用组态软件方式。如此,避免了实验室编程和定制的麻烦,实验室工作人员无需计算机和计算机的背景,也可以参与系统的生成工作。

(八) 可扩充性及可修改性

由于各临床实验室的发展背景差异,信息系统的规模及内容不尽相同。随着实验室工作量、信息量的改变及增加,信息系统的建设要充分考虑其可扩充性及可修改性。

(九) 信息系统的安全性

LIS应能够预防存储资料的丢失、篡改和窃取,防止计算机病毒的入侵,同时注意对病人检验结果隐私权的保护,以及内部管理资料的保密性等。

(十) Internet 应用

Internet 以其开放式接口和统一标准得到了迅速的发展和普及。最初的业务主要集中在Email、WWW 浏览、文件传送、远端登录等,近年已逐渐发展为教育、出版、广告、用户个人信息、财务金融信息、音频视频广播、视频会议、Internet 电话的宽带业务。对于 LIS 来说,应具备有电子商务、仪器的远程测量和远程控制、虚拟实验室方面的功能潜力。

二、实验室信息系统的功能描述

实验室信息系统的功能并非固定、一成不变的。不同的信息背景、实验室规模和工作量、不同的工作模式等均可能对 LIS 有不同的要求。这里,我们将从检验过程自动化、检验数据信息化、实验室管理信息化等几个方面来描述。

(一) 检验过程自动化

临床检验包括生化、免疫、微生物学检验、体液检验、血液学检验、分子生物学检验以及血气分析等多项内容。检验信息系统的核心是检验全过程的自动化管理和控制,减少人工操作,避免人为差错。

检验自动化涉及从检验申请、样本采集、样本核收、样本检验、结果审核、到报告发布的全过程的自动化处理。各阶段的具体要求(并非必需)可以包括:

1. 检验申请

(1) 支持电子医嘱生成或录入检验申请;

(2) 支持将 HIS 中的检验信息转换为检验申请单;

(3) 支持检验科的内部登录;

(4) 支持根据录入的检验项目,智能判定样本类型和数量;

(5) 支持印制条形码以标记样本信息;

(6) 支持打印多种形式的检验申请单、标签等。

2. 样本采集

(1) 支持在门诊、病房等样本采集处打印条形码或标签;

(2) 支持对样本采集计划的查询、打印样本采集任务清单;

(3) 支持对病人准备须知、样本采集须知、样本送检地点、结果回报时间等的查询;

(4) 支持对样本采集者、样本采集日期、采集时间以及样本描述等的记录。

3. 样本核收

(1) 支持根据样本条形码或标签从 HIS 中获取病人基本信息及检验申请;

(2) 支持根据检验单号、门诊/住院号从 HIS 中获取病人信息及检验申请;

(3) 支持根据执行科室/病区、日期、病人标识、检验申请、样本数量等条件对比核收;

(4) 支持在样本核收之前或同时,自动通知收费科室计费;

(5) 支持在样本核收的同时与收费科室核对样本是否收费;

(6) 支持记录拒收样本的理由并通知申请者。

4. 样本检验

(1) 支持单向通信,计算机自动接收仪器检验结果;

(2) 支持双向通信,计算机不仅自动接收仪器检验结果,还能向仪器下达检验任务指令;

(3) 支持三向通信,计算机主动询问检验任务、自动向仪器下达检验任务并自动接收仪器检验结果;

(4) 支持键盘录入,包括单个及成批的方式;

(5) 支持在特定的情况或权限下修改检验结果,同时记录被修改的数据或写入日志系统;

(6) 支持撤销审定检验报告的方式,同时写入日志系统;

(7) 支持自动生成计算项目,判定结果高低状态,标示结果异常状态;

(8) 支持自动检查错项、漏项、多项;

(9) 支持任务列表,包括已完成的任务、正在进行的和未完成的任务列表;

(10) 支持区别常规报告、急诊报告、打印报告、未打印报告。

5. 结果审核

(1) 支持单个检验结果审核,或批量检验结果审核;

(2) 支持与历史检验结果的对比审核,并可用图形显示;

(3) 支持按照设定规则自动审定检验结果;

(4) 支持根据临床表现、检验方法、结果及意义等设定的专家系统进行审核并对结果做出正确诠释。

6. 报告发布

(1) 支持自动向医院信息系统或相关科室发送常规、急诊检验报告;

(2) 支持自动将异常检验结果发回申请科室工作站;

(3) 支持与特殊部门工作站(如 ICU、急诊等)共享打印机,临床实验室控制危急值结果的打印;

(4) 支持以网络传递检验结果,由各申请科室工作站打印检验报告;

(5) 支持单个或成批打印检验报告,以人工方式传递;

(6) 支持通过通信网络向病人、护士或医师发布检验报告;

(7) 支持通过互联网向远程用户在线发布检验报告。

7. 报告打印

(1) 提供独立的打印系统,支持各种打印机;

(2) 提供多种报告样式由用户选择;

(3) 提供共享报告打印方式;

(4) 提供远程报告打印方式;

(5) 提供实时报告打印方式。

8. 质量控制

(1) 支持自动接收仪器的质控结果;

(2) 支持自动绘制质控图、标示结果失控或在控状态,并打印输出;

(3) 支持多种规则的质量控制,如 Westguard 规则;

(4) 支持 Levy-Jenning 及 Cusum 图形;

(5) 支持自动计算各类数据、标准偏差、CV 和范围;

(6) 支持自动判断仪器的失控和在控状态,并给操作者以提示;

(7) 支持以互联网的方式回报室间质评结果和接收室间质评报告。

9. 检验计费

(1) 支持医嘱选择或录入时收费、检验科收到检验申请时收费、报告发布时收费等不同模式;

(2) 支持根据不同的检验方法、样本类型等对单一项目的多种计费方式进行设置;

(3) 支持根据不同的检验报告(如公费、医保、自费、全费等)设置多种计费方式。

10. 标本管理

(1) 支持从检验申请开始进行对检验标本的全程监控;

(2) 支持自动记录从申请、采集、核收、检验、审核到报告打印的时间记录与统计分析;

(3) 支持通过网络对临床工作站紧急值报警;

（4）支持申请者、采集者、签收者、检验者、审核者报告者的自动记录和时间记录；

（5）支持拒采标本和拒收标本记录以及在医生站、护士站和签收站之间的信息传递；

（6）支持全息条形码标签。

（二）检验数据信息化

检验全过程的自动化完成了检验数据的传递、处理、存储等工作，将检验人员从繁琐的手工处理检验数据的工作中解放了出来。但 LIS 的意义并不仅限于此，如何进一步对检验数据进行各种统计分析，建立各种科室管理报表，同时实现临床实验室和全院的信息资源共享，是检验信息化的必然要求。

1. 统计分析

（1）工作量与财务统计：支持根据检验项目、送检单位、病人类别、检验仪器、申请医师等不同条件设定，统计一段时间内所做检验项目的样本数量和检验收费情况；

（2）趋势分析：对于反复多次进行相同项目检验的病人，支持进行多次结果的对比分析，描绘变化曲线，以便临床观察病情的变化；

（3）超限查询：支持对检验结果变化超过 $\chi\%$ 或阴/阳性转换病人的查询，支持对相同项目在不同仪器上检测的结果对比查询；

（4）专业统计分析：支持对检验项目的阴/阳性率、平均值、方差、标准差、病人的动态趋势分析、ROC 曲线、线性相关分析、多方位组合查询等；

（5）报表图形输出：根据用户的不同统计要求，提供定制或供二次开发的外挂模块，支持检验结果的多种报表和图形等方式的打印输出；

（6）支持对检验数据进行一定的医学处理，提供对临床诊断和医院管理的辅助决策支持。

2. 信息查询

支持检验师工作站、医生工作站、护士工作站和专门的查询工作站对各种检验结果、检验报告的查询。

（1）支持根据病案号、姓名、性别、年龄、科别、病区、病房、病床、检验医师、检验项目等不同条件设定，进行查询；

（2）支持根据单项条件的快速查询方式；

（3）支持根据多项条件组合的复杂查询方式。

3. 信息共享

（1）建立检验数据库：支持集中存储病人的检验数据和科室的物资进、存、取等数据。

（2）建立与 HIS 的连接，实现信息共享：①提供符合 HL7 协议和非标准的 HIS 接口；②通过门诊号、住院号、磁卡号、条形码等从 HIS 中读取病人的基本信息；③接受临床医生的电子医嘱申请；④支持检验项目与 HIS 系统的收费确认；⑤向 HIS 系统发布已经确认的检验报告；⑥与电子病历系统相连，形成完整的病人电子文档；⑦支持与医院其他部门之间的信息交换。

（3）与临床检验中心信息共享：将每月的室间质评结果通过远程通信软件上报到卫生部、当地临检中心或相关主管部门。

（4）支持科研与教学。

（三）实验室管理信息化

1. 血库管理

（1）支持对各种类型血液的出、入库管理；

（2）支持对配血、输血、输血反应的记录；

（3）支持对用血情况的查询、汇总统计各种费用报表。

2. 试剂管理

（1）支持试剂的出、入库登记；

（2）支持核查、打印失效、停用和在用试剂清单；

（3）支持根据试剂名称、批号、生产厂家等不同条件设置，进行统计查询；

（4）支持根据试验次数对试剂消耗量的估算；

（5）支持根据特定程序，对新试剂、不同批号试剂的验证工作及记录。

3. 人员管理

（1）支持编辑设定部门及分部门人员列表；

（2）支持登记、记录、统计查询和打印工作人员档案资料；

（3）支持根据部门、学历、年龄等不同条件设置，进行统计查询。

4. 设备管理

（1）支持登记设备基本信息；

（2）支持记录设备维修、保养和使用等信息；

（3）支持对设备购置、维修等的费用统计；

（4）支持查询、打印设备的各种数据；

（5）支持在线查询各种仪器、设备的应用状态。

5. 知识库系统

（1）提供样本分类和定义解释；

（2）提供样本采集操作要求和质量要求；

（3）提供项目定义解释、主要用途、参考值范围、试验方法说明和临床意义提示等；

（4）提供根据检验结果给予专业评论及进一步检验的建议。

6. 临床实验室主页　临床实验室主页是面向医院内部的功能网站，其可包括：

（1）提供个性化的主任工作平台、检验师工作平台、医师工作平台；

（2）提供综合性的信息交流、新闻发布、实验室通信；

（3）提供高效、便捷的检验法规、制度和仪器设备操作规程；

（4）提供职工再教育、经验交流、论文发表园地；

（5）提供临床实验室内部有关人、财、物的管理经验。

第五节　实验室信息系统质量管理和安全管理

一、实验室信息系统的标准化

我国 LIS 起步较晚，现有 LIS 的开发尚缺乏统一标准和规范，例如信息形成及输出的格式不同；检验项目、检验方法缺乏统一代码；检验报告的格式不同等等。如此，极易造成不同 LIS 之间、LIS 与 HIS 之间的信息交流困难，临床实验室或医院对软件维护、扩展、升级、更新受限。因此，选择 LIS 时应重视信息系统的标准化问题。

目前在医疗行业推行的国际标准主要有：ICD、SNOMED、LOINC、HL7 等，其中 HL7 是美国 CDC 规定的实验室数据格式和数据交换协议。

（一）ICD 国际疾病分类

ICD(International Classification of Diseases)自产生到现在已有 100 多年历史,在世界卫生组织及其各成员国的关注和支持下得到不断的补充和完善,并成为国际公认的卫生信息标准分类。1989 年,该分类的第十次修订本(简称 ICD-10)被国际疾病分类第十次修订会议批准通过,并自 1993 年 1 月 1 日起正式生效。

（二）SNOMED 医学术语学标准系统（Systematized Nomenclature of Medicine）

SNOMED 是美国病理家学会(CAP)为电子病历系统所制定的技术标准,其为一种多轴编码的医学命名法,有若干独立的编码体系。SNOMED 分十一个模块:解剖学(T)用于人、兽医学的解剖学术语;形态学(M)用于描述人体结构变化的术语;功能(F)用于描述身体生理和病理功能;活有机体(L)用于完整的动、植物学分类,基本包含了所有病原体和动物疾病的传病媒介;化学制品、药品和生物制品(C);物理因素、活动和力(A)通常用于与疾病和创伤有关的器具和活动项目表;职业(J)国际劳工局(ILO)职业目录;社会环境(S);疾病/诊断(D);操作(P)用于手术与操作相关术语;连接词/修饰词(G)用于连接和修饰每个模块中术语的连接词、描述符及限定词。除了将词条分为模块外,SNOMED 还具有层次结构。

SNOMED 因其在电子病历索引中所表现出的全面性、多样性、卓越性、术语学的可控性而被广为公认,目前已在 40 多个国家应用。应用 SNOMED 便于疾病管理或科研信息查询找,便于结果分析以提高质量。尤为重要的是,它使授权用户在全国范围内不论何时何地皆可对临床信息进行存取。同时 SNOMED 对 ICD 标准提供交叉映射,并与 LOINC 标准紧密结合。

（三）LOINC 通用名称和代码数据库（Logical Observation Identifiers Names and Codes）

LOINC 数据库由美国印第安那大学和犹他大学提出,约含 28000 个词汇和编码,其为实验室和临床检验结果的鉴定提供了一套标准化的通用名称和代码,目的在于方便检验结果的汇总和交换。目前 LOINC 已成为检验、检查编码系统的主流,由 HL7 标准组织维护。

（四）HL7（Health Level 7）标准

HL7 自 1994 年起正式受美国国家标准化组织委托设计,在医疗领域内是公认的标准之一。其为临床和管理数据(药房、医疗仪器、图像、保险数据等)的交换、管理和数据的汇集提供标准,为不同类型的信息系统之间进行数据传送提供保证。

HL7 没有限定信息交换中必须使用的代码与名称,也不涉及信息交换具体实现的方法。但 HL7 正式推荐(但不限定)LONIC 和 SNOMED 为术语和编码系统的首选。1997 年 CDC 在《公共健康实验室数据电子报表会议报告及议案》中,对 LONIC 和 SNOMED 的标准做出如下规定:LONIC 用于实验室电子报表的代码转换时采用 HL7 信息中的 OBX3 段;SNOMED 代码转换对有机体的命名采用 OBX5 段。这一规定保证了 HL7、LONIC 和 SNOMED 的紧密结合。

（五）我国卫生部的《医院信息系统功能规范》

为加快医院信息化建设和管理,卫生部于 2002 年颁发了卫办发〔2002〕116 号《医院信息系统基本功能规范》,其中第六章定义了《临床检验分系统》的设计规范。规定了:①检验信息系统是协助检验科完成日常检验工作的计算机应用程序;②主要任务是协助检验师对检验申请单及标本进行预处理,检验数据的自动采集或直接录入,检验数据处理,检验报告的审核,检验报告的查询、打印等;③基本功能应包括:预约管理、检验单信息、登录功能、提示查对、检验业务执行、报告处理、检验管理、检验质量控制功能、统计等;④运行要求为:可输入数据和信息、权限控制、由病历号/处方号自动生成检验单号、检验仪器能够提供自动数据采集的接口、每次检查的检验单号必须与患者住院资料相对应、每次检验的数据都要经过严格核准后方可生效、检验数据具备图形显示功能、查询和修改要求、网络运行要求等。

二、实验室信息系统的质量管理

实验室信息的质量管理和系统安全问题是确保 LIS 正常运行的关键。

(一)信息系统的质量问题

1. 软件质量问题　软件产品的质量问题直接关系到信息系统能否运行。所谓质量可以定义为"与一个产品或服务是否能够满足其指定的或蕴涵的需求有关的性质与特征的总和"。对某些产品而言,"零缺陷"是最基本的要求,比如心脏起搏器,飞机发动机等。但是,计算机软件不同,理论和实践都表明,目前的软件编程技术无法使软件产品达到"零缺陷",而只能尽量减少缺陷。

信息系统用户所面临的另一个问题是系统的软件维护。系统的软件维护从其安装使用开始便需要持续延续下去。软件系统维护不仅是保证系统的正常运行,而且还要维持软件的更新和用户不断增长的需求。在大多数软件系统中,软件的更新换代是软件生命周期的必然结果。

2. 数据质量问题　信息系统产生故障的原因有时是由于错误地输入数据所造成的。不准确、过时、不完整的数据都可能产生错误,使人误以为是软件质量问题。有时数据不准确所造成的损失会很大。

(二)保证信息系统质量的措施

1. 保证信息系统软件质量的措施

(1)优良的软件开发方法:是获得高质量软件的首要条件,其能够确保软件开发各阶段按部就班,实现软件开发的理性化和适时化。目前常用的方法是生命周期法又称为结构化系统分析与设计方法、快速原型法。

(2)信息系统软件质量的度量:在信息系统的软件开发过程中,要有一个开发方与临床实验室共同认可的度量质量的标准。软件质量度量需建立在度量数学的理论基础之上。软件质量由一系列因素所组成,每一因素又由一些衡量标准组成,每个衡量标准则可一些度量加以定量化。

(3)制定软件程序代码设计编写标准:采用标准的结构化、模块化设计方法来编写程序代码是保证软件质量的必要条件。结构化编程和模块化设计的优点是,一旦某个模块的功能需要更新或修改,只需改动该模块内容和其对外接口即可,对整个软件的逻辑结构不会产生大的影响。这样的编程方法更降低了软件缺陷相互交叉出现的机会,维护方便。

(4)软件的测试:软件测试是软件质量保证的关键。软件测试的目的是要在投入运行之前,尽可能发现那些实际运行过程当中会发生的软件缺陷,以免造成严重后果,并因修改错误而付出的高昂代价。

（5）采用软件开发工具：在软件开发过程中充分利用一些软件开发工具辅助软件编程不失为一种提高软件质量的好办法，其可以显著提高软件质量。比如项目管理和图形软件工具、计算机辅助软件工程(CASE)。代码生成器可以自动生成编程人员所需要的大部分结构代码，并且容易跟踪，极少出现缺陷，为编程阶段节省大量的时间。

2. 保证信息系统数据质量的措施

（1）应用数据库管理系统(DBMS)：DBMS 是一种确保数据安全，改进数据质量的手段。DBMS 把数据和数据处理程序分开存放，实现了数据的集中存放、集中管理目的，避免了随处理程序一起存放所带来的数据冗余问题。DBMS 可以自动检测输入的数据类型，不满足类型的数据会得到系统提示，并拒绝接受。向 DBMS 输入数据比向数据处理程序中输入数据更容易，且易发现输入的错误。更为重要的是，DBMS 擅长于生成数据报表或数据分析表，由于数据库和数据处理程序分开，即使无关人员也可以使用数据处理程序，但要注意防止其修改数据库的内容，保证数据的安全。

（2）建立数据质量审查制度：定期审查新近输入的数据、尽早发现有问题的数据，对于改善数据质量非常重要。数据审查有多种手段，如通过访问客户了解他们对问题数据的敏感程度、由人工检查数据或数据样本、由审查软件自动检查数据样本等。保证数据的质量对于利用数据进行辅助决策的信息系统是非常重要的。

三、实验室信息系统的安全管理

（一）实验室信息系统安全管理的概念

该概念即制定相关政策、规章、制度或采用适当的硬件手段、软件程序和技术工具，保证信息系统不被未经授权进入并使用、修改、盗窃、造成损害。

1. 总体安全管理　总体安全管理措施的实施可以促进下列需求的实现：

（1）信息系统硬件安全和可靠；

（2）信息系统软件安全和可靠；

（3）数据文件的安全；

（4）信息系统运行操作管理的正确；

（5）信息系统能够按部就班的得以开发。

2. 应用安全管理　应用安全管理和总体安全管理结合在一起，可共同保证信息系统更加安全和可靠。根据信息系统的运行进程，即输入、处理、输出三个步骤，应用安全管理可分为输入管理制、处理管理和输出管理三部分。

输入安全管理：确保向信息系统输入的数据完整和准确。处理安全管理：保证处理过程中被更新的数据和文件的完整和准确。输出安全管理：保证计算机处理后输出的结果完整、准确并且分布恰当。其中最重要的应用管理措施包括输入输出授权认证、程序化的例行编辑检查以及总量控制技术。

（1）输入输出授权认证：是指信息系统中部分内容仅允许某些有权用户输入数据和得到输出数据。

（2）程序化的例行编辑检查：是在原始数据被正式处理之前，利用预先编好的预处理程序对输入数据进行错误检查，系统拒绝对有疑问的数据文件作进一步处理。

（3）总量控制技术：可适用于信息处理过程中的任何阶段，其作用是确保数据总量的完整和准确。在信息系统数据的输入、处理和输出过程中，某些位置可以通过不同的手段对信息字段中可计算的数据进行统计，采用不同统计路径统计出来的数据总量应该是完全一致的，如有不同，则说明某个环节出现问题。统计过程可以是手工操作，也可以是计算机操作。

（二）实验室信息系统安全管理的措施

概括起来可以分为三个主要方面，即数据的安全；计算机和网络的安全；灾难性故障发生后系统的恢复。随着计算机网络技术和 Internet 网络的发展，这三个方面的重要性日益突出。

1. 设置数据存取权限，保障数据安全　数据的安全包括禁止无权用户存取数据和防止有权用户随意修改数据或在不经意的情况下破坏数据。对于数据的存储和数据的使用必须保证各种应用环境、情况下都能做到安全可靠。为此，信息系统的管理者必须清楚自己的系统中存储了什么样的数据，数据如何被使用，谁有权使用这些数据，谁有权更新这些数据。确保数据安全的基本策略是限制对数据的存取，并"以需要为原则"。

数据的安全措施经常是采用多级保护的方法，对于不同安全级别的数据设置不同密码。比如进入主要操作系统设置一个密码，若再需要存取系统中的某组数据或文件则需要输入另一个组密码，如此层层把关。

随着计算机网络化的趋势和 Internet 网的兴起，信息越来越依赖于远距离通信传输。Internet 网上在线数据的安全问题尤需小心，因为在线数据更多的是被非技术专家使用。数据安全的主要措施是用户密码。用户要想进入某个信息系统读取信息或改动数据，必须提供其注册登记的用户密码。为了加强保密，数据在经远距离传送前可采取加密措施。即在信息数据中加入扰码，破坏原排列顺序。接收端进行去扰工作，进行解码。

2. PC 机和网络计算机的安全　单个 PC 机的应用系统已经越来越少，取而代之的是小范围的局域网和大范围、全球化、由无数个微机连接在一起的 Internet 网。因此，信息系统的安全问题可以认为就是计算机网络的安全问题。过去由主机＋终端结构组成的信息系统现在基本上已经由服务器＋PC 结构代替，因此连接在网络上 PC 机的安全问题便更加重要，尤其是那些可以接触到网上关键数据的 PC 机。

3. 灾难性事故的恢复　灾难性事故是指突发的或人们无法抗拒的意外事件发生，对信息系统正常工作所造成的中断性影响，如火灾、水灾、电力供应中断、人为地对硬件设备的毁坏等。为了尽量减少灾难性事故对信息系统的影响，提前考虑到可能发生的事故并制定一个周密的应急计划是比较明智的做法。该计划中应明确备用系统的启动和软件数据的恢复方法，并指明通信设备的恢复措施。

信息系统中关键的内容是包含重要信息的应用数据文件，其他的硬件、软件都是为使其正常工作的支持部分，所以应尽快恢复该部分内容。

4. Internet 网络站点安全措施　基于 Internet 网络站点所建立的新型信息系统，具有更多的安全隐患。不同的网站，信息系统应用的侧重点及其安全隐患也会有所不同。总的来说，网站应用不外乎广告、电子商务、Internet/Intranet 网络安全保障等三个主要方面。

（王跃国）

第十章　实验室经济核算

本章要点

1. 单位值的概念及确定方法。
2. 如何收集数据资料。
3. 工作量统计方法的种类。
4. 劳动生产率的概念及应用。
5. 成本核算的概念及原则。

　　工作量统计是一项能提供管理需要的信息的基本制度,是实行实验室经济核算的基础工作之一。为制定人力资源需求计划、监控职员劳动生产率以及抉择最适宜的管理策略提供依据。目前,被医院临床实验室和众多独立实验室采用的是美国病理学院(CAP)研究开发的临床实验室工作量统计方法。在二十世纪六十年代中期,加拿大病理医师学会(Canadi-An Assiciation of Pathologist)与其他专业团体合作,对加拿大49所医院中61种临床实验室的方法进行了工作量统计的研究,确定了统计工作量的"单位值"(Unit Value)的定义。1969年美国病理学院(CAP)指派其所属实验室管理与计划委员会研究工作量统计的方法。在研究过程中美国人肯定了加拿大的比他们早二年提出的统计方法是一种好方法。1970年加拿大出版了第一版"临床实验室工作量统计"的专册。同时,两国专家进行合作,每年对专册进行修改补充,使工作量统计方法不断充实新的内容,逐步完善,能适应临床实验室技术在飞速发展中的管理需要。随着科学技术的迅猛发展,各种自动化分析仪器在临床实验室的广泛应用,CAP每年平均有相应的用自动化仪器测定方法的工作量统计资料,这是对管理工作的有力促进和配合。因此,CAP的工作量统计方法已被越来越多的临床实验室采纳为标准的工作量统计方法,并具有较强的可比性。

　　实验室经济核算是以实验室为核算单位以业务活动中的劳动、物资消耗和劳动成果进行记录、计算、分析、对比,作出评价。实验室经济核算是实验室管理的重要环节之一,也是提高经济效益的有效方法。由于以往长期在计划经济下运行和医院性质等历史原因,临床实验室管理人员的经济管理和成本核算知识相对薄弱。随着市场经济体制的建立和医院管理制度的改革,临床实验室管理人员更新经济管理理念,强化成本意识。开展实验室经济核算工作有着十分重要的意义。

第一节　实验室工作量统计概述

一、单位值的定义

　　单位值是指技术人员、工作人员和助手完成某项规定的操作程序所需的平均时间,以分钟数为计量单位的时间数值,每一分钟为一个工时单位(Work Time Unit,WTU)。它既不是一项比值,也不是一种成本计量单位。

　　它包括在完成实验过程中所有必需步骤的所有技术性、事务性和辅助性劳动所消耗的时间,不包括所必需从事的非临床检验工作的时间;不包括病理检验医师,其他实验室医师以及对博士学位水平进行鉴定的专家、学者工作的时间;不包括标本收集、标准、质量控制以及重复测定所需要的时间。标本的采集和专项的标本制备确定为独立的单位值。所有的标准、质量控制及重复试验必须视作完成另一相同实验,并用测定病人标本同样的工时单位计算工作量。双份测定与重复试验不同,作为单一试验来计算工作量。

二、编码和分类

目前,一般是以美国医学协会(AMA)发表的"现行操作程序术语"(CPT)为依据而设定每一试验项目的五位数编码,例如:血液涂片检查为 85008、血红蛋白测定 85050、ABO 血型鉴定86080 等。试验项目用五位数表示后再加上一个三位数的后缀编码通常表示该项目用自动化仪器完成的,有时也表示其他含意,如微生物学检验中的标本来源、组织学中的特殊染色、免疫学中的特殊抗原等。

CAP 还将所有试验项目要按标准的科室来分类,这一标准科室是以实验室中承担某操作程序最多的科室为基础划分的。标准科室的缩写形式在操作程序目录中的括号内表示。

01	血库	(BANK)
02	化学检验	(CHEM)
03	血液检验	(HEMA)
04	组织学检验	(HIST)
05	免疫学检验	(IMMU)
06	微生物学检验	(MICR)
07	标本采集、处理、发报告	(SPEC)
08	尿与粪便检验	(URIN)

三、常用术语的定义

1. 《Counterpoints》通信 这是专为 CAP 工作量记录方法的用户编辑出版的一种业务通信。该刊物及时评述 CAP 记录方法的概念和构成要点,侧重研究完善记录方法的改进意见。此刊物向所有使用 CAP 工作量记录法计算机的人员免费提供,也可以预订。

2. 专业科室 在检验科内能自行组织管理,和(或)可以独立核算工作量产出(CAP 工作量单位)和人力投入(时数)的科室。

3. 起始计算项目(Raw Count 缩写为 RC) 是指工时单位测算时起始采用的项目,如一个试验、一张玻片、一个标本、一袋血、送一次标本、一个献血员等。

4. 永久单位值(Permanent Unit Value) 按 CAP 规定的正规方法测算工时单位,经有显著统计学意义的不同的测算单位完成了可接受数量的某一项目的工时单位值,称为永久单位值。

5. 暂定单位值(t)(Temporary Unit Value) 此系指 CAP 公布的根据较少测算单位的数据,但符合国际工作量统计委员会规定要求的单位值。

6. 推断单位值(e)(Extrapolated Unit Value) 系指 CAP 公布的根据相似的试验项目或仪器测试的现成数据推断而定出的工时单位。

7. 未定额时数 不能产出 CAP 工作量单位的所有工时。

8. 定额时数 全部工作时数减去尚未进行时间研究和确定单位值的操作程序或工作的时数(未定额时数)。

9. 付酬时数 全部付酬时间(包括节假日、病假、脱产学习时间和实际加班时间)和其他不在岗付酬时间(如事假,其他临时性任务)。实验室全体在职的付酬人员都要包括在付酬时数总数之内。

10. 工作时数 全部付酬时数减去不在岗位的付酬时数(享受薪金的节假日,病假,脱产学习时间,事假,其他临时性任务)。加班时间要严格按确定的工作时数计入。工作时数包括加班的实际工时数。

11. CAP 的检验项目表举例 CAP 随着临床医学检验项目不断增加,新的自动化分析仪器的使用,其检验项目表也不断地充实新的内容,因此资料极为丰富,现为熟悉了解此种表格故举例说明之(表 10-1～表 10-4)。

表 10-1 血库检验项目表

CAP 编码	项目名称	RC	工时单位	分组
86080	ABO 定型,试管或玻片法(包括红细胞及血清)	标本	5.0	BANK
86082	ABO 及 Rh 定型,试管或玻片法(包括 ABO 红细胞及血清定型)	标本	7.0	BANK
86017	抗体检测(包括血清或脐血)	标本	18.0	BANK
86260	抗体检测(包括白蛋白与抗人球蛋白相)	批	20.0	BANK
86022	抗体检测(盐水相)	批	10.0	BANK
86025	抗体滴定(白蛋白及抗人球蛋白相)	抗原	35.0	BANK
86125	抗人球蛋白抗原定型(Coombs)	抗原	4.0	BANK
86120	血型抗原,直接玻片或试管法(包括全部 Rh 及其他抗原)	抗原	2.0	BANK
86250	Coombs 试验(直接法)	标本	8.0	BANK
86134	送血或还血	袋	2.0	BANK
86131	送血制品或血液成分	次	5.0	BANK
86133	采献血员血液	献血员	22.0	BANK
86130	配 Rh 型血液	试验	8.0	BANK
86070	红细胞抗体过筛试验(包括盐水及胶体介质)	试验	13.0	BANK
86820	献血员登记与记账	献血员	8.0	BANK
86825	取消献血员资格(包括取消前的手续)	献血员	11.0	BANK
86800	制备冰冻血浆	袋	10.0	BANK
86805	融溶冰冻血浆	袋	5.0	BANK
86275	制备冰冻血液	袋	25.0	BANK
86276	融溶冰冻血液	袋	90.0	BANK
86350	各血账目管理	袋	0.4	BANK
86386	血液除白细胞操作(包括与献血员谈话、制备、体检及六次除去的手续)	献血员	1216	BANK
86382	少白细胞血液制备	袋	20.0	BANK
86384	淋巴细胞液氮保存	抗原	10.0	BANK
86219	复溶冻干浓缩凝固因子	袋	5.0	BANK
86795	制备压积红细胞(离心法)	袋	10.0	BANK
86790	沉降法制备压积红细胞	袋	5.0	BANK
86389	血浆去除术(添加)	袋	50.0	BANK
86387	血浆去除术添加(第一次)	袋	70.0	BANK

续表

CAP 编码	项目名称	RC	工时单位	分组
86388	血小板凝集素	批	45.0	BANK
86392	制备血小板浓缩液	袋	25.0	BANK
86393	合并血小板浓缩液	袋	3.0	BANK

表 10-2 按编码为序的血液检验项目表

CAP 编码	项目名称	RC	工时单位	仪器型号
85015.070	RBC、Hb、WBC、压积及指数	标本	3.0	COULTERS
85016.300	RBC、Hb、WBC 血小板、压积及指数	标本	15.0	ULTRALOGIC 100
85020/85030.050	RBC、WBC 计数	标本	t7.50	BAKER 150
85050.000	血红蛋白	试验	5.00	
85051	糖化血红蛋白	试验	110.0	
85054	白细胞层(涂片、含量、解释)	涂片	16.0	
85055	血球压积(常量或微量)	试验	3.0	
85060	血球各项指数	标本	2.0	
85105	骨髓细胞分类	100 个细胞	8.0	
85107	骨髓涂片制备	标本	15.0	
85108	骨髓涂片 RomanoSki 染色	标本	12.0	
85110	骨髓穿刺及涂片制备	病人	38.0	
85165	毛细管脆性试验	试验	7.0	
85166	一氢醋酸酯酶染色	涂片	7.0	
85170	血块退缩	试验	6.0	
85172	优球蛋白溶解时间	试验	20.0	
85175	全血血块溶解时间	试验	10.0	
85210	凝血酶原测定	试验	37.0	
85220	V 因子定量	试验	55.0	
85230	Ⅶ 因子定量	试验	55.0	
85240	Ⅷ因子定量Ⅸ因子定量	试验	55.0	
85250	Ⅸ因子定量	试验	55.0	
85260	Ⅹ因子定量	试验	40.0	
85270	Ⅺ因子定量	试验	60.0	
85280	Ⅻ因子定量	试验	60.0	
85290	ⅩⅢ 因子定量(溶解法)	试验	10.0	
85345	凝血时间(LEE-WHITE)	试验	24.0	
85350	嗜酸性细胞计数	玻片	8.0	
85355	乙醇凝胶试验	试验	6.0	
85370	纤维蛋白原过筛试验	试验	6.0	
85371	F、D、P、(试剂匣法)	试验	8.0	
85375	纤维蛋白原定量(化学法)	试验	28.0	
85390	纤维蛋白溶解(全血法)	试验	7.0	

续表

CAP 编码	项目名称	RC	工时单位	仪器型号
85490	HEINE 小体	试验	15.0	
85500	HEINE 小体诱导试验	试验	20.0	
85532	含铁红细胞铁染色(骨髓)	玻片	t7.0	
85535	骨髓或红细胞铁染色	试验	11.0	
85550	血涂片找疟原虫	标本	22.0	
85555	白细胞酸性磷酸酶染色	玻片	t6.0	
85560	血小板集聚试验(ADP)	试验	6.0	
85570	血小板计数(显微镜法)	试验	9.0	
85581	血涂片过筛试验(包括 WBC 估计、RBC 形态及血小板估计)	玻片	5.0	

表 10-3 微生物学检验工时单位统计举例

CAP 编码	项目名称	RC	工时单位	分组
87530.628	受理标本和登记	1	1.7	MICR
87534.628	接种三个平皿、一个培养管	1	3.6	MICR
87718.000	标本直接革兰染色	1	5.1	MICR
87544.628	看二次培养结果		3.0	MICR
87546.628	继续看一次培养结果	1	1.0	MICR
87550.628	记录与报告培养结果	1	2.0	MICR
总计		6	16.4	

表 10-4 临床化学检验项目表(举例)

CAP 编码	项目名称	RC	工时单位	分组
82040	白蛋白	试验	12	CHEM
85150	淀粉酶	试验	22	CHEM
84455	SGOT	试验	10	CHEM
82251	胆红素总量及直接	试验	24	CHEM
82250	直接胆红素或总量	试验	16	CHEM
84390	B、S、P、	试验	11	CHEM
82310	钙测定(尿、血)	试验	14	CHEM
82350	肌酐清除率计算	试验	3	CHEM
82840	二氧化碳结合力(滴定法)	试验	18	CHEM
82565	肌酐清除率	试验	12	CHEM
84330	葡萄糖定量	试验	12	CHEM
83020	血红蛋白电泳	试验	46	CHEM
83540	血清总铁	试验	16	CHEM
83550	血清总铁及结合力	试验	24	CHEM
83620	血清乳酸氢酶	试验	13	CHEM
83715	脂蛋白电泳	试验	26	CHEM

CAP 编码	项目名称	RC	工时单位	分组
84060	酸性磷酸酶	试验	20	CHEM
84075	碱性磷酸酶	试验	13	CHEM
84100	无机磷	试验	13	CHEM
84165	蛋白电泳(定量)	试验	15	CHEM
84155	总蛋白	试验	12	CHEM
84475	甘油三酯	试验	21	CHEM
84520	尿素氮	试验	12	CHEM
84550	尿酸	试验	14	CHEM

四、单位值的确定方法

工作量统计的核心问题是确定每项操作程序的标准单位值。目前,某项操作程序的单位值是由美国和加拿大若干个不同临床实验室测算后确定的。

(一)单位值确定的内容

1. 标本的预处理 这一步骤包括实验室收到标本到试验开始前完成所有必须的预备工作和准备正规记录的时间。这段时间包括在申请单(检验单)标上时间标记,整理标本,进行分类,记录病人姓名,确定检验项目,并填写数字,将情况记入登记表,标本贴上标签,将标本放入离心机处理后取出,分离血清、血浆,将标本放置于工作台。

2. 标本检测 标本检测是指开始实验操作至完成实验操作程序所需要的时间。它包括在工作单上记录检验结果以及完成要求的各项检测步骤。其中包括稀释标本,加入试剂,调整检测仪器,把标本放入仪器,观察读数,记录读数,从仪器中取出标本。

3. 记录和报告 这一步骤包括报告结果,也就是根据有关检验结果形成具有临床意义的检验报告。操作步骤包括计算结果,检查、整理并填写终结报告,登记报告存根簿。初步报告所耗电话联系的时间也包括在内。

4. 日常或常规准备 日常或常规的准备工作,包括进行操作程序前必须做的各项准备工作。日常准备仅包含那些每份标本或检测的一批标本中非经常性或不需重复的工作。日常准备可以包括承包用于质量控制的冻干标本和(或)稀释储存的标本样品。如使用仪器,日常准备还包括仪器的清洁和预热、校准,以及在关闭仪器前的清理工作。

5. 维修 这一步骤包括检验科工作人员周期性(1 周或 1 个月)地进行标准保养的程序。也包括紧急维修,以及检查故障所花费时间,但严重故障的维修不包括在内。同时要考虑给予一定的常规的个人休息、疲劳和延误时间,这样也能为紧急修理和日常预定维修工作的时间留有余地。

6. 溶剂准备 此步骤包括操作过程中的试剂、溶剂和质量控制材料所需要的准备工作。

7. 清洗玻璃器皿 包括于实验室工作人员完成操作程序中准备有关重复使用物品的所有辅助工作。它包括清洗,干燥和消毒。

8. 直接的技术监控 此步骤包括用于直接监督控制操作程序所需的时间(审查质量,控制统计数据,校对和批准结果报告)。

(二) 单位值确定的方法

单位值是指完成某实验所消耗的时间,包括技术、事务和辅助性的劳动时间在内。单位值研究要由一名以上技术专家来完成操作程序,并在不同的场合多次重复。只有从大量不同场合下多次重复的计时研究中得到适当的数据才能确定。每项操作程序的单位值表示在同样设备的条件下不同个人单独或成组完成该操作程序所消耗时间的平均值。

单位值测定一般分五个步骤进行。

(1) 要保证操作者正确地掌握该项操作方法。

(2) 列出该实验操作的全部步骤,由接受标本开始至登记结果和送出化验单为止。

(3) 用秒表测定每一步骤所需的时间,然后将各步骤所需时间相加即得总工时单位,但不包括操作者可以做其他工作的时间,例如标本电动离心或标本在水浴中孵育所需的时间。

(4) 根据个人经验在测定的总工时单位上加减一定的百分率以补偿由于疲劳延迟而延误的时间。例如在清晨进行测定工时单位所需的时间将少于在午后进行者。因为工作人员在午后已经疲劳,所以增加一定的时间,以使其能代表平均值。另外,也可以在一天的不同时间或在几天里进行几次测定然后取其平均值。延误的时间应该计算在初步报告写成后但未发出前,来往询问结果所需的时间。

(5) 有些操作者在测定工时单位时与别人不一样,此时要根据经验对测定时间酌情增减,以使其能符合实际情况和代表大多数工作人员。当然,最好是由几个不同操作人员进行测定然后取其平均值。

如果某项实验是成批进行测定的,则必须确定一批内单独一次测定的平均工时单位。首先应根据经验确定一批测定中平均有多少个样品,然后将总时间除以测定个数即得此项实验的工时单位,定工时单位需取整数值。

所谓成批测定是指不同样品必须同时进行测定的同一步骤,如第一个样品在离心时再进行第二个样品的测定,则二样品不能算作同批测定,而应各自作为单独一次测定计算。

现以尿显微镜检查为例测定其工作量,见表 10-5。

表 10-5　尿沉渣镜检工时数测定

步骤	测定时间(min)	步骤	测定时间(min)
1. 从冰箱中取出样品	0.20	13. 将试纸条浸入上清液测定葡萄糖、蛋白、pH 等,并记录结果	
2. 看化验单并登记	0.25		
3. 混匀样品	0.10	14. 检查全部的异常结果	0.25
4. 观察并记录颜色及外观	0.10	15. 倾弃尿液	0.20
5. 取 10 ml 移入离心管	0.15	16. 签发化验单	0.20
6. 测定并登记比重结果	0.70	17. 取清洁玻璃器皿\收拾用过的玻片\清理实验台	1.00
7. 将样品放进离心机	0.25		
8. 离心(A)	5.00	18. 全部操作所需时间	7.10
9. 从离心机中取出样品	0.15	19. 加 10% 以补偿疲劳延误的时间(B)	+0.71=7.81
10. 将上清液倒入试管	0.25	20. 加 5% 以补偿操作人员的个体差异(C)	+0.39=8.2
11. 将沉渣摇匀	0.30		
12. 作显微镜检查和登记结果	1.50	21. 略去小数的工时单位数	8

注:离心时间应在总时间中扣除;测定在晨间进行,故平均增加 10% 的工时;本操作人员比较熟悉,因此再加 5% 的工时

第二节　收集数据资料及种类

一、数据资料收集

数据资料的收集是临床实验室工作量统计中十分重要的一个环节,也是一项基础性工作,直接影响工作量统计的准确性。为了有序地进行数据收集,保证数据收集的完整性,在所有开展的检验项目及其相应项目的工时单位确定以后,必须建立一个数据收集系统。具体包括以下几个步骤:建立专业科室、建立用户管理档案、预设操作程序组和确定常规操作程序组。

(一)建立专业科室

为了把实验室分成便于有效地进行收集、数据分析和管理的相对独立的职能区域,首先要建立各专业科室。在临床实验室内,专业科室的划分是建立工作量统计工作的第一步。实验室的各个专业科室应能够自行组织经营管理,并精确地核算工作量和人力投入量。在某个专业科室中没有计入的工作量单位和人员工时必须反映和分派到适当的专业科室中去,保证不重复、不遗漏工作量统计。临床实验室应与本医院的工资和财务管理部门商讨专业科室设置的数量和类型。与这些部门进行协调,可以确保实验室主任收集的资料数据能为那些在本实验室以外、负责本院财务管理工作的人们更好地理解接受。

任何一个实验室实际上都能由 CAP 指定的标准科室以及实验室管理人员认为必要的附加科室组成。专业科室设置要根据实验室规模大小和实验室的实际情况来定。一个规模较小的实验室可能只需要设一个专业科室(即整个实验室)。而一个规模较大的实验室可能设立数个专业科室能使工作更为有效。例如,一个较大的化学实验室可以设立自动、综合和特殊化学检验等几个科室。科室的设立必须有明确的界限,以便准确地计量各科室的工作量单位数和工时数。

(二)建立用户操作程序档案

在实验室专业科室确定后,应建立用户操作程序档案。通过参考 CAP 手册中的操作程序目录来确定每个科室应完成的操作程序,并给它们编号。一项操作程序可能只记入一个科室,也可能记入几个不同的科室。除标本的收集和处理外,送达指定实验室的标本,不应记入标本处理过程。用户操作程序档案对实验室用户来说是这种方法的核心。而且当操作程序有增删时,有关档案也要做出相应的变更。

(三)预设操作程序组

同时完成一组数项操作程序的预设程序组,在 CAP 手册中以单个项目的形式出现,不能更改。例如:CAP 编码 85016:血细胞程序组就是以一个项目代表一组同时完成的几项操作程序。应注意计数内容是标本而不是试验或成分。当 CAP 号码 85016 加上符号为 85016.300 时,它表示在一台 Ultra Logic—100 型仪器上的一份标本被同时分析 RBC、WBC、Plt、Hgb、Hct 及血液指数等六项参数。当分析是由一台多项血细胞计数仪器完成时,没有必要对血细胞程序组中的每个参数进行鉴定和编号。

同样,CAP 号码 82420:多项离子分析,说明在一份标本上同时进行钠和钾的分析。当 CAP

号码 82420 加上符号为 82420.044,表明一份标本在一台 IL 143 型仪器上同时分析钠和钾。

CAP 号码 82400:化学分析程序组,后面加上三位数符号表示在系列复合化学分析仪器(如 Technicon 6/60,12/60 型仪器)上同时完成几项操作程序。当 CAP 号码 82400 加上符号为 82400.051 时,它表示某一单项标本同时在 Technicon 6/60 型仪器上进行六种成分的分析。因此,一个八位数号码代表了几项操作程序。

(四) 确定常规操作程序组

在 CAP 工作量方法中,将一组操作程序确定为某一项常规操作程序组是实验室为报告或记录的方便而设定的。包含在常规操作程序组内的各项操作程序应以一组的方式来申请或完成。在设立程序组时,应给每个程序组编设一个号码和名称,列出组成该程序组的各项操作程序,然后根据它的各项程序单位值确定总的单位值。

常规操作程序组的首要作用是便于计算。必须注意避免程序组中各项组成部分的程序重复计算。特别是当某一程序有时作为程序组的一部分,有时又作为一项独立的程序时,尤应注意发生这类问题。常规操作程序组中的每项程序应当作为一项独立的原始计数。

下面是各种常规操作程序组的形式,借此说明程序组的结构,而不介绍实际运用的范围和标准。请注意这些程序组的举例不是为计算机记录工作量而制定的,CAP 计算机工作量记录可参考《计算机工作量记录程序指南》一书(表 10-6)。

表 10-6　血库——可能发生输血反应的操作程序组(依次组合检测红细胞)

CAP 操作程序名称	计数内容	原始计数	单位值	合计值
86166 相容性试验	试验	2	7.0	14.0
交叉配血(在生理盐水和增强剂中,其中之一或两者可改为抗球蛋白)两次交叉配血:病人输血前和输血后的标本				
86168 抗体检测(筛选)	试验	2	10.0	20.0
完成交叉配血(在生理盐水和增强剂中,其中之一或两者可改为抗球蛋白)两次抗体检测(筛选):病人输血前和输血后的标本				
86082 ABO 细胞、血清和 Rh(D) 标本		2	7.0	14.0
定型、载片或试管法两次细胞定型:病人输血前和输血后的标本				
86081 ABO 细胞和 Rh(D)定型	标本	2	5.0	10.0
载片或试管(包括示出 Du 型)两次细胞定型:供血袋中取的样血和送回的血容器余血的交叉配血				
86250 抗球蛋白试验	试验	2	4.0	8.0
直接的两项试验病人输血前和输血后的标本				
83032 血红蛋白,血浆				
一项试验:病人反应后的血标本	试验	1	15.0	15.0
82250 胆红素、总量	试验	1	15.0	15.0
一项试验:病人反应后的血标本				
81000 用显微镜作常规尿分析	标本	1	6.0	6.0
87511.055 血液培养	瓶	2	6.0	12.0

CAP 操作程序名称	计数内容	原始计数	单位值	合计值
两种培养:送回血容器内的剩血,需氧和厌氧培养				
87718 革兰氏染色:直接取标本	涂片	1	t 5.1	5.1
合计		16	119.1	
化学检验—肌酸酐廓清率试验组				
82565 肌酸酐,血液和尿	试验	2	10.0	20.0
81006 尿,体积测量	标本	1	2.0	2.0
82350 计算	试验	1	3.0	3.0
合计		4		25.0
化学检验——5 小时葡萄糖耐受试验程序组				
84330 葡萄糖,血(手工分析)	试验	7	8.0	56.0
89343 静脉穿刺(检验科人员从门诊病人取得的静脉血标本)	病人	7	e4.0	28.0
合计		14		84
血液学检验——凝血检查试验程序组				
85000 出血时间	病人	1	e8.0	8.0
85170 血块凝缩,定性试验	试验	1	6.0	6.0
85613.084 凝血酶原时间(PT)和血栓形成时间,部分凝血致活酶时间(PTT)。在一台 Coag-a-mate 型仪器上同时完成	标本	1	4.0	4.0
85016.075 血细胞程序组 II 在 Coulter S-Plus 型仪器上进行血小板计数分析	标本	1	t3.0	3.0
85581 血膜筛选检查(包括 WBC 分类数,RBC 形态,和血小板的观察)	载片	1	5.0	5.0
合计		5		26.0

二、工作量统计方法

工作量统计方法主要有三种,可以采用其中的一种,或是将它们结合运用。这些方法主要是账目报告法、总工作量记录法以及计算机统计法。

1. 账目报告法 是运用来自医院财务科的账目报告的一种方法。一份账目报告通常列出已完成的"可入账的"试验次数。质量管理标本和标准,病人复诊人次等可以不记录在报告上,因为它们是不可入账的项目,所以它们必须用另一种方法计算。另外,这里没有诸如血库、组织学和微生物学操作程序的试验规则,它们是根据要素来计算而不是通过试验来计算的。通常按这些方法产生的原始计数一般不太准确。因此,当这种报告全面采纳时,必须进行适当调整以便准确地获得全部工作量。当运用新的管理方法时,需要以可入账和不可入账的工作量单位数为基础分析实验室工作,这就需要获得全部工作量,以适应实验室管理的要求。

2. 总工作量记录法 这种方法以每日 24 小时为基础,以各专业科室为基本统计单位。现列出统计表,如(表 10-7)和(表 10-8),其中表 10-7 是 CAP 提出的数据资料收集的表格。

表 10-7　工作量统计表

临床实验室名称＿＿＿＿＿＿＿＿＿＿＿＿　月＿＿＿＿＿＿＿＿

日期	项目名称				项目名称				项目名称			
	住院	门诊	质控	标准	住院	门诊	质控	标准	住院	门诊	质控	标准
1												
2												
3												
4												
5												
6												
7												
8												
9												
10												
﹒												
﹒												
﹒												
31												
总计												

表 10-8　血液组工作量统计举例

月＿＿＿＿　总试验数＿＿＿＿

项目名称		1	2	3	4	5	6	7	8	9	10	11	12	13	14	15	•	•	•		31	总数
酸性血红素	门诊												1									
	住院											1			1							
各种染色	门诊												1									
	住院		2		1					2				1								
贫血检查	门诊							1	2				1		1							
	住院	3	2	4	2	1	1		1	2	2	3	1	2	1	1	2	2	2	3	1	
自身溶血	门诊												1									
	住院				1																	
骨髓检查	门诊												1									
	住院	1	1	2	1	3	2	1	1	1		1	1		1	1	2	1	3	2	2	
体液细胞计数	门诊																					
	住院	1	2	3	2	3	2	2	1	4	1	1	1	2	5	1	1	2	7	1	3	
脑脊液常规检查	门诊																					
	住院	4	3	7	9	6	2	8	3	1	2	4	3	1	5	2	4	6	5	3	0	

续表

项目名称		1	2	3	4	5	6	7	8	9	10	11	12	13	14	15	·	·	·	31	总数
白细胞分类	门诊																				
	住院	1		2		1	1	2	3	1	1	4	3	1	2	1	1	3	2	1	1
嗜酸性细胞计数	门诊												1					1			
	住院				1					1			1								
胎儿血红蛋白	门诊																				
	住院			1								1									
HEINZ小体	门诊														1						
	住院		1									1									
血球压积	门诊					1				1			1	2			1		1		
	住院	16	12	18	20	30	19	14	12	8	18	12	14	16	20	19	15	18	14	18	16
血红蛋白	门诊					1						1					1				
	住院			2	1			3			1			2			4		1	2	1
血红蛋白 A$_2$	门诊																				
	住院	1		1			1		2				2			1			1		
血红蛋白电泳	门诊																				
	住院		1		2		1	1		1	1	1		2		3	1		1	1	1
RBC、WBC、Hb	门诊	5	9	6	8	14	12	3	10	9	7	6	4	12	8	9	7	4	6	12	11
	住院	72	86	80	90	83	96	90	78	82	84	96	74	83	99	96	88	79	83	84	79

3. 计算机工作量统计法　应用计算机进行工作量统计是一种便捷、高效的方法。计算机是累计工作量统计数据的最好工具，但需要有一套确保工作量得以准确统计的特定程序（如在化学检验中，为建立标准工作量水平的文件，确保只有临床实验室工作人员收集的标本才计入标本采集的程序，保证组织学检验中载片的精确计算）。

第三节　应用工时单位分析劳动生产率

工时单位除了统计工作量以外是劳动生产率、成本核算、预算、计划和测算经济效率等方面是一个有效的管理手段。本节主要叙述临床实验室劳动生产率的分析。

一、劳动生产率的定义

生产率的准确定义是产出与投入的比率，即某一工作人员或一组工作人员每人每小时完成的工时单位，可表示为：工时单位/人/时。在 CAP 工作量记录方法中，产出是指一种工作量。它是用每项独立的操作程序的原始计数与其单位值的乘积的总和。其计算式如下：

$$\frac{总工时单位数}{小时数}＝劳动生产率（工时单位/小时）$$

根据时数的性质，劳动生产率又可分为有酬劳动生产率（Paid Productivity）、出勤劳动生产率（Worked Productivity）及工作量劳动生产率（Workload Productivity）三种。

1. 有（付）酬生产率　是表示工时单位总数与有（付）酬时数的比值。有（付）酬时数由全部应付工资的时间组成,包括有酬的假日、节日、脱产学习的时间,实际加班时间以及其他不在岗位付酬的时间(例如:临时任务、丧假、事假的缺勤)在内。有(付)酬生产率是完成临床实验室工作量所需要的全部人员的一项综合的生产率指标,是三种生产率中最低的一种,因为缺勤不可能产生工时单位(工作量),但仍作为有酬工时计算。有酬劳动生产率的算式如下:

$$\frac{总工时单位数}{有酬小时数}=有酬劳动生产率(工时单位/小时)$$

计算有酬劳动生产率时应包括工资单上所有的全部临床实验室的工作人员。为了便于临床实验室与独立的专门做门诊检验的实验室比较,CAP规定的记录员、送标本的人员、学生、在实验室工作的内科医师、病理医师、博士衔的高级人员一般不包括在内。但有时要包括他们所产生的有酬工时,例如学生在做静脉穿刺的助手与他们接受正规训练时不同。同样,内科医师或博士衔的高级人员在发挥主任或技师的作用时也要计算有酬工时单位。

2. 出勤(工作)生产率　是表示总工时单位数与出勤(工作)小时数的比值。出勤(工作)小时数系有酬小时数与有酬离岗小时数之差。有酬离岗包括假日、节日、病假、脱产学习、丧假及事假的离岗在内。实际加班时数要按实际时数计算,而不能按报酬率计算。因此,有酬劳动生产率与出勤生产率的比较可以反映有酬离岗对生产率的影响。出勤劳动生产率的算式如下:

$$\frac{总工时单位数}{出勤小时数}=出勤劳动生产率(工时单位/小时)$$

出勤小时内完成的工作量包括明确工时单位的工作量及未明确工时单位的工作量(如讲课、从事科研、开会、出差,非常规调试仪器等)。

出勤(工作)生产率是产出与有效劳动资源的比率。相对有酬生产率与出勤生产率进行比较,可以看出假期、节日、病假和其他不在岗时有酬时间的影响。

3. 明确工时(工作量)劳动生产率(specified productivity)　是指工时(工作量)单位数与出勤工时数减去未明确工时单位的工时数的比值。

$$\frac{总工时单位数}{明确小时数}=明确工时生产率(工时单位/小时)$$

因此明确工时劳动生产率与出勤劳动生产率的比较,可以反映未明确工时占整个临床实验室的工作量。按照理论,唯有明确工时劳动生产率每1个小时能够接近60工时单位。但是,实际上由于多种因素的影响,不可能达到每1个小时60工时单位,如每个操作之间消耗一定的等候时间,仪器故障、急诊化验项目等可使明确工时劳动生产率降低。

劳动生产率的表示方法很多人主张用百分率而不用每1h工时单位值。用百分率表达时可将每小时工时单位值,乘100除60。或者简单地将劳动生产率每1h工时单位除以0.6即可。

二、劳动生产率的计算举例

假设某临床实验室A组有8个工作人员的编制,所以全组每年有酬工时数为8人×8时×5天×52周=16640,每个工作人员有15天休假、10天法定假及6天病假。A组全年工作量为680000工时单位,计算其有酬劳动生产率及具体劳动生产率。

1. 有酬劳动生产率

$$\frac{680000}{16640}=40.9(工时单位/小时)$$

或:680000÷16640=40.9工时单位/小时

用百分率有酬劳动生产率可表示为:40.9÷0.6＝68.2%

通常有两种情况消耗工时而降低劳动生产率,第一种是支付工资而未实际工作,如休假、法定假和病假。大约降低劳动生产率的12%～17%,第二种情况是未明确工时的工作量及等候时间约降低劳动生产率20%～30%。

2. 出勤劳动生产率

(1) 先计算该组付酬但未工作的小时数

每年付酬不工作时数 ＝(15＋10＋6)×8×8 人

＝1984 小时/年

(2) 计算每年总出勤时数

每年总出勤时数 ＝(每年总付酬时数－付酬不工作时数)

＝(16640－1984)

＝14656 小时/年

(3) 出勤生产率

$$\frac{680000}{14656}=46.4(工时单位/小时)$$

用百分率出勤劳动生产率可表示为:46.4÷0.6＝77.3%

3. 明确工时(工作量)劳动生产率

(1) 计算该组未明确工时的工作量,具体包括每人每周一次1.5小时的业务学习,一名负责人每天2小时的行政管理工作,一人每月8小时的材料领供工作,每年200小时的科研工作。

即:(1.5 小时/周×49 周/年×8 人)＋(2 小时/天×229 天)＋(8 小时/月×12 个月/年)＋200 小时＝1342 小时/年。

(2) 计算每年总明确工时数

每年总明确工时数＝(总出勤时数－未明确总工时数)

＝(14656－1342)

＝13314 小时/年

(3) 明确工时(工作量)劳动生产率

$$\frac{680000}{13314}=51.1(工时单位/小时)$$

用百分率明确工时劳动生产率可表示为:51.1÷0.6＝85.2%

三、分   配

工作量统计是以临床实验室各专业科室为结算和评价生产率基本单位,而工时计算主要以实验内容和数量进行纵向核定的。在实际工作中,某一科室工作人员所做的工作是为整个实验室多个专业科室提供服务的,而且许多这类工作并没有确定的单位值。例如质量控制,技术水平测验的监督,重复的电话结果报告,实验室行政管理工作就属于这类活动。另一种情况是,某一科室完成的工时数量可能记录在另一专业科室。例如标本的采集、分离和清理的工作量统计在别的科室内。因此,为更加准确地、公平合理地统计工作量和分析生产率情况,必须对上述工作量分配到相应的专业科室。

计算分配工时十分复杂,方法较多,不存在一种绝对精确的分配方法。在实际工作中应选择一种较恰当的方法。如上述关于标本工作量问题,可根据具体情况,将标本的采集、分离和清理的全部工作量分解到各有关科室。下面仍以 A 组为例计算其总有酬工时。

若实验室全年全勤工时相当值为 33,待分配全年全勤工时相当值为 3,A 组全年全勤工时相当值为 6,则 A 组应分配全年全勤工时率为:

$$\frac{6}{(33-3)}=0.20$$

实验室总的分配工时数 $=3×8×5×52$

$$=6240$$

A 组的分配工时数 $=6240×0.20$

$$=1248(工时/年)$$

A 组 8 人总有酬工时数 $=16640+1248$

$$=17888$$

A 组总有酬劳动生产率

$$\frac{680000}{17888}=38.0(工时单位/小时)$$

在计算临床实验室某组的劳动生产率前,必须将其分配工时包括在总有酬工时内。

四、劳动生产率的应用

劳动生产率是进行经济成本核算,评价工作效率的客观指标,在临床实验室管理工作中具有作用。

用于同专业不同科室的比较。依据有酬生产率、出勤生产率和明确工时(工作量)劳动生产率三个指标,可以在同专业不同科室之间比较,如果有酬生产率和出勤生产率比其他科室低,而明确工时生产率相似或更高,说明在明确工时的活动上花费的时间较多。

作为人力资源配备和调整的依据。如果某组的工作人员超负荷运转,而另一个组工作量不足,人员富余,那么,工作量数据就定量地确定这种不平衡状态,采取措施进行调配。

五、未明确工时的工作量分析

未明确工时的工作是临床实验室工作中有机组成部分。由于其具有不确定性,且占一定份额总工作量,对临床实验室的成本有直接影响,应予以研究分析。

分析和确定未明确工时的方法最常用的有五种,即:采访法、直接观察法、标准数据法、录像分析法和工作人员日记法。

1. 采访法　由经过训练的采访人员与实验室工作人员的交谈来获取信息,分析未明确工时时数。此法受主观因素的影响较大,有时被采访者可能故意做出错误的回答,或者并不能确定其他人员所花费的时间。

2. 直接观察法　由一名或几名受过培训的观察员对临床实验室工作进行充分的观察,以得出正确的统计结果。需要经过多次反复观察才能得到较为准确的结果,有时,即使是经过训练的观察员也不能准确地确定所完成项目的时间。观察员在周末、大夜班或小夜班工作也是困难的。

3. 标准数据法　标准数据由 CAP 提供。如:推断单位值("e")。

4. 录像分析法　将某项工作全程录像来分析确定其标准时间。该法主要用于制定某些特殊工作的标准时间。

5. 工作人员日记法　这是一种常用的方法,适用于工作人员较多的实验室,尤其是适用于多班次,或每周七天工作制的科室。所要记录的内容见表 10-9。一般以 1～2 周为一个周期。取其平均值,该值可使用一个较长时期,但这些平均值每半年至 1 年要审查一次。

工作人员日记法有两方面的不足。一方面是由于主观的原因,希望别人认为自己工作繁忙,其客观性受到质疑。另一方面,一次性日记选择的记录时间可能不能真实地反映实际的情况。

表 10-9　临床实验室工作人员工作日志(工作量分析表)

姓名　　　　组别　　　　班别　　　　日期　　　　星期

从事下列各项工作时,用"X"* 记号填入右侧时间空格内	0 0	1 5	3 0	4 5	0 0	1 5	3 0	4 5	0 0	1 5	3 0	4 5	0 0	1 5	3 0	4 5	0 0	1 5	3 0	4 5	0 0	1 5	3 0	4 5	0 0	1 5	3 0	4 5
明确工时工作																												
1.标本收集																												
2.其他工作																												
未明确工时工作																												
3.算账与开票																												
4.行政工作																												
5.处理个人事务离岗																												
6.统计工作量																												
7.事务性辅助工作																												
8.计算机使用																												
9.信件处理																												
10.献血员登记																												
11.对学员或进修学员小讲课																												
12.授课																												
13.其他教育活动																												
14.房屋管理/消毒隔离工作																												
15.未明确工时的实验操作																												
16.联络工作																												
17.仪器大修																												
18.会议**																												
19.安排工作																												
20.购物或分发																												
21.质控活动																												
22.明确及开发																												
23.等待或空闲时间																												
24.电话联系																												
25.用餐																												
26.其他																												
总"X"数																												

* 以每小时的 15min 为单位,将从事的主要工作用"X"填入相应的时间空格内。

** 会议要说明时可填在本表的背面。

本工作日志在填报期内,每班工作结束时填妥上交。

第四节 成本核算

成本核算是企业经济管理的一种方法。随着市场经济的不断发展和完善,医院作为社会公益性卫生事业的组成部分,其经济管理越来越受到医院管理者的重视,医院的成本核算也已成为医院经济管理的重要手段。特别是医疗卫生服务体制改革的进一步深化,实行医院二级成本核算有其必要性。成本核算的目的是通过对医疗服务成本进行核算与管理,更新临床实验室的经济管理概念,提高科室员工的成本意识,减少浪费,从而提高实验室的社会效益和经济效益,增强实验室在市场经济条件下的竞争能力;临床实验室实行成本核算,有利于落实责任制,有利于贯彻责、权、利相结合的原则。

一、几个基本概念

(一)成本

1. 成本(cost) 是生产过程中所消耗生产资料的价值和劳动者的劳动报酬。在企业是指产品生产中所耗费的各种费用的总和,包括生产资料的各项开支和工资支出(如原材料、能源消耗、折旧费、劳动者工资和奖金等)。在临床实验室中,它包括技术人员和辅助人员的工资、奖金,在实验检测中所消耗的各种药品试剂,水电等能源消耗,以及固定资产折旧等。

2. 成本分类

(1)按成本计入方式可分为直接成本和间接成本。

1)直接成本:是指为某项检测服务项目消耗的费用,即可直接计入该项试验的成本。包括人员工资、药品试剂费和低值易耗费等,都可以将实际发生额直接计入其中。

2)间接成本:是指无法直接计入某项检测试验成本中,需要经过分摊的成本。

(2)按成本的可控性可分为可控成本和不可控成本。

1)可控成本:指某一期间内,在某个小组或某个人的责任范围内能直接确定和控制的成本。

2)不可控成本:指某一特定部门无法直接把握或不受某一特定部门服务量直接影响的成本。

(3)按成本与服务量的关系划分

1)固定成本:在一定时期和一定服务量范围内,成本总额保持相对稳定,不受服务量变化影响的成本。如医疗服务中的房屋、设备、人员工资等,在一定时期内不会因就医人数的增多而增多。

2)变动成本:指成本总额与服务量呈正比例变化的成本。如低值易耗品、检测试剂费等均属于变动成本。

3)混合成本:指成本总额随服务量的变化而变化,但不一定保持正比例关系。例如,由于患者不断增多而增聘的护理人员,使工资成本突然增加,并维持一定的时间不变;随着患者的再度增加,工资成本又会增加,表现为阶梯式增长。

(二)费用

在同期用来与收入配比的支出称为费用(expense)。在企业中是指在一定期间内生产经营过程中所发生的全部资金的耗费。包括购买原材料、燃料、动力的支出,工资及职工福利、大修费用等。在临床实验室中,是指开展业务活动所发生的现金流出。成本费用分为直接费用和间接费用。

成本和费用都反映服务生产过程中资源的耗费,但两者的区别是:生产费用与一定期间相联系,而不论它是用于哪一种产品的生产;产品成本是指为生产某种产品所消耗的费用,而与生产期间无关。

(三)成本核算

1. 成本核算(cost accounting)　是指企业对产品生产过程中各种费用进行汇集、计算、分配和控制的过程。它是企业会计的一种专门方法,是对生产过程中发生的费用,按照成本计算对象,并分别按成本项目进行归集,以确定各对象的总成本和单位成本。成本核算作为一种经济管理理论与方法已在各种行业广泛采用,实验室成本核算就是对实验室的业务活动过程中的人力、财力和物力进行控制,有效配置有限资源的过程。实验室实行成本核算的目的,是实现实验室社会效益和经济效益最大化,为病员等服务对象提供优质、高效、低耗的服务。成本核算作为一种经济管理的理想和手段,已被管理思想广泛渗透,在一定程度上成本核算的广义已扩展至成本管理。

2. 临床实验室实行成本核算的意义

(1)加强实验室资产的管理,防止国有资产的流失:对临床实验室的资产实行价值管理有利于资产的账物相符,保证资产的安全完整.

(2)促进临床实验室提供优质低耗的服务,提高市场竞争力:医疗服务不可能完全市场化,临床实验室只能通过实行成本核算,减少浪费、降低消耗来提高经济效益,在市场竞争中处于优势地位。

(3)及时了解变化:通过成本核算和分析,可以及时反映临床实验室成本的变化情况,便于管理人员采取相应措施,控制成本,提高经济效益。

(4)促进临床实验室经济管理的科学化和现代化:成本核算是一种有效的经济管理方法,它不仅提高临床实验室的经济效益,而且促进实验室经济管理手段的改善和管理自动化的应用。

(5)强化成本意识:可以强化临床实验室医务人员的成本意识和自身管理,使其自觉开源节流、降低成本,以较少的投入获得尽可能多的经济效益。

(四)成本管理

成本管理是以降低成本,提高经济效益,增加社会财富为目标而进行各项管理工作的总称。成本管理在实验室中,包括对检测服务成本投入的计划、实施、反馈、评价、调整和控制等各环节和全过程。成本管理对实验室经济效益起决定性的作用。

二、成本核算的原则

(一)客观性原则

实验室成本必须正确反映实验室前一时间段发生的经济资源耗费,成本计算应当按实际发生额核算成本,不得以估价成本、计划成本代替实际成本。收入与费用的表达建立在实际发生的基础上,保证会计核算与会计信息的真实可靠。

(二) 可比性原则

可比性原则是指实验室会计必须符合国家的统一规定,提供相互可比的会计核算资料。要求实验室在选择会计处理方法时,应当选择国家统一规定的会计处理方法;在编制财务报告时,应当按照国家统一规定会计指标编报,以便不同的实验室会计信息的相互可比,使实验室间的对比分析,能够有效地判断实验室经营的优劣,据此做出有效的决策。

(三) 一致性原则

一致性原则就是指实验室进行成本核算时采用的会计程序和会计处理方法前后各期必须一致,不得随意变更会计程序和会计处理方法。成本核算中各种成本费用的计价方法、固定资产折旧方法、间接费用的分配方法等具体的成本计算方法,前后会计期间必须保持一致,不得随意变更,这样才有可能统一口径,前后连贯一致,相互关联,具有可比性。当然,在必要时,对采用的会计程序和会计处理方法也是可以作适当的修改。例如,当实验室的某些情况发生变化时,或国家有关政策规定发生重大变化时,可以根据实际情况,选择使用更能客观反映实验室经营情况的会计程序和会计处理方法进行成本核算。

(四) 权责发生制原则

权责发生制原则是指收入、费用的确认应当以收入和费用的实际发生作为确认计量的标准,凡是在本期已经决定并应列支的成本,不论本期实际是否已经支付,都应列入本期间内。本期支付应由本期和以后各期负担的费用,应当按一定标准分配计入本期和以后各期;本期尚未支付,应由本期负担的费用,应当预提计入本期,进入"待摊费用"和"预提费用"两个科目核算。权责发生制原则从时间上规定会计确认的基础,其核心是按照权责关系的实际发生期间来确认收入和费用。根据权责发生制进行收入与成本费用的核算,能够更加准确地反映特定会计期间真实的成本支出及经营成果。

三、实验室成本费用核算方法

(一) 成本费用分类原则和步骤

1. 成本费用分类原则

(1) 成本项目分类应与实验室会计核算科目及财务报表项目相适应,以便于数据收集。

(2) 成本项目分类应与成本归集与分配方法相适应,有利于不同成本项目采取不同的归集分配方法。

(3) 成本项目分类应满足其经济管理和成本控制的需要。

2. 成本核算包括四个步骤　确定成本的分类项目;归集直接费用与分配间接费用;分摊保障服务费用和管理费用;期末结转收入支出、计算收益。

(二) 划清成本费用界限

1. 正确划分计入成本和不计入成本的费用支出界限　由于实验室的活动是多方面的,费用的支出用途也是多方面的,不同用途的费用应列入不同的支出科目。为临床检测服务所发生的费用以及实验室业务管理活动所发生的费用。

2. 正确划分本期支出和非本期支出界限 一定时期发生的费用,与实验室业务活动周期不完全相同。本期支付应由以后各期负担的费用支出,应按一定的标准分摊计入本期和以后各期,即设置"待摊费用"账户核算。本期尚未支付,但由本期负担的费用支出,应设置"预提费用"账户预提计入本期。

3. 正确划分各类成本项目 实验室成本项目有多种,在归集成本时,应按不同的成本项目类别进行归集、录入,以便日后的汇总、分析。如:各种人力成本、材料成本、血液成本、各种管理成本等应按明细录入。只有按明细录入,日后才可能对不同的成本差异进行有针对性的分析。

四、人力成本核算

人力成本主要包括工资费用,如各种工资、津贴、奖金,各种补助费、职工福利费及社会保障费等用于职工个人的费用。工资费用是根据国家劳动工资制度,按职工从事工作性质,工作量以货币的形式,支付的劳动报酬和按规定支付的奖金、补贴等福利待遇。这部分资金属于个人消费基金,在实验室全部成本费用中占有很大的比重。加强对人力成本费的管理,对正确计算实验室成本、合理使用资金、减员增效、降低成本具有重要的意义。

五、固定资产折旧费的核算

固定资产是指一般设备单位价值在 500 元以上,专用设备单价在 800 元以上,使用年限在 1 年以上,并在使用期内基本保持原有的物质形态的资产。

固定资产按其自然属性和使用情况,可以分为一般设备、专用设备和房屋及建筑物。

(一)影响折旧费计提的因素

1. 折旧基数 计算固定资产折旧的基数为取得固定资产的原始成本。

2. 固定资产净残值 是预计固定资产报废时可以收回的残余价值,扣除预计清理费的数额。

3. 使用年限 固定资产使用年限的长短,直接影响各期应提折旧额。确定使用年限要考虑固定资产的有形和无形损耗。一般情况下,1 千元以上的医疗设备折旧 6～10 年;1 千元以下的医疗设备 1 年;非医疗设备及其他固定资产的使用年限,根据实际情况而定;房屋及建筑物的使用年限为 10～50 年。

(二)固定资产折旧费的计提范围

应计提折旧固定资产包括:在用的医疗设备、一般设备、修理停用的设备、当月减少的固定资产和房屋及建筑物。

固定资产折旧按月计提。本月新增的固定资产,当月不提折旧,从次月开始提取;当月减少或停用的固定资产,当月仍计提折旧,从次月停止计提;已提足折旧仍继续使用的固定资产,不再计提折旧;提前报废的固定资产不补提折旧,其净损失计入当期损益。

（三）固定资产折旧费的计提方法

1. 平均年限法　是按固定资产使用年限平均计算折旧。主要适用于房屋及建筑物等使用寿命较长或相对稳定的固定资产。

2. 工作量法　是按固定资产所能工作的时数平均计算折旧。以固定资产的原值除以固定资产在使用寿命期间规定完成的工作总量。适用于按单位工作时数计算的固定资产。

3. 加速折旧法　又称递减折旧法，是以较快的速度计提各期折旧。适用于科技含量较高的电子类固定资产。其特点是折旧率高和折旧额逐步递减。

（侯永生　徐喜林）

第十一章　科学研究及其管理

1. 科研设计与科研选题的基本原则。
2. 医学实验论文撰写的基本原则。
3. 科技成果鉴定程序。

科学研究是人类探索未知、创造、发展和应用知识的认识活动过程。我国国家教育部对科学研究的定义是：为了增进知识包括关于人类文化和社会的知识以及利用这些知识去发明新的技术而进行的系统的创造性工作。医学科学研究是探索人体生命本质和疾病相互转化的规律，寻求防病治病和恢复健康的方法的认识活动过程。因此，科学研究的本质特征是创造性与非重复性，并同时具有探索性、继承性和复杂性的特征，其表现形式为"信息"——知识产品。

实验室是科学研究的重要阵地，检验科具备了得天独厚的条件，让检验人员结合自己的本职工作，进行独立科研或进行科研协作，可以有效地激发他们的工作情趣，以科研工作的压力促进其更深入地了解掌握仪器设备的正确操作使用；结合仪器应用研究的进展，尽可能开发新功能，发挥仪器的最大工作效能，从而有效地促进科研。检验人员应积极参与研究工作，实验室业务骨干应结合自己的工作进行文献调研、书写综述、实验及总结、撰写论文。

第一节　科研选题与设计

一、科研课题的种类

（一）根据研究目的分类

联合国教科文组织将"科学与技术活动"定义为，指在各科学技术领域，即自然科学、工程和技术、医学科学、农业科学、社会科学及人文科学领域中与科技知识产生、发展、传播和应用密切相关的系统活动。科学技术活动分为四大类：研究与试验发展活动、研究与发展成果应用、科技教育与培训和科技服务。研究与试验发展（R&D）是最重要的科技活动，其又分为基础研究、应用研究和发展研究三大部分。

基础研究（fundamental research）是指为获得关于现象和可观察事实的基本原理及理论性工作，它不以任何专门或特定的应用或使用为目的。通过基础研究可获得对自然界更充分的了解，基础研究的成果常常对广泛的科学领域产生影响，并常说明一般的和广泛的真理，它的成果常为普遍的原则、原理或定律。应用研究（applied research）是指为获得新知识而进行的创造性研究，它主要针对某一特定的实际目的或目标，是把理论发展到应用的形式，针对一定的实际应用目的去发展理论研究成果，并为达到某种特定的和预先确定的实际目标提供新的方法或途径。发展研究（development research）也称开发研究或试验发展（experimental development）是指运用基础研究或（和）应用研究和实际经验所获得现有知识，为生产新的产品、材料和装置，建立新的工艺、系统和服务,以及对已产生和建立的上述各项做实质性的改进而进行的系统工作。应用研究与发展研究的区别在于,前者为达到实际应用提供应用原理、技术途径和方法,原理性样机或方案,这是创造知识的过程。发展研究并不增加科学技术知识,而是利用或综合已有知识创造新的应用,与生产活动直接有关,所提供的材料、产品装置是可以复制的原型,而不是原理性样机或方案,提供的工艺、系统和服务可以在实际中采用。

(二) 根据研究课题的来源分类

1. 指令性课题　这是由上级主管部门或国家根据部门或全国长期或短期发展规划的要求,以行政命令方式指定有关单位或个人必须在某一时段完成某一针对性很强的科研任务。这类课题的经费额度较大,但获得指令性项目,必须具有雄厚的研究实力。如血吸虫病防治课题,计划生育课题等。

2. 指导性课题　又称招标性课题。这是国家及主管部门根据医药卫生科学发展的需要,将科研拨款制度从行政性拨款过渡到以"指标制"、"基金制"为主,引入竞争机制,采取公开招标方式落实计划。在招标中,实行自由申报,同行专家评议,择优资助。

3. 自选课题　即研究者自行选定的课题。这些课题为研究者发生兴趣或在科研、教学或医疗实践中遇到的需要解决的实际困难。

(三) 其他分类

(1) 按活动规模划分为大中小几级项目,分别称为一、二、三……级课题。低级课题也叫子课题。某些一级课题牵涉面广,需要较多的协作单位,并要动员较多的科研人员参加科研工作,通常可分解为若干个二级、三级或更低级的子课题。由各有关单位分头开展研究。在统一组织领导下,通力合作来完成总任务。

(2) 按所需时间划分为长远项目和短期项目。一般说来,长远项目的目标较高,所需时间较长,所需的人力也较多。长远项目通常可划分为若干个阶段项目,逐步开展,依次完成,最后得出总成果。

二、科　研　选　题

科研选题就是形成、选择和确定所要研究和解决的课题。在科学研究中,最困难的、最需要具有远见卓识的,就是能够选好课题。

(一) 认识科研选题的重要性

(1) 科研选题是科学研究过程的起点和核心。科研选题决定着科研人员的主攻方向、所需人才结构、采用的科学方法和途径以及设备试剂等,也事关研究工作的进展速度、成果大小抑或成败。课题选择恰当,具有开拓性和创造性,就能保证科研水平的提高,取得有价值的科研成果;相反,课题选择失当,则可能劳神费时,久攻不克,造成人、财、物和时间等资源的巨大浪费。

(2) 科研选题的前提是善于发现问题。辩证唯物主义认为,要敢于在实践基础上不断地提出新问题和解决新问题,对真理的科学认识才能不断地向前发展。在科学研究中如果没有问题,科学也就停滞不前了。爱因斯坦认为:"提出一个问题往往比解决一个问题更重要,因为解决问题也许仅仅是一个数学上或实验上的技能而已,而提出新的问题,新的可能性,从新的角度去看待旧的问题,需要有创造性的想象力,而且标志着科学的真正进步。"

(3)科研选题事关研究人员成才与否。从大量科学技术问题中选择有价值的科研课题,不仅反映出一个科研人员的工作态度和方法,而且还反映出他的知识水平和研究能力,富有相关知识和经验的科研人员不同于新手的很重要一点就在于懂得什么问题值得研究及如何解决问题。从培养人才的角度看,科研人员应有较多机会到实践中去,培养和锻炼选题能力,并把其作为科研入门的基本训练,以有利于有胆识、有战略头脑的一代新人更快地成长。

不管是国家、集体的还是个人的科学研究活动,若想取得重要的研究成果,选题是关键因素,事关科研工作的全局,事关科研工作的成败。

(二)遵循科研选题的原则

选择好科研课题需要遵循以下几项基本原则:

1. 需要性和针对性　这种需要包括开拓科学的领域、更新科研理论、改进科研方法等,还指生产、生活亟待解决的问题等。恩格斯有句名言:"社会一旦有技术上的需要,则这种需要就比十所大学更能把科学推向前进。"科研工作应从我国的国情出发,选择那些国家或社会急需的课题从事研究。

选择一项课题最好是在自己比较熟悉的、与工作实践紧密相关的领域,目标要明确,命题不宜过大。需要长期研究的有长远目标的课题,也应该确定如何启动、如何开始,所以每一步的目标仍然不能太大。临床人员从事实验室研究也应紧密围绕临床,密切联系实际去选题。力求问题要精、立意要深。

2. 效益性和实用性　完成课题所需的人力、物力、财力必须是经济合算的,应该尽可能做到以最小的人力、物力和财力,获得最理想的科研成果。科学研究强调研究成果的实用价值,因为人类任何方面的进步和发展几乎全部基于科学研究的进步和发展。因此,科研课题的选题应具有实用性,针对当前国内、外医学发展前沿设计课题,每一个学科应有明确的研究方向及核心课题,同时课题的选择在理论上应具有一定的学术价值,在临床实践中应有一定的现实意义,具有一定的社会效益。从而由理论带动实践,同时带动经济效益,真正能在临床上推广应用。

3. 创新性和科学性　创新是科研的生命和灵魂,是衡量研究水平的主要标准,主要体现在观念、概念、方法、应用等方面。科学研究是要解决前人没有解决或未完全解决的问题,因此它必然要求创新,要有自己的独到之处,只有如此才能不断揭示自然的规律和本质,才能不断揭示生命和生命现象演变的过程中健康与疾病的本质及其发展规律。选题一经解决,将能在科学理论上或技术上引起突破,或者能填补科学技术的空白,或者能够开拓新的科研领域,或者能补充、丰富原有的理论学说乃至创立新的理论、学说。

科学性原则要求我们既要尊重事实,又不拘泥于事实;既要接受已有理论的指导,又要敢于突破传统观念的束缚。科研选题要"有理、有据",必须深刻掌握科学理论、充分了解拟选课题的国内外最新科研动态和发展趋势,避免选题水平低和(或)重复。另外,要有可利用科学方法加以解决的可能性。因此科学虽然无禁区,但选题还是有一定限制的,力戒主观随意性、盲目性和虚假性。

4. 可行性　科学研究的思想应该具有超前的展望性甚至是幻想性,但科研实践的条件是具体的。根据实际具备的和经过努力可以具备的条件来选择课题,对预期完成课题的主、客观条件尽可能加以周密的准确估计。既要充分考虑研究者的知识结构、研究能力、技术水平、课题兴趣等,也要充分考虑是否具备完成课题所必需的社会条件、经济条件和科学技术条件,如必要的资料、设备、物资、经费、合作者特长、样本来源、相关学科的发展和市场情况等。临床实验室由于受财力、设备、人力和技术力量等各方面的因素限制,应根据实际情况,刚开始从事科研工作时一般以开展短期性项目为主,因为短期性子项目更为具体,比较容易实现。

总之,要从实际出发,从发挥自己的优势出发,使科研课题能按照预定计划完成。当然,坚持可行性原则也要防止只讲条件,无视人的主观能动性,害怕困难的保守思想。

三、科 学 研 究

(一) 立项

1. 课题初选

(1) 通过文献启发选题:长期关注、阅读自己专业及相关领域的权威期刊,长期追踪自己特别关注的专题。在阅读文献时要学会科学地、独立个性地思考,以逆反的、发散的思维去捕捉瞬间灵感,得到启发就记录下来,经过积累、筛选就会有良好的选题。

另外,经常阅读文献的人,均有机会发现一篇论文、一个方法、一项技术由于某些主客观原因总会有一些不足,当条件具备时,在此基础上进行改良,提出自己的研究课题,以减少课题在低水平上的重复。

(2) 从临床实践中选题:要做有心人,在医学实践工作中注意积累经验和资料,当量积累到一定程度时,就可以进行整理、归纳,能很容易提出新问题。

更重要的是,经常会遇到各种实际问题,这就为选科研课题提供了有利条件。遇到实际问题,要多问几个为什么,要刨根问底地去探索,要大胆提出设想,特别是反复出现某种现象,而现有知识又不能圆满解释,就意味着有未知的规律、原理值得探究。

由于这类选题直接来源于临床实际,有着非常强的针对性,所以一旦攻克,就具有较强的理论及应用价值,而且容易推广应用。

(3) 运用借鉴移植的方法选择课题:把应用于其他学科或领域的新成果、新技术、新方法移植应用于本学科或本专业,为我所用。例如检验医学接受了物理学、化学和计算机技术等的渗透,如今在检测技术、仪器设备和数据处理等方面已取得长足进步。检验医学能否继续应用、能否更好地应用这些非本专业的新出现的理论、技术和材料等,需要科研人员进行大量的科学实验和临床实验。

(4) 从学科交叉的边缘区和空白区选题:半个多世纪前,控制论的创始人维纳指出:"在科学的发展上,可以得到最大收获的领域是各种已经建立起来的部门(学科)之间的被忽视的无人区。"随着医学科学技术的飞速发展,学科高度分化与高度综合,产生相互交叉和相互渗透,在这些学科的边缘区交叉区有着大量的研究课题,我们可以从中选择适合自己的研究课题。这要求科研人员具备良好的创新思维和跨学科学习的能力,而且还要在文献检索、多语种语言能力、计算机应用技术等方面有较强的水平。

(5) 从学术争论中选题:在学术上对于同一问题,同一现象,由于观察问题的角度不同,方法各异,存在着不同观点,不同认识,甚至产生激烈的争论,这是科学发展中常见的事。许多科研人员的研究课题,常常是从有争论的问题开始的。各种学术讨论会、学术讲座和论文答辩会等提供了学术争鸣和交流的良好机会,是聆听各种意见和见解、启迪灵感的最佳环境,在这里很可能找到适合自己的研究课题。

(6) 根据科研招标项目指南选题:国家科技部、省科技厅、卫生部等部门发布的科研项目招标指南即科学技术发展规划,如国家"863"计划、国家"十五"、"十一五"攻关项目计划、国家自然科学基金项目招标指南等,明确提出鼓励研究的领域和重点资助范围,提供一系列可供选择的基础研究、应用研究项目和课题,具有权威性,但都比较宏观和笼统。"863 计划"2008 年度在生物和医药技术领域设置了"基因操作和蛋白质工程技术"、"新一代工业生物技术"、"生物信息与生物计算技术"和"现代医学技术"4 个专题,共支持 8 个研究方向为目标导向类课题。

(7) 主动争取与国内外著名学科协作:承担著名学者研究分题或研究专题,这对于在国内外缺乏知名度的科室是一个较好捷径,同时也可以解决经费不足的问题。

(8) 从媒体报导获得选题信息:如我国在 2003 年发生的 SARS 疫情,近年来结核病似有卷土重来之势,环境污染导致癌症发病率上升,食品污染导致某些疾病的发生,工作和学习紧张使得抑郁症病人增多等,这些信息都可进行科研课题的探讨。

2. 查阅文献,确定题目 初选的课题不一定十分具体,也可能不止对一个课题有兴趣,在众多课题面前,可以根据现有技术知识、实验室条件以及学科发展方向等,加以选定。初选的课题要尽可能多地查阅文献资料,了解课题的历史和现状,哪些问题已经解决,哪些问题尚未解决,问题的症结何在,有无解决的前景。解决这些问题的意义如何(学术价值和实用价值),是否具备解决这一问题的能力与条件等等,查阅文献不仅包括本专业的各种期刊、网站、医学数据库,还应包括研究生论文,科研成果数据库及各种专利资料。在查阅文献的过程中,不要刻意找一些可以佐证"初始意念"的内容,随即进行适当的修正,或进行一项更先进、更可行、意义更大的研究。在查阅文献、调查研究和充分掌握信息的基础上,经过科学构思得出具体的科研题目,即立题。科研题目一般包括主要的研究内容和课题特色(或创新点),作者在评审课题和科研成果时发现很多科技工作者忽视正确书写课题内容或是忽视了课题特色,有的把课题写得很大,似乎无所不包,有的又将题目写得十分平淡,看不出有何先进性或创造性,从科研题目中常可看出课题负责人的工作态度是否严谨及知识是否宽厚。立题是研究者在选题阶段科学构思的集中体现,研究题目定得明确而具体,表明研究者的思路清晰,可望获得预期的结果。

3. 论证 初选课题,一定要论证,这是避免重复研究、造成浪费,保证课题选准、选好的有效方法,也是各级科委审查科研选题的着重点。论证是指用证据来证明论题真实性的过程。实际上就是充分调查研究,判明情况,从系统的观点出发,研究分析解决各种错综复杂的矛盾。从多角度进行论证,如选题的依据、选题的历史概况、现代进展、本课题与前人不同的特点及创新之处;假说的形成过程及其内容,采取的实验手段及水平,各工作阶段取得阶段性成果的可行性;预期结果、课题的学术价值和应用价值等。

对基于不同目的的课题,其论证的侧重点有所不同,如基础研究侧重于是否有足够的能力验证各种设想、理论或定律,而应用研究和发展研究侧重于是否能解决某一实际问题或建立新方法、新工艺、新产品或产生专利。无论何种课题在论证时,特别要关心的是创新性和可行性。

论证的常用方法可采用撰写综述,召开课题报告会,并邀请同行专家评审,进行预实验,查新检索。撰写综述前要尽可能多地阅读本研究领域的国内外文献,尤其是近五年来的文献。综述不仅是文献的罗列,通过综述某一研究课题,必须了解到,已经解决了哪些问题,哪些是有争议的问题,目前特别需要解决哪些问题,该研究领域的发展前景是什么。通过撰写综述,可以初步了解本人所初选的课题是否具有新意,是否可行。开题报告会可起到两方面的作用,一是报告者通过介绍自己的研究思路,从而深化对课题的了解。另外可通过向本实验室人员、本课题组人员或外单位的同行专家介绍课题,请他们提出对课题的修改意见。几乎每一次的报告会都会有许多修改意见或碰撞出一些新的"火花",通过几次课题报告会,可使课题设计更趋于完善。申报省以上重大课题,进行预实验是必不可少的。预实验进行的越全面、越详细,并有足够的数据和结果、越能证明课题的可靠性。对一个老练的科学工作者来说,通过阅读其课题设计书中的预实验部分,就会感受到其研究成果几近呼之欲出了,这些研究课题的中标希望亦特别大。查新检索是由获得资格认定的文献检索机构和专业的科技情报调研人员针对课题研究者所提供的关键词和提出的要求,全面检索和收集一定时间跨度国内外与查新课题相关的文献资料,进行综合分析以公正、客观地写出查新报告,以之作为科研立题论证、成果鉴定或申报专利等的权威参考资料。

4. 课题设计书与投标 无论是自选课题还是申请资助,都必须要有课题设计书。一般应包括课题名称、国内外研究进展和发展趋势、研究目的和意义、研究内容和方法、主要技术关键和解决途径、采用的指标和研究手段,所需设备、经费预算,预实验情况,保障条件,研究周期,预期结果,成果提供形式,研究人员分工等。自选课题的设计书可简略些,但对国内外的研究动态和发展趋势要十分清晰,研究目的要十分明确。一般自选课题在实际工作中实施起来常遇到较大的困难,主要是经费困难和科研时间得不到保证,因此对于大部分自选课题来说,只要有机会,就应申请经费资助,争取正式立项。申请经费资助的课题应按照各基金委员会或行政主管部门的要求书写课题设计书,否则即使课题内容较好,有关主管部门也不会受理。大部分的空白设计书可从相应网站下载并打印后使用,如国家自然科学基金委员会(www. nsfc. gov. cn)、中华人民共和国科学技术部(www. most. gov. cn)、卫生部(www. noh. gov. cn)、江苏省科技厅(www. jstd. gov. cn)、联合国教科文组织(www. unesco. org)。

国家自然科学基金的招标每年一次,一般在年底发布招标通知,第二年2月份开始受理,3月或4月底截止。主要为基础研究项目,一般分为面上项目、重点项目、重大项目、国家杰出青年科学基金、创新研究群体科学基金和海外、港、澳青年学者合作研究基金等。应详细阅读国家自然科学基金委员会的"项目指南",选择适合本人情况及本课题的项目书写标书及投标,有时会有"特事特办"紧急启动的基础研究项目,如抗"非典"时期的对 SARS 病原体的研究。国家科技部的招标项目主要有"973 计划"、国家科技攻关计划、"863 计划"、星火计划、火炬计划等。"973 计划"又称为国家重点基础研究发展计划,于 1997 年首次实施,主要是加强原始性创新,在更深的层面和更广泛的领域解决国家经济和社会发展中的重大科学问题。"863 计划"又称国家高技术研究发展计划,于 1986 年 3 月由王大珩、王淦昌等中国科学院院士首先倡导设立。国家科技部的项目常按研究领域分别进行招标,如 2008 年 9 月"863 计划"先进制造领域对"生命科学微量样品自动化操作设备"、"高端微创外科手术机器人"等重点项目招标,2003 年 5 月"863计划"对"非典型肺炎防治关键技术及产品研创"招标等,因此应经常关心科技部网站发布的消息。江苏省科技厅制订的"十一五"省科技计划体系由 8 个资金计划和 3 个工作计划组成,其中资金计划包括基础研究计划(省自然科学基金)、科技支撑计划(含社会发展专项)、重大科技成果转化计划、科技基础设施建设计划、科技服务业发展计划、国际科技合作计划、软科学研究计划、科技型中小企业技术创新资金。

医疗卫生系统申报较多的是基础研究计划和社会发展计划。社会发展计划主要支持人口与健康、环境保护、城乡建设、劳动安全、公共安全、减灾防灾等领域的社会发展科技工作,是医疗卫生科技工作者中标率最高的支持项目。江苏省卫生厅的课题招标常以文件形式发至各市卫生局或厅属医疗单位。

写好课题设计书是提高中标率的关键。在"课题名称"部分,命题必须确切,体现出明确的主攻方向,切记一个课题只能解决某一领域的某一问题,不能将整个领域定为一个课题。另外,课题名称要有新意,忌重复,要言简意赅,用词具体,尽量不用缩写等。"国内外的研究进展和发展趋势"部分,要言简意明,突出重点,如果将研究进展写成大综述,评审专家们是没有时间认真地从头看到尾的。"研究进展"最好附 5 篇以内最新的有代表性的参考文献。写"技术路线"时要设计周密,条理清晰,技术先进可行,如内容较多时,可用框图表示,对于技术路线中的疑点难点、需要解决的关键技术要写明,并提出解决的设想和应变措施,切勿模棱两可。对与外单位合作的课题,在设计书中应有外单位提供完成课题有关部分的合同或证明文件。对课题所需要的经费要实事求是填报,同时要了解课题招标机构资助强度范围,如某项目的资助强度为 30～50 万人民币,明显高于 50 万或明显低于 30 万经费的课题都不易中标;如你的课题需要 100 万,而你又可自筹或单位资助 50 万(但需要证明文件),则可申报。有较详尽的预实验资料或以往已取得的科研成果,有利于中标。总之,应牢记评委们都是在百忙之中来参加课题评审的,要用最简练的语言展现课题先进性和可行性,最终达到打动评委的目的。

5. 课题答辩 有一些重大课题或重点资助的课题必须进行答辩。要充分利用答辩这一机会,全面展示申报课题的优势和特点。因此,尽管已有了课题设计书,仍要进行认真的准备。制作直观漂亮的多媒体幻灯片,更有利于表达课题的含义。一般课题答辩时,给申报者陈述的时间非常短(一般 5～10 分钟),因此对每一张幻灯片和每一句话都要进行反复推敲,做到每一张幻灯片、每一句话都能打动评委。要利用幻灯片可以展示图、表的特点,通过图、表给评委以直观的了解及尽量多的信息量。讲话时的语速不要太快,吐字要清楚,不要有废话,初次申报课题者在答辩前要进行适当的练习。对评委的提问要用简明的话语解释,有的评委可能并十分熟悉该课题的研究领域,提的问题可能并不十分切题,回答时切忌用反驳或嘲讽的语气,此时应头脑清醒,不切题不一定是没有道理,或是你本人理解不够,应耐心解释,保持虚心的态度。答辩前要考虑到每一细节,如笔记本电脑是否电量充足,是否熟悉使用等等。

6. 签订课题合同 当标书或申请书获得有关基金组织批准或自选课题获得有关部门批准,选题乃告成立。有资助的课题获批准后还要签订合同。课题成功立项以后,应根据课题设计书制定详细的研究计划,并落实到人,要求课题组全体成员必须按计划保质保量进行研究工作,并保留原始记录。

(二)实验设计与实验记录

实验设计是科学研究计划内关于研究方法与步骤的一项内容,应根据实验目的,结合统计学的要求,针对实验的全过程,周密而完善的设计,以便能合理地安排各种实验因素,严格地控制实验误差,从而用较少的人力、物力和时间,最大限度地获得丰富而可靠的资料。实验大约占科研工作 1/3 左右的工作量,一项科研工作的完成是许许多多的实验的累加,本节涉及的是实验设计而不是科研设计。

1. 做好实验设计的前提

(1)全面系统的理论知识:即使作为一名技术员,也要进行系统的培养,并且不断地学习实验相关的新知识、新方法、新进展。

(2)在理论和方法学上对本课题最新动态有较全面的了解,课题负责人应经常举行课题报告会或课题讨论会,以使全体实验室人员了解该课题的最新动态以及课题组内其他人员的研究进展。

(3)具有丰富的实践经验:这需要长年累月的工作积累,实验人员应注意在工作中不断总结经验。

（4）善于思考,捕捉"灵感":在实验中经常碰到暂时解决不了的问题,除了查阅书籍及请教别人外,还要进行认真的思考。有时长时间的思考而不得要领,有时偶然会冒出一些新的想法,此时应抓住它,并及时记录下来。

2. 实验设计中的注意要点

（1）实验目的应简略明确:一次实验只有一个目的,只能得出一个结论。试图对所有问题做出全面的回答,往往很难得到理想的结果,不如让研究工作分阶段逐步进行,因为后面的实验可以根据前面的实验结果加以修订。目的越简单、越小、越明确越好,最后只要得出一个很简要的结论。

试比较:①了解酶反应的最适反应条件(pH、底物浓度、缓冲液、激活剂浓度等)。②了解酶的最适 pH 和最适底物浓度。③了解酶的最适底物浓度。有的研究者喜欢通过一次实验得到全部答案,如既要获得最佳 pH,又要知道最佳底物浓度、最佳缓冲液浓度、最佳激活剂浓度等。一次做了一百多项的测试,手忙脚乱,最后结果无法分析,不知错因何在,如此再做一次实验,可能结果仍然如此,多次反复实验后得不到明确的结论。还不如先研究最佳 pH,再研究最适底物浓度,一个一个问题的解决,会有更好的效果。

（2）严格控制实验条件:原则上一次实验只变化一个因素。除应在操作中严格控制实验条件,还应考虑环境的影响,一组实验应在较短的时间内完成,可避免环境中一些未知因素变化带来的影响。尽量做到每次实验环境一致,仪器试剂一致,操作手法一致。

如研究不同底物对 LDH 活力的影响时,乳酸锂（$CH_3CHOHCOOLi$）与乳酸钙[$(CH_3CHOHCOO)_2Ca$]均可作为 LDH 的底物,在配制底物浓度时应考虑到,由于钙是二价离子,为使二者乳酸浓度一致,乳酸钙的克分子浓度应是乳酸锂的一半。同时,因不同乳酸盐 pKa 值可能不一样,应校正 pH 值,以使两种底物溶液除底物不同外,其他尽可能保持一致。

（3）预试验:在进行一个周密的实验前,可进行"简略实验"（或称预试验）。

1）预试验的目的

a. 剔除一些没有价值的实验。

b. 使实验少走弯路,节省时间和经费。

c. 使实验设计更完善。

d. 在主要实验前即有初步印象,以利于实验中抓住主要矛盾。

2）预实验的方法

a. 筛选试验:运用多种方法或多种试剂筛选出最合适的一种。

b. 观测试验:实验因素的变动数值较大,以确定主要实验的限度。

c. 极端试验:实际上是一种定性试验,只要能确定阴性或阳性即行。

d. 逐步排除试验:在试验多个因素对某一现象的影响时,可逐步进行试验。

（4）对仪器设备和试剂的要求

1）仪器的准备、使用方法的熟悉和使用历史的调查。

2）仪器、仪表和元件进行校正,仪器故障的清除,尽量不要带病工作。

3）重复别人的实验时,尽量使用与原作者同一厂家、同一规格的试剂。

4）首次实验尽量使用可靠的国外大公司的高规格试剂。

5）为节省成本,可用国产试剂代替进口试剂,但应慎重,一般需经实验证实可替代。

（5）统计学设计:实验设计除了上述专业设计部分外,还包括统计学设计部分。统计学设计是运用数理统计学理论和方法来进行设计,包括对照、随机化、重复三原则。减少抽样误差和排除系统误差,保证样本的代表性和样本间的可比性,确保实验观察内容的合理安排,以便使实验结果进行高效率的统计分析,以最少的实验观察次数(例数)得出相对最优的结果和可靠的结论。因此,统计学设计是科研结果可靠性和经济性的保证,与专业设计相辅相成。

1) 对照原则

a. 空白对照:对照组不施加任何处理因素,试验组施加处理因素,以比较两组观察结果。如观察胆固醇对动脉硬化形成的作用,试验动物组喂饲胆固醇,对照组不喂饲胆固醇。

b. 实验对照:试验组施加处理因素和部分非处理因素,对照组仅施加与试验组同等的非处理因素。如要观察维生素 E 的抗胆固醇致动脉粥样硬化作用,实验组家兔喂饲胆固醇和维生素 E,对照组家兔只喂饲胆固醇。

c. 自身对照:试验和对照在同一受试对象中进行。如观察某种降糖药疗效,用药后患者血糖与用药前血糖作对比。

设置对照应注意实验组与对照组自身条件基本一致,即实验组与对照组只是多了一个实验处理因素,否则即使设置了对照,也起不到应起的作用。例如,血脂含量与年龄相关,在研究老年性疾病(心脏疾病、高血压病等)血脂变化时,应选择年龄匹配的正常老年人为对照。动物实验时,实验组和对照组在种系、年龄、体重、性别等方面均要求一致。

2) 随机原则:在科研设计中,正确分组是十分重要的。实验设计中保证实验与对照条件基本一致的重要手段是随机化。随机化原则就是在抽取样本前要使总体中每个单位都有同等的被抽取机会,进而使样本对总体有较好的代表性,并使其抽样误差的大小可以用统计学方法加以评估。在实验与调查研究时,要将实验对象分成几个组,这时也必须使用随机方法,使每个对象都有同等的机会被分配到各组中去,这就不至于人为造成各组间对象的不齐同。抽样研究和抽样分配都遵守随机化原则,所得资料才适合统计处理的需要。这是因为一般数理的统计方法是在随机化基础上推演出来的。因此,随机化的目的之一是避免有意无意夸大或者缩小组间的差异而给实验结果造成偏性;二是数理统计的各种分析方法都是建立在随机化基础上,因而要求在实验设计中采用随机化的方法,它是实现均衡齐同的手段之一。随机化的方法有多种,如抽签、摸球、随机数字表等。随机分组方法在一般医学统计学书中均有记载,此处不再赘述。

3) 重复原则:重复一是指重复实验或者平行实验,指实验设计中所用的方法和所得出的结果,自己和别人都能重复和验证。二是指样本含量大小和重复次数多少。实验要求一定重复数,其目的是使均数逼真,并稳定标准差,只有这样来自样本的统计量才能代表总体的参数,统计推断才具有可靠的前提。样本含量估计原则是在保证研究结论具有一定可靠性条件下确定最少的实验或调查单位数,应根据处理效果的明显性、实验误差的大小、生物个体变异的大小、资料性质、检验水准和检验效能、实验设计的类型等情况而定。

3. 实验记录的要求 对记录的重要性无论如何强调都不会过分,没有记录的实验就是没有做的实验,记录不完整的实验就是不可靠的实验。记录必须完整清晰,并保存良好。所进行的实验要有客观观察指标,定量指标优于定性指标,有利于实验后统计学处理。

(1) 基本要求

1) 实验数据的准确性:所有实验数据必须准确无误,不允许有似是而非的数据,如数字不清楚、小数点模糊、多位数后面的"0"不清楚。

2) 实验数据的可靠性:必须对整个实验过程有较详细的记录,实验数据应是第一手资料,反对反复誊写,或请别人抄写实验报告。电脑打出的报告应粘贴于原始记录本上。

3) 实验数据的可比性:对各种实验条件应有仔细的记录,如所用仪器的规格、性能,所用试剂的厂家、级别、批号,实验时的温度等。

4) 实验数据的精确性:主要包括误差、有效数字的取舍等。

5) 确定一定的实验记录格式,以体现原始资料的完整性。

(2) 实验除供课题总结外,还有如下用处

1) 别人对实验结果提出质疑时可供查用。

2) 实验过程有时出现的现象在实验当时还注意不到其价值。

3) 做实验笔记可促使自己进行细致观察。

4. 实验记录的格式和内容

(1) 实验记录的格式

日期:　　　　年　　　　月　　　　日　　　　　　　　　实验者:

题目:

目的:

仪器和材料:

方法和步骤:

结果:

讨论(或结论):

(2) 实验记录格式的说明

1) 日期:每次实验均应写出实验的年、月、日,切忌将年份漏掉,不应写成 3/5/08,应将日期冠以实验报告之首。

2) 实验者:写上所有参加者的姓名,并分清主次,以明责任。

3) 题目:为课题名称,如一项课题要做许多实验时,可用一本固定的实验记录本。

4) 目的:是本次实验的目的,应简要明确。

5) 仪器和材料:仪器应写明型号、规格、性能,位于哪个实验室,试剂应标明厂家、批号等,并记下分子式和相对分子量,必要时记下试剂外观与处理情况,标本采集、运送、保存的方法和条件。

6) 方法和步骤:方法是指实验过程中使用的手段,步骤是指整个实验过程,有时不必分开写。

7) 结果:①所记录的结果是最原始的,电脑打印结果应粘贴于记录本上;②记录应是永久性的,不得用铅笔记录;③写错的数字或字句不应擦去或用墨水掩盖,而是以笔一线划去即可;④结果应尽量减少描述,可列表览之;⑤数据书写工整,不要忘记单位,样本如稀释或浓缩要注明;⑥统计学处理要列出公式或软件名称、来源。

8) 讨论或结论:①是否达到预期目的;②实验过程中一些现象的解释和分析;③以后要补做哪些实验,要具体一些,否则当时具有的灵感很快就会丢失。

第二节　医学实验论文撰写的基本原则

撰写和发表医学实验论文,是继承、传播和积累科技知识以及完善科学体系不可缺少的工作。研究者通过撰写论文,不仅可以掌握研究的进展和及时发现研究中存在的问题,还可以使有关知识系统化,使自己的知识得到升华,认识得到提高,还可以给同行以启示和借鉴。因此,

撰写论文是科研过程中不可缺少的重要环节,也是科学实践的重要内容。

一、撰写医学实验论文的一般要求

讨论医学实验论文的标准,首先必须明确何谓医学实验论文? 对此,目前尚无定论。作者认为医学实验论文是指用规范的形式来表达对科学问题研究的结果,并以有效载体传播的作品。因此,撰写论文首先必须了解有关规范和一般要求。

(一) 科学性

医学实验论文是从揭示事物发生、发展的客观规律出发,形成科学理论,使之成为人们认识和改造世界的行动指南。因此,科学性成了医学实验论文的灵魂和影响科研成果的决定因素。科学性有问题的论文,不仅科学价值令人怀疑,而且还会引起误导和带来许多危害。要保证论文的科学性,主要应该注意以下几个方面。

1. 内容科学,表达准确 只有能为同行重复和经得起反复考察的研究结果,才是真实可信的。因此,论文所反映的内容一定要真实可靠和准确无误。首先,直接资料(主要包括材料与方法、研究内容和结果等方面的内容)要真实、具体、全面地介绍;其次,间接资料(指参考文献、他人资料等内容)也要准确、客观地引用。

2. 论说有据,逻辑规范 是指在遣词造句、推理论证和分析判断时,必须概念清楚、语义明晰;理论联系实际,依据立论;推理逻辑严密,并遵守逻辑规则。

(二) 创造性

创造性是衡量科研成果价值的根本标准。医学实验论文既要有效表达研究工作的创造性,又要通过写作对资料进行归纳整理和分析评价,使之上升至理性的高度。因此,可以认为撰写论文是一种更高层次的再创造。论文表达的内容,一方面要求具有创新性、开拓性,如新的检验项目、方法、技术的发现和建立;对他人工作的补充和完善,如对方法或技术的某些改进,对方法或检验项目的选择和评价,对他人的研究提出不同的结果或异议等,做到其中的任何一点,就可称得上有创造性。另一方面,应注意内容表达的创造性。医学实验论文虽是研究成果的表达形式,但由于写作同样具有创造性,因而不能将"成果与论文"仅仅局限于"内容和形式"的关系;一项好的成果,用一篇撰写优秀的论文来表达,可以使内容和形式相得益彰,双双和谐地进入最优秀的境地。

(三) 可读性

要求论文容易阅读、便于理解。论文可读性的好坏,不仅直接关系到能否顺利发表,还直接影响读者对其内容的理解和掌握,关系到成果能否顺利的推广和应用。因此,要求论文观点鲜明正确,内容全面具体,层次清晰有序,论证有理有力,逻辑严密规则,叙述详略得当,语言简练生动,标准规范科学。

(四) 实用性

具备了上述条件,尚不能保证论文就能发表,还要同时考虑论文的可行性和适用性,估测其实用价值。首先,要求用通用的科学语言来表达作者特殊的研究内容,以满足交流和推广的需要；其次，要有实际应用价值，推广和应用不受太多客观条件制约；再则，还要根据不同的读者对象，做不同内容和不同程度的介绍，使全部内容均有合适的读者群。

二、医学实验论文各部分撰写的具体要求

（一）文题

在科研设计时已初步选定了研究题目，大概还是粗略的，当实验观察工作结束，得到大量的丰富材料，阅读了许多有关文献，对所研究的课题有了新的认识，必然对原始设计的课题进行重新修改，对论文的题目进行重新的命题，这也是必然的。如果设计时选题十分准确，与预期的结果相一致，则设计选题与论文命题是相符的，也就不必改动。论文的题目实际上是文章的主题思想，因此，对题目的文字要求内容具体、表达简洁、概念准确、用词规范、不用副标题。

（二）作者及单位

列出作者姓名及工作单位是为了表示对这篇文章负责，也有利于读者有问题时可寻找，所以凡参加本实验的设计和工作人员均可列入，名次可根据每个人在实验中所起作用排列。对征求过意见，并作指导者可列入作者名单，但一般放在本篇文章最后表示致谢。

（三）摘要

论著类文章均应有摘要，公开发行的刊物还应有英文摘要。摘要是从全文内容中提炼出来的要点，是概括而不加注释的简短陈述。它应该用最少的文字表达研究的目的、方法、结果和结论，展示与全文同量的信息，让读者在最短的时间内了解中心内容和主要观点，以便读者选择阅读与否或决定阅读重点。摘要应具有独立性和自明性，应是一篇独立成章可被引用的完整短文，具有要求如下：

1. 内容及其顺序　一般为研究的目的，方法和步骤，主要内容和结果，结论和意义，重要的经验教训和应用价值。

2. 用第三人称写，不分段落　中文摘要一般为 200～300 字，英文摘要的内容可以适当扩充。表达时，只须保证句子的完整性和内容的逻辑顺序，不必考虑句子间的表面连续性，少用承上启下的关联词。不作推理、解释和说明，一般不加评论，不用图、表、参考文献。名词术语的要求同文题。

（四）主题词和关键词

主题词是规范化的名词术语，主要用于标志处理科技文献，以适应情报系统对信息的存取和编制主题词和主题索引的需要。一组恰当的主题词将有效地包含论文的信息。关键词是非规范化的主题词，其作用类似于主题词。由于非标引员难以掌握主题词，所以学术期刊常标引关键词。

1. 主题词的选定要求　应尽可能从最近一年的《Medical Subject Headings，MeSH》（载 Index Medical 第Ⅰ期）里选取。中文译名主要参照《汉语主题词表》（中国科技情报研究所和北京图书馆主编）、《医学主题词注释字顺表》（中国医学科学院医学情报研究所出版，1984 年）及 1985 年后新增加主题词或使用最新的专业词汇。

2. 主题词的组合必须反映论文内容   主题词的组合能否反映论文内容(研究内容与结果)的主题方面和提供有效而广泛的检索,是确定主题词数量的依据。通常每篇论文选用 2~8 个主题(关键)词。各词间空 2 格或用分号隔开,最末一词后不加标点。外文字母除专用名词的首字母要大写外,余均小写。

(五) 前言部分

前言是论文之首,虽然文字不多,最多 200~300 字,但要概括整个研究工作的过程和取得的结果。主要说明本研究是在什么基础上提出的,为了什么目的,做了哪些工作以求阐明某种观点及其科学意义。

(六) 材料与方法

这部分内容主要说明实验所用的材料、方法和研究的基本过程,提供论文的科学依据,以便他人可以重复。如果实验方法是通用的,可只写其名称即可,如果受试者和处理因素情况复杂,仪器药品也不是十分一致,则仪器型号、药品批号也需要注明。若是动物则应注明动物种类、品种、饲养品系等。其次要说明本科研题目的基本方法,如观察法、调查研究法等,并要说明实验方法的基本过程,以利于读者推广应用。

(七) 实验或结果观察

这是全篇论文的主体,所有必要的实验数据、典型病例、结果观察,都要通过统计表、曲线图、照片,结合文字,分别表述出来,要求指标明确,内容充实。如果得到分析数据比较多,可分几段来写,每段说明一个观点。

(八) 讨论部分

这部分内容是从理论上对实验和观察结果进行分析和综合,从广度和深度两方面来丰富和提高对实验结果的认识,为文章的结论提供理论上的依据。讨论的内容以实验、观察结果部分为基础和线索,原来在"结果"部分,想要说而未能说,想表达的理论认识而未能表达,即可在讨论部分进行分析推理。这部分内容反映作者科研水平的重要内容,看是否能提出独特的有创见性的新论点或得出新的结论。

(九) 结论部分

这是论文的最后部分,是把实验结果和讨论分析的认识,以简明的结论形式表达出来,使人概括地知道研究工作的主要内容和结果。结论文字不多,简明扼要,观点明确,写出的结论要符合研究结果的实际。

(十) 外文摘要

列在参考文献之后,是为了对外交流,便于国外期刊索引杂志选编,外文摘要一般是把文章的摘要或结论部分译成英文即可。

(十一) 致谢

对研究工作或撰写论文提供过帮助或指导者,作者应该表示感谢。致谢辞应放在文末、参考文献之前的小括号内。具体要求如下：

（1）致谢的对象：①对科研工作或撰写论文参加讨论，并提出过指导性建议者；②协助或指导科研工作的实验人员；③为本文绘制图表，为研究提供过材料、资料或其他方便者；④对文稿做全面修改或某项技术处理者。

（2）事先应征得被致谢者的同意方可写入，强调别人的作用不能过分，否则会使人难堪。应该十分精练的概括致谢理由，指出帮助者对研究工作的作用和意义。

（十二）参考文献

参考文献一般列在文章的最后，先后顺序可按前面文章中的阿拉伯数字序号为顺序。每一篇引文的文献书写时，要按各杂志的要求书写，特别是年代、刊号和页数，应当注意，一个作者要单写，两个要全写，三个以上可只写一个，后加等字。参考文献是指研究中参考的主要资料，有下述作用：①可补充和完善论据；②可以借此衡量、比较研究的质量和水平；③可节约篇幅，使论文重点突出；④出有实据，便于读者考查；⑤科学继承和发展的需要，是尊重他人成果的表现。采用和编列参考文献的要求如下：

1. 选用原则　①必须是有效出版物（一般指公开出版的图书、期刊、报纸、专利文献、视听资料、学会学术会议资料等）；②同一内容见于多个文献时，只需选取最有代表性、反映信息量最多、读者较易查找到的；③要精选较新的、作者亲自阅读过，却对科研工作者有较大帮助，或与论文中的方法、结果及讨论关系密切，有补充、佐证之效的；④非有效出版的资料或个人咨询和通信等，却有必要引用时，可在正文内注明来源；未经查阅的文献，应在该资料来源之前加"引自"二字；不能径自转引他文所用的文献。

2. 文内引用处的写法　引用内容较多时，一般在其起始处的右上角用"[ ]"注出文献的编号；反之，可在某句话的末了标出。

3. 参考文献的编写格式　应遵守 GB7714 的规定。例如：

（1）［期刊］序号：作者姓名. 文题. 刊名. 年. 卷（期）：起止页

（2）［书刊］序号：作者姓名. 书名. 卷（册）次. 版次. 出版地：出版者，年. 起页～止页或序号作者. 文题. 见. 主编. 书名. 卷（册）次. 版次. 出版地：出版者，年. 起页～止页

4. 著录与文献的技术要求　①作者姓名：姓在前，名在后。中国人及日本人名写全称；前者如系单名则姓和名间留空一字，后者除单名单姓外，姓与名间空一字。西文作者姓要写全，字符全用大写，名则仅首字符大写，不加圆点。所列作者人数为 3 个，超过 3 个者在第三作者后加逗号和"等"（中文）字，"et al"（西文），"他"（日文）。②文题要写全：英文题除专有名词和首字的第一字符大写外，余均小写。③刊名：中文刊名写全称，西文刊名凡一个词者不缩写，其余按《医学索引》（Index Medicus）格式缩写；无卷号者在圆插号中写期号。④参考文献中的句号是黑圆点。书籍的版次一律用阿拉伯数字。

第三节　科技成果鉴定

一、科技成果的鉴定和奖励政策

一项课题基本结束以后，其取得的成绩可能体现在许多方面，如发表了有重大影响的论文或科技报告，产生了新产品、新技术、新工艺等，或已投入使用并具有较显著的社会效益和经济

效益,或被别人引用产生了显著效益,如何综合评价一项研究成果的意义,在我国是通过科技成果鉴定及奖励来实现的。

科技成果鉴定和奖励政策是我国政府尊重知识、尊重人才的具体体现。

第一阶段 1949 年,新中国刚成立,在《共同纲领》中就明确规定了奖励科学的发现和发明。1950 年 8 月,政务院(后为国务院)发布了《关于奖励有关生产的发明、技术改进及合理化建议的决定》,1954 年 8 月发布《有关生产的发明、技术改进及合理化建议的奖励暂行条例》,1955 年发布《中国科学院科学奖金暂行条例》,1963 年发布《中华人民共和国发明奖励条例》。以上是建国初期国家制定的有关科技方面的奖励政策。

1964～1967 年,十年动乱期间,这一工作一度中断。1978 年全国科技大会以来,国家又制定了相应的政策,1978 年 12 月国务院颁布修订的《中华人民共和国发明奖励条例》,1979 年 11 月国务院发布《中华人民共和国自然科学奖励条例》,1984 年 9 月国务院发布《中华人民共和国科学技术进步奖励条例》,中国因此形成了以国家自然科学奖、国家技术发明奖和国家科技进步奖为主体的具有中国特色的国家科学技术奖励制度。

各省、自治区、直辖市和各部委又可以根据国家的有关政策,制定省级的科学技术奖励政策,各省辖市和各厅、局,也可制定本地区、本行业的科学技术奖励政策。自 1999 年 12 月国家科技部发布了《省、部级科学技术奖励管理办法》后,明确规定各部委和省辖厅局级单位不再设立科学技术奖,并严格限制奖励数额。因此,江苏省人民政府从 2000 年起科技进步奖不再设四等奖,亦明显减少了一、二、三等奖的数额,江苏省卫生厅不再设科学技术进步奖,但增设了“新技术引进奖”,以鼓励医务人员积极开展新技术、新项目。

国家颁布的有关科技成果鉴定和奖励的政策还有,1993 年 7 月全国人大常务委员会颁布的《中华人民共和国科学技术进步法》(后于 2007 年 12 月进行了修订),1999 年 4 月国务院颁布的《国家科学技术奖励条例》(后于 2003 年 12 月进行了修订),规定国家科学技术奖共设五项,即国家最高科学技术奖、国家自然科学奖、国家技术发明奖、国家科学技术进步奖和国际科学技术合作奖。1999 年 12 月,国家科技部出台《国家科学技术奖励条例实施细则》(后于 2004 年 12 月进行了修改),1995 年 6 月国家科委(现改为国家科技部)公布《科学技术成果鉴定办法》,主要规定了成果的鉴定范围、鉴定程序和鉴定的管理,可操作性强,是科技成果鉴定和申报过程中必须要了解的文件。以上的所有文件都可从国家科技部及江苏省科技厅的网站下载。

大部分的临床实验室工作者是在从事大量繁重的医疗和教学工作的同时从事科研工作的,申报国家级的五项科技奖的任何一项都是十分不易的,而大部分实验室或临床的研究人员主要申报省级或省辖市级的科学技术奖。省、市级的科学技术奖的设置与国家奖的设置并不完全相同,大部分省、市只设一种奖,如北京市人民政府、上海市人民政府、江苏省人民政府等只设科技进步奖,而安徽省人民政府有自然科学奖、农村科技奖和科技进步奖。由于大部分省市均设科学技术进步奖,所以本节讨论的科技成果的鉴定和申报奖励,主要指科学技术进步奖。

国家科技成果鉴定和奖励政策的制定和实施,使数万项科技成果和数十万名科技工作者得到了奖励,使他们的辛勤劳动和科技创新获得了社会的广泛承认和尊重,由此不少科技工作者有了更好的科研工作环境和工作条件,他们的生活待遇得到改善,在职务晋升等多方面享受优惠待遇,极大地调动了广大科技工作者的积极性,促进了我国科学研究事业的蓬勃发展。但不容置疑的是,具体操作过程中仍存在一些问题,一些省市奖励项目过多过滥,鉴定和评奖过程中存在任意拔高,应用性的研究成果不能很好地转化为社会生产力等,各级政府的奖励政策又在某种程度上促使了某些科技工作者急功近利,科技工作浮躁等现象,这些都是今后在科研管理的实践中逐步需要解决的问题。

二、科技成果的定义和范围

1987年，国家科委颁布的《科学技术成果鉴定办法》第二条将科技成果定义为：①阐明自然现象、特征、规律及其内在联系的，在学术上具有新见解，并对科学技术发展具有指导意义的科学理论成果，包括基础研究理论成果和部分应用研究理论成果。②解决生产建设中科学技术问题的，具有新颖性、先进性和使用价值的应用技术成果，包括新产品、新技术、新工艺、新材料、新设计和生物、矿物新品种等。③推动决策科学化和管理现代化，对促进科技、经济与社会的协调发展起重大作用的软科学研究成果。

由此可简略概括科技成果主要为基础理论研究成果、软科学研究成果和应用研究成果。科技成果鉴定的范围主要是列入国家各级政府部门科技计划内的应用技术成果，以及少数科技计划外的重大应用技术成果。

国家规定的科技进步奖申报的范围主要为：

（1）在科学研究和技术开发活动中，完成具有重大市场价值的产品、技术、工艺、材料、设计和生物品种的科学技术创新，并创造显著的经济效益。

（2）标准、计量、科技信息、科技档案等科学技术基础性工作和环境保护、医疗卫生、自然资源调查和合理利用、自然完善检测预报和防治等社会公益性科学技术事业中取得的重大成果及其应用推广。

（3）在军队建设、国防科研、国家安全及相关活动中产生，并在一定时期内仅用于国防、国家安全目的，对推进国防现代化建设，增强国防实力和保障国家安全具有重要意义的科学技术成果。

（4）在实施列入国民经济和社会发展计划的重大综合性基本建设工程，科学技术工程和国防工程中达到先进水平的。

下列科技成果不组织鉴定：①基础理论研究成果；②软科学研究成果；③已申请专利的应用技术成果；④已转让实施的应用技术成果；⑤企业、事业单位自行开发的一般应用科技成果；⑥国家法律、法规规定，必须经过法定的专门机构审查确认的科技成果。

基础研究成果、软科学研究成果或有重大发现和重大发明者可按国家自然科学奖、国家技术发明奖或软科学研究成果的申报和评奖要求准备材料。

三、科技成果鉴定的组织和形式

（一）成果鉴定的组织单位

由各级政府的科技主管部门组织鉴定。如申报国家科技进步奖由国家科技部组织鉴定，申报省科技进步奖由省科技厅组织鉴定，申报市科技进步奖由市科技局组织鉴定。有时可由上级科技主管单位授权下级科技主管单位组织科技成果鉴定，如国家科技部可授权省科技厅组织鉴定，省科技厅可授权市科技局组织鉴定，授权下级单位鉴定时必须有书面文件。申请科技成果鉴定的单位或个人必须将所准备的各种书面材料送组织鉴定部门审阅，并认真听取意见按要求修改。科技成果鉴定有其固定的程序和要求，初次申报科技成果时，除了阅读有关的文件外，还应向本单位的科技管理人员或科技厅、局管理人员进行咨询和必要的沟通,以求少走弯路。

有时某些科研人员由于繁重的科研工作,无暇顾及与科技主管部门人员的联系,结果由于材料的准备不充分或不符合要求,而致申报科技成果奖失败,这是非常可惜的。

(二) 科技成果鉴定形式

科技成果的鉴定主要有检测鉴定、会议鉴定和函审鉴定三种形式。

1. 检测鉴定 检测鉴定是指由专业技术检测机构通过检验、测试性能指标等方式,对科技成果进行评价。采用检测鉴定时,由组织鉴定单位指定经过省、自治区、直辖市或国务院有关部门认定的专业技术检测机构进行检验、测试。专业技术检测机构出具的检测报告是检测鉴定的主要依据。必要时,组织鉴定单位可以会同检测机构聘请3～5名同行专家成立检测鉴定专家小组,提出综合评价意见。

检测鉴定主要针对某些科技成果,如计量器具、仪器仪表、新材料等可以通过检测其性能指标达到的水平判定科技成果目的的项目,而医疗卫生的科学研究大部分通过实验研究和临床观察进行,所以极少采用检测的方式进行鉴定。

2. 会议鉴定 会议鉴定是指由同行专家采用会议形式对科技成果做出评价。需要经过讨论答辩才能做出评价的科技成果,可以采用会议鉴定形式。

组织鉴定单位可根据科技成果的技术内容聘请7～15名同行专家组成鉴定委员会。鉴定委员会到会专家不得少于应聘专家的五分之四。被聘专家不得以书面意见或委派代表出席会议。组织鉴定单位不得因专家不到会更换鉴定委员。因此,在确定鉴定委员会时,要事先充分与鉴定专家沟通,了解是否有时间参加鉴定会议。鉴定委员会产生1名主任,1～2名副主任,由主任或副主任主持技术鉴定。

在会议鉴定过程中,根据课题的具体情况,鉴定专家可能要求进行现场测试,尤其是临床实验室的方法学课题,或展示各种原始资料或实物,或参观实验室现场,以了解原始记录是否齐全,是否具备相应的仪器设备,仪器设备的使用状态如何,基因测序是否有测序图谱,同工酶测定是否有电泳图谱,其原始资料的例数与课题报告的例数是否相符,在鉴定会议召开前,课题组成员必须进行充分的准备。

3. 函审鉴定 函审鉴定是指同行专家通过书面审查有关技术资料,对科技成果做评价。不需要进行现场考察、测试和答辩即可做出评价的科技成果,可采用函审鉴定形式。

采用函审鉴定时,由组织鉴定单位聘请同行专家5～9人组成函审组,提出函审意见的专家不得少于应聘专家的五分之四,由鉴定组织单位建议产生1名主任,专家委员会主任依据各位专家的书面评审意见形成鉴定结论,如有分歧时,鉴定结论必须依据函审组专家四分之三以上多数的意见形成,不同意见应在结论中明确记载。如不同专家之间的评审意见相差很大,可由组织鉴定单位决定是否中止鉴定或是改由会议鉴定。

函审鉴定较会议鉴定而言,要减少很多组织和接待工作,节省不少经费,但存在一些不确定性,有时使某些科技成果的鉴定工作不能顺利进行。如专家不能及时收到鉴定材料或专家的鉴定意见表由于某些原因不能及时地寄回;或专家对课题了解不全面,而又无法询问课题组成员,使鉴定意见不利于科技成果的评审;或专家组成员对课题的评价差别太大,使主任委员无法综合鉴定意见。而会议鉴定则可克服以上缺陷,一般尽可能采用会议鉴定形式,以保证科技成果鉴定工作的顺利进行。

（三）聘请专家必须具备的条件

鉴定专家由组织鉴定单位聘请,申请鉴定单位一般应回避。但有些专业的同行专家较少,而组织鉴定单位又不了解时,可由课题组推荐同行专家,经组织鉴定单位审核后发出邀请书。同行专家应具备下列条件：

（1）具有高级技术职务,特殊情况下可聘请不多于四分之一的具有中级技术职务的中青年科技骨干。

（2）对被鉴定科技成果所属专业有较丰富的理论知识和实践经验,熟悉国内外该领域技术发展的状况。

（3）具有良好的科学道德和职业道德;而下列人员不得被聘为科技成果鉴定专家：①科技成果完成单位的人员;②计划任务下达单位的人员;③任务委托单位的人员;④长期脱离教学、科研、生产的党政机关管理人员。

四、科技成果鉴定程序

（一）鉴定书面材料准备

应准备好专家评审的材料,并将准备的材料装订成册,首页以"科学技术成果鉴定材料"为标题,并有课题名称、完成单位及完成时间等。第2页为所提供的文件和材料的目录。所提供的书面材料一般应包括课题总结报告、技术研究报告、外单位检测报告、查新报告、发表的论文、计划任务书或课题设计书、经济效益和社会效益分析报告及证明材料、推广应用材料和证明、主要研究人员名单等。

1. 技术研究报告　按要求技术研究报告应包括技术方案论证、技术特征、总体性能指标与国内外同类先进技术的比较、技术成熟程度、对社会经济发展和科技进步的意义、推广应用的条件和前景,存在问题等内容。就临床实验室方面的课题而言,其重点是本研究领域国内外的最新动态及本研究的创新之处,所建立的新技术、新方法的各项性能指标,其与经典方法学的比较,新技术、新方法社会效益和经济效益的分析及应用前景。一项研究课题可能是分阶段完成的,并已发表了多篇论著。技术研究报告应综合全研究过程的成果,力求全面反映研究中所从事的实验工作。所有的实验数据和实验结果,都可从原始记录中查阅。其写作方式可按论著的格式,或分成几个方面进行总结。

2. 课题总结报告　课题总结报告是技术研究报告的简略形成,不要求具体研究路线及方法学,主要是结果和结论,要突出技术的创新点,要简述国内外的研究动态及科技创新的意义,该部分内容应简明扼要。

3. 外单位检测报告　一些新产品、新材料其性能指标由国家认可的一些检测实验室所出具的检测报告。如用一些自行创建或改良的方法测定的基因突变位点,经一些权威机构用基因测序的方法或其他可靠的方法加以证实,并出具检测报告,可归于这一类。如未外送检测,可省略这方面内容。

4. 查新报告　在组织鉴定单位认可的情况研究机构进行检索查新所出具的查新报告。在查新前应去省、市级科研主管部门了解哪些科技信息机构有资格开展检索任务。特别要注意有的检索机构工作量特别大,可能需要提前数十天预约,一般应提前 2 个月预约,以防止由于不能及时检索查新,而影响科技成果的鉴定。

5. 发表的论文 整理与本研究有关已发表的或待发表的论文,按重要性顺序排列,放入鉴定材料中。没有在正式刊物发表的论著,是不宜进行鉴定的。有意识地在较高层次的专业刊物上发表论著,在科技成果鉴定过程中,由利于获得专家的认可。

6. 计划任务书或课题设计书 提供计划任务书及其合同或课题设计书主要让专家了解课题是否按计划进行,是否达到了原计划的技术性能指标。

7. 经济效益社会效益分析报告及证明 本研究取得了哪些显著的社会效益和经济效益,如建立的诊断方法使某种疾病的检出率提高多少,发现了哪些罕见病例,可由医务部门出具有关证明材料。如该方法具有明显的经济效益,降低了成本,提高了收入,可由财务部门出具相关证明。

8. 推广应用材料和证明 开发的新方法、新材料已在哪些单位应用,效果如何,应用单位应出具证明。本课题的研究成果已在哪些学术会议做专题报告,是否举办过应用推广学习班,并提供相关证明材料。已发表的文章引用情况以及是否被权威的索引期刊收录。

9. 主要研究人员名单 根据对课题的贡献大小对研究人员进行排序,各研究人员应清楚自己的名次,如有异议应充分协商,以求最终达成一致,如研究人员对排名有异议,组织鉴定单位将有可能中止对科技成果的鉴定,一般最好在研究开始前,各研究人员就应知道自己在课题中的排名。

(二) 填写《科学技术成果鉴定申请表》、《鉴定证书》及送审

一般在鉴定日期前 2 个月将申请报告、整理成册的"科技成果鉴定材料"及《科学技术成果鉴定申请表》、《鉴定证书》报送组织鉴定单位。

《科学技术成果鉴定申请表》主要内容为课题名称、课题完成单位、课题负责人及其简要情况、课题内容简介。课题内容简介主要介绍课题的任务来源,开始及完成日期,研究所取得的结果、结论,与国内外比较其科学价值及其意义。

《科学技术成果鉴定证书》主要有"简要技术说明及主要技术性能指标"、"推广应用前景与措施"、"主要技术文件目录及来源"、"鉴定意见"、"鉴定委员会名单"等栏目,后两栏在鉴定完成后填写。

组织鉴定单位收到以上材料后,将进行认真的形式审查和技术性审查,并在 30 天内批复审查意见。如同意进行鉴定的,将同时确定鉴定形式及确定鉴定委员会名单。如不同意鉴定,将会说明不同意的理由。

(三) 会议鉴定

会议鉴定是最常见的鉴定形式,此处仅介绍会议鉴定的具体过程,而不涉及检测鉴定与函审鉴定。

1. 会前准备 组织鉴定单位在批复鉴定申请后,应当及时拟定并发出召开鉴定会的通知,并在鉴定会召开前 10 天连同有关技术资料寄参加鉴定工作的专家。申请鉴定单位应在鉴定会前认真做好会务的准备工作。

2. 鉴定会过程

(1) 组织鉴定单位负责人宣布鉴定会开始,宣读组织鉴定单位对鉴定的批复文件,宣布鉴定

委员会成员名单,宣布由鉴定委员会主任或副主任主持技术鉴定。

（2）在鉴定委员会主任或副主任的主持下,成果完成单位、用户单位分别做技术报告、应用报告等。

（3）专家进行现场考察或观看演示。

（4）专家质疑:专家根据已审阅的鉴定材料和听取的技术报告、现场考察或观看演示等,提出质疑。课题组可立即回答或稍作准备后回答专家的质疑或提供所需要的原始技术资料。

（5）专家评议:采取背靠背的方式,由鉴定委员会进行独立评议,课题组成员退场回避。根据评议情况,由鉴定委员会指定的鉴定委员起草鉴定意见,鉴定意见上应明确写上"存在问题"和"改进意见",如无则视为无效鉴定。

（6）鉴定意见形成后,组织鉴定单位的领导主持会议,鉴定委员会主任或副主任宣布鉴定意见,有关领导讲话,鉴定会结束。

3. 颁布《鉴定证书》 科技成果鉴定结束后,成果完成单位将专家签字的鉴定意见填写在《鉴定证书》的"鉴定意见"栏中,再将《鉴定证书》送组织鉴定单位的领导审查签署意见,可印刷至多 50 份。印制的《鉴定证书》送组织鉴定单位审核,无误后加盖组织鉴定单位"科技成果鉴定专用章",《鉴定证书》生效。

五、科技成果的申报和评审

申报科技成果时还必须填写《科技成果登记表》,连同《鉴定证书》以及成果的技术资料（成果鉴定材料）,一起上报科技主管部门。

科技成果的评审由科技主管部门从专家库中抽取同行专家评审,初评结束后向社会公告,并提交同级政府批准。获奖科技成果将由省人民政府或市人民政府颁发奖励证书及奖金。

第四节　学科建设和科研管理

一、学　科　建　设

学科建设是高等学校建设与发展的龙头,是高等学校长期而艰巨的任务,是学科主体根据社会发展的需要和学科发展的规律,结合自身实际,采取包括进行科学研究在内的各种措施和手段促进学科发展和学科水平提高的一种社会实践活动。在社会主义初级阶段各种资源有限的情况下,学校需要实施学科重点建设战略,要坚持"有所为有所不为"的原则,对学校重点学科、重点方向、重点带头人、重点基地等给予优先建设和倾斜投入,通过重点学科的建设来带动全校整体学科水平的提高。

1993 年 7 月,国家教委发出《关于重点建设一批高等学校和重点学科点的若干意见》,决定设置"211 工程"重点建设项目,即面向 21 世纪,以重点学科建设为核心的指导思想,紧扣国家经济社会发展重点领域,统筹规划,重点建设 100 所左右高等学校和一批重点学科点。目前我国重点学科的建设已取得了初步成效,部分高校整体实力（包括创新能力）得到较大提高,少数学科已处于或接近国际先进水平,产生了一大批标志性成果。在科学研究方面,"211 工程"学校承担了全国 1/2 的国家自然科学基金项目和"973"项目,1/3 的"863"项目,获得国家自然科学奖、技术发明奖和科技进步奖一、二等奖的数量占全国的 1/3。二战结束后的斯坦福大学作为一所私立的二流院校,面对地理位置偏僻,师资流失严重的严峻形势,学校实施"学术顶尖"计划,打破所有学科均衡发展的传统作法,采取特殊措施,重点发展化学、物理和电子工程学科。经过努力,在化学和物理学科获得多个诺贝尔化学奖和诺贝尔物理学奖,而成就最大的还是电子工程学科。斯坦福大学的电子工程学科和"硅谷"一起已成为世界各国著名大学进行学科建设的一个样板。

二、科 研 管 理

学科建设过程就是科技创新和科学研究过程。学科建设和专业发展需要有学科、专业特色,学科、专业特色的重要内容之一是科研特色,科研特色的形成需要做到定方向、定任务、定课题。

1. 定方向 科学研究必须有明确的、相对稳定的方向,只有科研方向确定后,才能有明确的前进目标,长期积累,不断提高。科研方向可依其范围广狭分为大小多级,最大的方向是我国科学研究的总方向,其次是各级单位的主攻方向,再次是研究者个人的主攻方向。临床检验医学下又分很多亚学科,每个亚学科有可能有许多的研究方向。

临床实验室的学科带头人有责任确定学科的研究方向,并经过一段时间的努力,形成专业特色。无论哪一位科研工作者或哪一个课题小组,不可能研究本专业范围内的所有课题,只能在某一领域或某一方面有所发现,有所创新。而在一项课题完成时,可能这方面又产生新的假说和设想,又可以进行一项新的科学研究,在前面的研究基础上进行,如此反复下去,就形成了稳定的研究方向,使自己的研究工作越来越深入地进行,通过一定时间的积累,形成了自己的专业特色,使自己的研究工作在省内、国内乃至国际上处于领先地位并具有较高的知名度。

科学上没有平坦的道路。朝任何一个科研方向前进都会遇到许多困难。要形成稳定的研究方向和专业学科,关键是你是否热爱自己的工作,是否具有持之以恒的韧劲,是否具有对科学的献身精神。如果半途一遇困难就丧失继续前进的信心,见异思迁,方向频改,那就很难得到大的成果,甚至一无所获。

2. 定任务 临床实验室可在其主攻方向范围内,根据国家需要和自有科研力量,定出本科室的主要科研任务,其中包括长远的任务和当前的任务。临床实验室的科研任务就其性质来说,大致包括三类:科技部、卫生部及各省科技厅计划中的有关本专业的重大课堂、生物技术领域的基础理论课题、本专业的前沿科学技术及应用课题。每个单位里这三类科研任务的比例,应视国家当前的和长远的需要及本单位的主攻方向和具体条件而定。每个单位应有所侧重,保证重点发展,逐步形成特色。

每个科研人员的任务,可在本单位的任务范围内,统筹安排,或者根据个人的专业和专长加以确定。就每个人的主攻方向来说,可以分为二类:一类是主攻方向范围内的,另一类是与主攻方向有关的。对于青年科研人员来说,要参加集体任务,可以不只限于主攻方向范围内的任务,以便有机会从范围较广的科研实践中积累较多的实践知识和经验,为今后更好地完成主攻方向的任务并达到较高水平而打下稳固的基础。现在的科研工作需要多学科、多专业的结合或配合,那种认为从事非主攻方向范围内的任务会影响提高业务水平的看法,是不够正确的。

3. 定课题 科研方向和任务确定以后,便可进一步选定具体的研究课题。选课题是科研工作从预备阶段转入主要阶段的关键步骤。在本学科、本专业的科研方向和任务范围内,确立一个有创新性和先进性的课题,往往对本学科、本专业科研特色的培育和发展起着积极的促进作用。因此,这一工作意义重大,必须予以重视,在调查和思考方面要下苦工夫。选题时应遵循本章第一节讲述的科研选题原则,根据科研选题的几条途径,结合自身特点和专长科学选题。

完成定好的课题,需要有一定数量的科研人员付出辛勤的劳动,需要有足够的资金支持,需要有精密适用的仪器设备和高质量的试剂。

每个科研人员在专业上都有自身的短长,知识结构有差异,精力也有限,另外,科研工作作为一项系统工程,需要用到跨专业、跨学科的知识,需要这些知识的交叉融合,因此,本专业学术带头人或科管人员须组建一个或若干个有特色的科研团队,以便更好地顺利完成既定课题。在组建团队时,要考虑到每个科研人员的特点和专长,应有高级、中级、初级和技术人员组成,形成合理的梯队结构;在奖励团队成员时,要考虑到科研人员在需求特征上的差异。科研团队有"同血型"和"混血型"之分。"同血型"科研团队中的成员都属于相同专业或相近专业,他(她)们间只存在知识存量上的差异。"混血型"科研团队的成员组成可以是跨学科、跨专业的,他(她)们在知识结构上存在明显差异。现时的科研工作更需要"混血型"科研团队。

充足的资金对于完成一个科研课题是至关需要的,而课题经费主要来源于国家或省各相关招标机构或组织的资助,国家自然科学基金委员会、科技部、卫生部和各省科技厅都有各自的科研计划和相应的经费资助或拨款。如果是自选课题,则需科研人员自筹资金或寻求企业赞助等。"好钢要用在刀刃上",要让有限的科研经费产生出最大的科研效益。科研经费的支出,即科研费用成本包括科研直接成本和科研间接成本。科技部、财政部、国家计委、国家经贸委四部委在其联合制定的《关于国家科技计划实施课题制管理规定》中对于科研间接费用成本的界定是:"间接费用是指为实施课题而发生的难以直接计入课题成本的费用。一般包括:支付依托单位课题服务的人员费用和其他行政管理支出、现有仪器设备和房屋的使用费或折旧费等。"关于科研间接费用成本的分摊,部分归口管理部门通过设定间接成本占科研拨款额的比例予以控制,尽管规定方式不同,但平均比例一般不超过5%。

科研课题的设备除了实验过程中使用的各种技术所需设备外,还应考虑各种标本存储的设备、各种器械消毒的设备和实验三废处理的设备。实验所需的空间要合理布置,实验动物要求有合格证,实验试剂要求稳定可靠。科管人员要制定各种仪器设备的使用制度、试剂的保管制度以及实验室的卫生制度等。

医院相关管理部门要进行申报课题的质量控制,应对申请课题建立规范化的管理程序,必须严格立题标准。医院科管部门一要做好申请课题的形式审查,内容包括审查课题是否符合资助范围、申报书填写是否规范、申报手续是否齐全等,并要求申请者做到标题醒目、摘要精练、目标明确、内容切题、经费预算合理、考核指标可测等。及时将不符合要求处反馈给申请者,使其重新修改后提高竞争力。二要把好申请课题的学术水平质量关,可采用书面审查评议和开题报告的形式进行。审核内容包括学术思想是否新颖、立论根据是否充分,研究目标与研究内容是否明确、具体,研究方法和技术路线是否先进、合理,申请者与课题组成员是否具备实施该课题的研究能力和工作基础,时间、信息、实验动物、实验设备等条件是否有保证等。

医院应通过积极挖掘科技潜力,努力创造科研条件,选出有重要科学意义、有明显优势特色、可望取得重大科技成果的课题,并在技术、人力、物质等方面给予较多的支持。

(王惠民)

第十二章　临床实验室认可

本章要点

1. 认证与认可的概念及两者的区别。
2. 我国实验室认可活动及原则。
3. 实验室评审方法。
4. 如何加强临床实验室与临床诊疗工作的联系。

实验室认可活动是国际贸易对实验室结果互认的内在要求而产生的,并随着贸易的国际化和自由化而逐步深入。近20年来,我国临床检验专业飞速发展,检验学科已经从医学检验发展为检验医学,对疾病的诊断、治疗、预防及发病机理的探讨等诸方面发挥着越来越重要的作用,医院检验科的建设已成为衡量医院水平的重要指标之一。纵观我国医疗卫生单位的医学实验室,虽引进了大批先进的医疗设备、先进的实验技术,每年有大批的检验技术人员出国进修学习、参加各种各样的国际会议,同时也有不少的留学人员回国,加入到检验医学的行列,但是我们和先进国家的医学实验室仍然存在一定的差距,究其原因就是我们在医学实验室的管理上和国外存在一定的差距。

1999年,国际标准化组织(ISO)制订医学实验室的管理标准,2003年正式发表了ISO15189《医学实验室质量和能力的专用要求》,这个国际标准是专门针对医学实验室的质量和能力的,并规范了其管理和技术要求。2005年6月,中国实验室国家认可委员会(CNAL)发布消息,《医学实验室质量和能力的专用要求》(ISO15189)认可活动已被纳入《国际实验室认可合作组织相互承认协议》(ILAC-MRA)中,即CNAL依据ISO15189认可的医学实验室,其签发的检测报告可获得与CNAL签署多边认可协议的国家或地区的承认。2006年,中国卫生部出台了《医疗机构临床实验室管理办法》。我国是ISO的成员国,并且已经与世界上50多个国家和地区签订了互认协议,这就是说我国的实验室如果采用ISO15189实施质量和能力的管理,并且能够通过CNAL的认可,就表明我们的医学实验室和国外的医学实验室在管理上处在同一水平,而且能够被国际认可。

第一节　临床实验室认证和认可

一、实验室认证认可的概念

(一)实验室认可

实验室认可(laboratory accreditation)是指权威机构对检测或校准实验室及其人员是否有能力进行规定类型的检测和(或)校准所给予的一种正式承认。

经认可的实验室,其认可领域范围内的检测能力不但为政府所承认,其检测结果也被社会和贸易双方所使用。同时,由于实验室认可的国际性,认可实验室的检测结果还可以通过国家认可机构与国际组织达成的互认协议,以得到更广泛的国际承认。

(二)认证与认可

ISO15189 对 医学实验室(medical laboratory)或 临床实验室(clinical laboratory)定义为:以诊断、预防、治疗人体疾病或评估人体健康为目的,对取自人体的标本进行生物学、微生物学、免疫学、化学、免疫血液学、血液学、生物物理学、细胞学、病理学或其他检验的实验室,它可以对所有与实验研究相关的方面提供咨询服务,包括对检验结果的解释和对进一步的检验提供建议。上述检验还包括对各种物质或微生物进行判定、测量或描述存在与否的操作。那些只是收集或制备标本的机构,以及标本邮寄或分发中心,尽管可能属于某个更大的实验室网络或实验室系统的一部分,也不能够被当作医学或临床实验室。根据这个定义我们认为,我国各级医院(卫生机构)的检验科就是 ISO15189 所说的医学实验室或临床实验室,所以,我国各级医疗机构的检验科就应该以 ISO15189 为质量管理的标准。

在最近的 ISO/IEC 17011:2004《合格评定 - 对认可合格评定机构的认可机构的通用要求》中对认可给出了最新的定义:"正式表明合格评定机构具备实施特定合格评定工作的能力的第三方证明"。也就是说获得认可资格,即证明机构的质量体系运行有效和技术能力满足要求,而且机构出具的测试结果是可靠的。在这里,权威机构是指中国国家实验室认可委员会,我们医疗单位的医学实验室也就是我们通常所说的医院检验科,是申请认可的机构。

认证(certification) 则是"第三方对产品 / 服务,过程或质量管理体系符合规定要求做出书面保证的程序"。取得认证资格,证明机构具有一个有效的质量或环境管理体系,但并不足以说明机构出具的测试结果具有技术可靠性,认证不适用于医学实验室和检验机构,但是认证可以应用于医疗机构如医院的整个质量管理体系。

(三)认证与认可的区别

(1)认证是由第三方进行的,认可是由权威机构进行的。第三方同第一方(卖方)和第二方(买方)在行政上无隶属关系,在经济上无利害关系,以确保认证结果的公正性。权威机构是由政府部门授权组建的组织,或具有全国或国际性影响的学术团体。

(2)认证是书面证明,认可是正式承认。书面证明是通过第三方认证机构对已经认证的产品或质量管理体系符合规定的要求颁发认证证书。正式承认意味着经批准准予从事某项活动。

(3)认证是证明符合性,认可是证明具备能力。经认证的产品是由第三方认证机构证明该产品符合特定产品标准的规定,经认证的质量管理体系是由第三方认证机构证明该体系符合某一质量标准的要求。经认可的机构表明其具有从事特定任务的能力,经认可的评审员表明其具有对某种机构进行审核的能力。

(四)实验室认可体系

实验室认可体系至少应包括五个要素:权威的认可机构、规范的认可文件、明确的认可标准、完善的认可程序、合格的评审员。

(1)权威的认可机构:认可机构是建立实验室认可体系,并对实验室进行认可的政府或民间组织。它是依据相关的法律,按照科学、公正和与国际通用准则相一致的原则进行实验室认可的运作。其目的是加强实验室管理,提高技术能力,使实验室以公正的行为、科学的方法、准确的结果,为社会提供有效的服务,促进参与实验室认可的国际合作和相互承认。认可机构具有唯一性,以保证认可结果的一致性和认可制度实施的国家权威性。

（2）规范的认可文件：认可文件是由认可机构依据国际通行的有关认可文件及其运作规范制定和颁发的,这些文件既规范了认可权威机构的实验室认可工作,也使实验室明确了实验室认可的准备和申请过程。

（3）明确的认可标准：国际标准由国际上权威专家起草,并经严格程序制定,是先进的技术要求和理念,它是各级医学实验室的建设、管理标准；是认可机构或管理部门对实验室进行认可、考核验收的标准；也是开展国际交流与对话的基础平台。当今,"全球一体化",采用、贯彻国际标准更有着其必要性。ISO 15189 是国际医学界普遍承认并遵照执行的、关于医学实验室质量和能力方面要求的国际标准。中国现行实验室的认可标准主要是 ISO/IEC 17025《检测和校准实验室能力的通用要求》及 ISO 15189《医学实验室—质量和能力的专用要求》。

（4）完善的认可程序：认可程序大致包括三个部分：初次认可、监督评审及复评审。①初次认可：初次认可一般分为五个阶段,即意向申请、正式申请、评审准备、现场评审、评定认可。②监督评审：认可机构在认可有效期内,对已认可实验室进行定期或不定期的抽查评审,以验证其是否持续地符合认可条件,所有已获认可的实验室均需接受该监督评审。监督评审还可以保证在认可规则和认可准则修订后,及时将有关要求纳入认可实验室的质量管理体系中。③复评审：是指认可机构在认可有效期结束前,对已获认可实验室实施的全面评审,以确定是否持续符合认可条件,并将认可延续到下一个有效期。复评审的其他要求和程序与初次认可一致,是针对全部认可范围和全部要素的评审。

（5）合格的评审员：评审员是经认可机构注册,能够独立作为评审组的成员,对申请实验室或已获认可实验室实施评审,合格的评审员是实验室认可活动的质量保证之一。中国国家实验室认可委员会（CNAL）对评审员的管理进行了规范统一,文件 CNAL/AR06:2002《评审员和技术专家管理规则》对评审员的培训、考核、注册、晋升等均做出了详细的规定。此外,CNAL 还对评审员实施了"专业发展"的持续教育培训计划。CNAL 要求每一位评审员每年至少参加一次此类的培训,这是保持评审员资格的必要条件之一。

二、实验室认可的发展历史

（一）澳大利亚和欧洲国家的实验室认可

在第二次世界大战中,作为英联邦成员之一的澳大利亚由于缺乏一致的检测标准和技术,无法为英军提供军火,促使它在 1947 年成立了世界上第一个国家实验室认可体系,即澳大利亚国家检测机构协会（NATA）。近年来 NATA 的工作范围由实验室认可扩展到了 ISO 9000 和 ISO 14000 认证,NATA 模式已成为多数国家建立实验室认可体系的典范。

1967 年英国贸工部利用国家物理实验室（NPL）雄厚的技术力量,建立了专门从事校准实验室认可工作的英国校准服务局（BCS）,继澳大利亚后开展了国家实验室认可工作。1981 年贸工部又授权成立了国家检测实验室认可体系（NATLAS）,从事检测实验室的认可工作,英国发现 BCS 和 NATLAS 工作性质相似,于 1985 年将 BCS 与 NATLAS 合并为国家测量服务机构（NA-MAS）。在澳大利亚和英国的影响下,欧洲各国相继成立了国家实验室认可机构。

（二）美国的实验室认可

1. 概况 美国于 1976 年成立了由官方授权的国家实验室认可机构即美国国家实验室

自愿认可计划(NVLAP),最初只对校准实验室认可,1988 年逐步开展了检测实验室的认可。美国的实验室认可体系的发展快速而广泛,既有联邦政府管理或授权的认可机构,又有各州地方性的认可机构,还有民间私营或学术团体的认可组织。据不完全统计,美国约有 200 个左右的认可组织,大多专业领域比较单一,但有些却在世界上影响较大,如美国病理学家协会(CAP)等,目前美国尚未形成一个全国统一的、可从事多专业领域的实验室认可组织。

2. 临床实验室认可 与临床实验室有关的认可组织主要有 CAP、健康组织认可联合会(JCAHO)、临床实验室认可和教育协会(COLA)、美国血库协会(AABB)及美国组织相容性与免疫遗传学协会(ASHI),他们均属民间的非营利性组织,均制订了各自组织的认可标准,具有一定的独立性。

3. CAP 认可机构 CAP 进行认可的依据是其制订的实验室认可计划(laboratory accreditation program,LAP),对临床检验不同的专业设有非常详细的核查表(checklist)。已通过 CAP 认可的实验室有 6000 多家,其中 100 多家在美国以外的国家或地区。目前在临床实验室的认可领域,CAP 具有一定的影响力和权威性,我国大陆、香港、台湾和东南亚的一些国家或地区都有临床实验室通过了或正在准备通过 CAP 认可。但 CAP 完全按照美国模式运作,尚未与国际上各实验室认可机构实现互认。

4. 其他认可机构 JCAHO 是由美国 29 个医疗方面的协会联合组成,其前身是 1951 年成立的医院联合会,主要对各种医疗卫生机构的安全性和质量进行认可,目前在世界范围内已认可约 17000 家医疗机构。从 1979 年起对实验室进行认可,目前已对大约 2600 家临床实验室进行了认可,其认可标准为自行制定的实验室认可标准(laboratory and Point-of-Care testing accreditation standard,LAS)。COLA 成立于 1988 年,其主要任务就是进行实验室认可工作,认可标准为其自行制订的"临床实验室认可手册"。ASHI 成立于 1972 年,于 1974 年开展认可工作,主要服务对象是进行组织相容性试验的实验室,专业性较强。AABB 成立于 1947 年,是有关输血和移植方面的学术团体,成员普及美国 50 个州和 80 个国家,AABB 有自订的认可计划(accreditation program),专门从事血产品和输血机构的认可(图 12-1)。

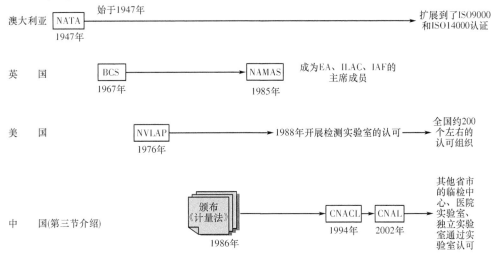

图 12-1 实验室认可发展历史图

（三）实验室认可的地区和国际组织

开展实验室认可工作的主要目的就是要使得各国实验室的结果得到互认,正如 ISO、IEC 的主席和国际电信联盟秘书长在 2005 年 4 月共同提出的目标:一个标准,一次检验,全球接受。区域性的与国际性的认可合作组织一直在不断地发展和完善。1992 年由环太平洋国家的实验室认可机构和主管部门在加拿大成立了亚太实验室认可合作组织(APLAC),其他的区域性认可组织还有太平洋认可合作组织(PAC)、欧洲认可合作组织(EA)、欧洲实验室认可合作组织(EAL)、美洲认可合作组织(IAAC)和南部非洲认可发展区(SADCA)等。实验室认可的国际组织主要有国际认可论坛(IAF)和国际实验室认可合作组织(ILAC),我国已是这两个国际组织的成员国(图 12-2)。

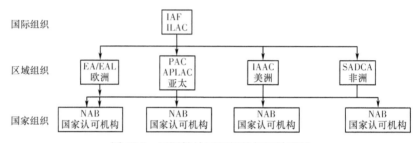

图 12-2 国际性认可组织的相互关系图

三、医学实验室认可的意义

通过医学实验室的认可,可以提高医学实验室的质量管理水平,减少可能出现的质量风险和实验室的责任,平衡实验室与患者之间的利益,提高社会对认可实验室的信任度。ISO 15189 其实质是医学实验室检验质量风险的控制要求。严格持久地按照这些要求去做,实验室的检验质量就得到了保证,从而提升单位形象,扩大检验份额,提高实验室的社会信赖度。

通过医学实验室的认可,可以不断提高医学实验室的信誉,增强患者及医务人员对实验室的信任。医疗单位通过了 ISO-9000 质量体系认证,这仅是证明医疗过程得到了保证,而并不能证明最终检验结果的合格。而经过 ISO15189 认可的医学实验室通过其完善的管理,能够向患者以及医护人员提供准确的检验结果。

通过医学实验室的认可,可以消除国际交流中的技术壁垒,互认检测结果。我国认可的实验室出具的检验数据能够得到国际社会的承认,表明实验室具备了按国际认可准则开展检测的技术能力,在认可范围内使用"中国实验室国家认可"标志列入《国家认可实验室目录》,提高知名度。促进国内医学实验室与国际接轨,促进国际间的交流。

第二节 我国实验室认可活动及原则

一、我国实验室认可的发展历程

20 世纪 80 年代随着改革开放及经济体制的转变,实验室的检测和校准质量引起高度重视,由国家标准局负责全国质检机构的规划建设和考核工作,并开始关注国际上实验室认可的有关活动。1994 年 9 月 20 日原国家技术监督局依据 ISO/IEC 导则 58 成立了"中国实验室认可委员会"(CNACL),代表国家参加对外交流。CNACL 于 1999 年接受由新西兰、美国、新加坡和马来西亚四国专家组成的评审组的评审,并顺利通过。从此,我国实验室认可的工作获得了国际组织的认可。CNACL 于 2002 年 7 月 4 日与中国国家进出口商品检验实验室认可委员会(CCI-BLAC,1996)合并成立了中国实验室国家认可委员会(China National Accreditation Board for Laboratories,CNAL)。

2006 年 3 月 31 日,中国合格评定国家认可委员会在京成立。国家认监委决定整合中国认证机构国家认可委员会(CNAB)和中国实验室国家认可委员会(CNAL),成立中国合格评定国家认可委员会(CNAS),统一负责实施对认证机构、实验室和检查机构等相关机构的认可工作。2006 年 7 月 1 日开始实施。截止到 2006 年 12 月 30 日,CNAS 已经认可了各行各业的境内、外实验室共 2736 家,已与国际上 40 多个经济体的 50 多个认可机构签署了互认协议,这意味着,CNAS 的认可已得到这些经济体认可机构的承认。CNAL 从 2004 年 7 月 1 日起开始受理依据 ISO15189 的认可申请,解放军总医院(301 医院)临床检验科经过 3 年多的积极准备,2005 年 6 月通过了由 CNAL 组织的专家现场评审,成为我国第一家依据 ISO15189 为准则申请认可的医学实验室。

二、中国合格评定国家认可委员会及其组织机构

(一)合格评定的概念

合格评定(conformity assessment)是指用于确定(直接或间接)满足技术法规或标准要求的活动,包括:抽样、检测和检查;符合性评价、证实和保证;注册、认可和批准,以及上述活动的综合运用。合格评定源于认证,是认证概念的发展与扩大,实验室认可和质量体系认证统称为合格评定。

(二)CNAS 的任务

(1)按照我国有关法律法规、国际和国家标准、规范等,建立并运行合格评定机构国家认可体系,制定并发布认可工作的规则、准则、指南等规范性文件。

(2)对境内外提出申请的合格评定机构开展能力评价,做出认可决定,并对获得认可的合格评定机构进行认可监督管理。

(3)负责对认可委员会徽标和认可标志的使用进行指导和监督管理。

(4)组织开展与认可相关的人员培训工作,对评审人员进行资格评定和聘用管理。

(5)为合格评定机构提供相关技术服务,为社会各界提供获得认可的合格评定机构的公开信息。

(6)参加与合格评定及认可相关的国际活动,与有关认可及相关机构和国际合作组织签署双边或多边认可合作协议。

(7)处理与认可有关的申诉和投诉工作。

(8)承担政府有关部门委托的工作。

(9)开展与认可相关的其他活动。

（三）CNAS组织机构

中国合格评定国家认可委员会的组织机构包括：全体委员会、执行委员会、认证机构技术委员会、实验室技术委员会、检查机构技术委员会、评定委员会、申诉委员会和秘书处。

全体委员会由与认可工作有关的政府部门、合格评定机构、合格评定服务对象、合格评定使用方和相关的专业机构与技术专家等方面代表组成。全体委员会的构成应符合利益均衡的原则，任何一方均不占支配地位。全体委员会是CNAS的最高权力机构，全面负责认可体系的建立和运行。

执行委员会由全体委员会的主任、常务副主任、副主任及秘书长组成，在全体委员会大会闭会期间负责处理决定有关重大事宜。

认证机构技术委员会、实验室技术委员会和检查机构技术委员会是由全体委员会批准设立的专门委员会。

实验室技术委员会负责审定实验室认可相应领域的认可规则或准则的应用指南、说明等公开文件；对实验室认可相应领域的认可规则、准则和指南文件的实施进行技术指导。实验室技术委员会依据需要还设了19个包括医学、电气、食品、化学、能力验证、测量不确定度等专业委员会。

评定委员会负责对评审结果的评价和批准认可工作。申诉委员会负责处理认可工作中发生的对评审组、评审员、CNAS工作人员、CNAS委员的投诉工作。

秘书处为认可委员会的常设执行机构，为认可委员会的法律实体(图12-3)。

中国合格评定国家认可委员会
(CNAS)组织机构图

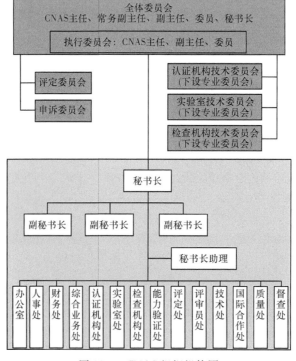

图12-3 CNAS组织机构图

三、国际标准化组织的实验室认可标准

(一) ISO/IEC 17025《检测和校准实验室能力的通用要求》

ISO/IEC 17025 用于实验室建立质量、管理和技术体系并控制其运作。实验室的客户、法定管理机构和认可机构也可使用本标准对实验室的能力进行确认或承认。ISO/IEC 17025:2005 分 7 个部分,即前言、范围、引用标准、术语和定义、管理要求、技术要求及附录和参考文献。其实质部分是管理要求和技术要求。管理要求分 15 节,主要包括组织、管理体系的建立、持续改进和审核评审等。技术要求分 10 节,主要包括人员、设施与设备、方法与结果等。

(二) ISO 15189《医学实验室——质量和能力的专用要求》

ISO/IEC 17025 的标准是"通用要求",从管理和技术两方面对所有的实验室(工业的、农业的、医学的等)提出了要求,ISO 15189 则从医学专业角度,更细化了医学实验室的管理要求,专用性更强。在 ISO 15189 中,很多要求与 ISO/IEC 17025 相一致,只是更多地使用了医学术语。ISO 15189 同样分管理要求与技术要求两大部分,将 ISO/IEC 17025 中的"检测/校准方法及方法确认"、"检测溯源性"、"抽样"、"样品处置"等要素不再以要素形式列出,而是融入了"检验前程序"、"检验程序"和"检验后程序"3 个过程,这样更利于临床实验室的理解和操作。ISO 15189 根据医学实验室的特点淡化了 ISO/IEC 17025 中"测量不确定度"和"测量溯源性"的要求,在附录中增加了对实验室信息系统(LIS)的要求和实验医学中伦理学的有关内容。

1. 管理要求　是对实验室组织和管理、质量管理体系、服务活动、持续质量改进等 15 个方面的要求。

2. 技术要求　对人员、设备、设施、检验前中后程序和结果报告等 8 个方面做出了规定。

(三) ISO 15190《医学实验室——安全要求》

该标准规定了医学实验室的安全要求,即包括电气、建筑结构、医疗器械和用具、废物处理等方面的安全要求和生物安全。此标准不完全针对生物安全,也并非主要对 P1、P2 级实验室防护水平。当涉及需生物安全防护Ⅲ级或Ⅳ级防护水平时,除符合本"标准"要求外,在我国还应符合国家标准(GB19489-2004 实验室——生物安全通用要求)。

(四) ISO/IEC 17011《合格评定——认可机构通用要求》

CNAS 按照国际标准 ISO/IEC 17011 建立和保持认可工作质量管理体系,同时制订了大量的文件规范认可工作,这些文件主要由认可规则和政策、认可准则和认可指南三部分组成。这些文件均是 CNAS 根据国际通行的有关认可文件及其运作规范制定的,它们既规范了 CNAS 的实验室认可工作,也对申请认可的实验室具有较好的指导作用。用于医学实验室的认可准则为 CNAS/CL02:2006《医学实验室认可准则》,等同于 ISO 15189:2003。

(五) CNAL 的实验室认可准则

CNAL 的认可活动严格依据其认可准则进行。CNAL 根据国际要求将 ISO/IEC17025《检测和校准实验室能力的通用要求》作为《实验室认可准则》,是适用于所有类型实验室的通用要求。2003 年 2 月,ISO 又发布了 ISO15189《医学实验室质量和能力的专用要求》。在 ISO15189 没有正式发布前,CNAL 就已经使用 ISO/IEC17025 认可了一些医学领域的实验室,目前, CNAL 已决定将这两个标准作为对医学实验室认可的准则,医学类实验室可根据其自身工作特点及管理部门和用户的要求,选择使用。ISO15189 从管理要求和技术要求两大方面提出了医学实验室应遵守的要求。在管理方面,描述了实验室组织和管理以及质量管理体系、服务活动要素等方面的要求;在技术要素上,则对人员、设备、设施等要素以及检验程序和结果报告等要点做出了规定。有一点我们可以肯定,ISO15189 是指导医学实验室建立完善和先进质量管理体系的当前最好、最适用的标准。正像该标准起草委员会的约翰先生所说:"这个标准将指导医学实验室更为有效地开展工作,并能够帮助实验室更好地满足客户的要求,改进对患者的服务"。

(六) ISO15189 与 ISO/IEC17025 的关系

ISO15189 与 ISO/IEC17025 标准的关系是:ISO/IEC17025 作为实验室能力的通用要求,适用于所有类型和规模的实验室,这在该标准的"范围"中有清晰的描述。该标准以管理要求和技术要求两大主体部分,23 个要素的形式规范了实验室检测和校准活动的关键要素。只要实验室(包含医学实验室)严格遵守这些要求,便能够规范地开展工作。ISO15189 则从医学专业的角度,使用了医学专业术语细化地描述了医学实验室质量管理的要求,专用性更强,更方便医学实验室使用。ISO15189 的附录改变为对实验室信息系统(LIS)的要求和提供了实验医学中伦理学的有关内容等。

综上所述,通过开展有效的质量管理活动,不断提高自身能力建设和服务意识,从而增强医学实验室的综合竞争力,是市场的要求,更是实验室自身发展的要求;而认可,是紧跟国际发展趋势、应用了当前先进的国际标准、指南等,并考虑了我国国情的先进的事物,因此可以说,寻求实验室认可,是促进和提高医学实验室质量。

四、实验室认可原则

(一) 评审原则

1. 实验室认可准则是评审的依据 为了统一实验室认可现场评审的要素内容,统一评审的操作程序和评价标准,控制评审工作的质量和效率,使得经认可的实验室的水平在总体上能够达到一致,CNAL 制订了《实验室认可准则》(以下简称《准则》)。在评审过程中评审员要始终把握住《准则》的要求,以《准则》为依据,保证评审覆盖面的完整性和对客观性评价实施控制,注意围绕着《准则》的要求,抓住评审的要点,通过面谈、查阅和观察等方法来寻找客观的证据以验证实验室各项活动与《准则》要求的符合性。从资料的初审,评审计划的确定到以后的每一评审程序的实施以及最终评审结果的判定,都要避免出现偏离《准则》要求的现象。因此,评审员应该熟悉和正确理解《准则》的内容和实质。

2. 认可程序是保证评审质量的前提 评审工作是一项技术复杂、有时限要求且又受评审员和实验室很多主、客观因素影响的工作,在有限的时间内,评审员要对被评审的实验室做出客观、公正的评价,显然不是容易的事情。为了控制评审工作的质量,使评审工作做到科学、有序和规范,且尽量做到评审项目和内容的全面、完整,以保证客观地对被评审的实验室做出评估,因此制定相对固定的评审程序是必要的,也是可行的。认可评审的程序规定了评审活动的必要阶段以及各阶段的主要工作内容、方法步骤和控制要点。评审员按照这种程序展开评审工作,就会降低因评审员能力和水平的不同以及对《准则》理解不同等因素对评审质量带来的不良影响。评审程序的制定规范了评审员的评审行为。因此,评审必须按评审程序的规定,展开现场评审工作,统一评审工作的操作,保证评审工作的质量。

3. 评审员正确的自我定位是工作顺利进行的保证　评审员是接受 CNAL 的委派到申请认可的实验室进行现场评审的人员,其任务是对实验室的有关活动和技术能力进行客观的验证,这是一项技术性很强的工作。为了圆满完成任务,需要实验室紧密而和谐的配合,因而评审员不能有比实验室高明一筹的意识,不要以"专家"自居。评审员即使确实是某一行业的专家,也可能存在着认识的局限性,对被评审对象的技术业务也并非样样懂行,样样熟悉,更何况实验室可能具有更多的、更高水平的本行业专家。事实上评审员未必对评审对象的技术业务以及运作的特点能够全面掌握。因而在评审过程中,认真地听实验室的介绍、说明是必要的。评审员不应有任何个人的感情色彩,在评审中的气质风度和讲话声调均应采取友善、公正、有礼貌的工作方法,切忌使用傲慢、责问和主观武断的态度。

4. 技术能力和质量体系运行是评审的核心　评审员在实施实验室认可的评审中,应该着重对实验室的质量体系运行的有效性加以验证,对技术能力加以考核、审查,这是实验室评审的核心。评审的各项活动,都要围绕着这个核心来进行。评审员应该在实施评审中始终把握住这个核心。一方面不要对一些枝节问题或并不违反原则的问题花费太多时间和精力,不要过多地追求形式上做得如何,而要在查验体系运行的有效性、体系各要素受控和实施的效果,是否有质量失控、系统失败的证据上下功夫。要在实验室是否具备所申请的项目的各种资源和实际技术能力的检查考核上尽量做得完整、全面;另一方面,还要充分考虑到不同的实验室之间,由于各种客观条件的不一致,导致在技术业务运作上的特殊性或存在的差异。只要这些特殊性或存在的差异是合理的、符合客观实际的、科学的,不违反原则的即可不必要求形式上的一致,否则,就会存在着离开"核心"的可能。

(二) 认可原则

中国实验室国家认可委员会制定的《实验室认可管理办法》(CNACL101—1999)中 4.2 明确规定了我国实验室认可原则。具体如下:

1. 自愿申请原则　凡愿承认《中国实验室国家认可委员会章程》,遵守本《实验室认可管理办法》的实验室均可自愿申请认可。实验室认可完全是各实验室自身的自觉自愿的行为,目前尚没有强制性规定,要求医院中的实验室必须参加实验室认可。这不同于欧美等西方国家,按照其法律要求,各实验室必须参加实验室认可,取得注册登记后,方可开展工作。

2. 非歧视原则　任何实验室不论其隶属关系如何、级别高低、规模大小、所有制形式怎样,只要能达到认可准则所规定的要求,均可获得认可。CNAL 受理国内、外所有实验室的认可申请。

3. 专家评审原则　实验室评审是依据实验室认可准则对其各有关方面进行客观地、科学地评估,具有很强的技术性。因此,应聘请具有评审资格的评审员和技术专家担任评审,而不是由政府官员来完成。实验室评审人员的素质和能力直接影响对实验室的质量管理体系和技术评价,从而影响认可的结果。因此,评审员应具有必要的素质和能力。评审员的素质要求:①思路开阔且成熟;②具有很强的判断和分析问题的能力及坚强的意志品格;③能够客观地观察情况,全面理解复杂的形势及各部门在整个实验室中作用;④熟悉一定范围的校准和/或检测的专业技术知识、方法和操作;⑤熟悉有关的法律、法规;⑥具有实验室质量体系方面的知识和综合的管理性常识;⑦熟悉实验室认可准则,了解实验室认可体系及其运作,通晓相应的评审方法和评审文件;⑧能有效地运用所要求进行书面及口头交流。

一个合格的实验室评审员必须具备以下的几种能力:①决策能力,在整个评审过程中随处都可能需要判断、筛选、决策、运筹、策划。一个优秀的评审员应该善于将复杂的环境状况通过自己的决策来分析整理,捋出一条清晰的工作思路。②人事能力,所有的实验室评审和认可活动都是通过人来完成的,因此人事能力对每个评审员都是非常重要的。没有良好的人事能力在工作中就会事倍功半。③技术能力:指实验室认可过程和评审活动中所需要的义务知识和技能。通常包括:相关的法律法规、计量、校准、检测的通用知识和专业知识(义务知识部分)和组织指挥能力、设计能力、研究能力、操作能力、语言能力、写作能力、调查取证能力(技能部分)等。④自我发展能力:指不断学习新知识、掌握新技能的自我完善能力。包括自学能力、自我反省能力、吸收新事物的能力。⑤创新能力:指开拓新知识、新技术、新产品、新方法的创造能力。包括批判力、创造力、联想力、想象力。以上五种能力是每个评审员所必须具备的。当然,对不同级别的评审员和在评审组中担任不同角色时对这五种能力的要求的侧重是不同的,而且,任何一项活动都是不同能力的综合体现。

4. 国家认可原则 在我国实验室认可只能由中国实验室认可委员会代表国家开展此项工作,其他任何机构不得取代其职能。获得认可的实验室,其技术能力、所提供的检测数据和出具的检测报告均得到国家的承认。

第三节 评 审 方 法

实验室认可工作具有很强的系统性和专业技术性。为了使实验室认可工作规范、有序、高效地进行,充分体现公正、公平原则,并使认可的实验室能得到国际认可组织的承认,我国实验室认可活动按 ISO/IEC 17011 标准运行。实验室认可过程大致可分为三个阶段:即准备申请阶段、现场评审阶段和批准认可阶段(图 12-4)。

一、准 备 及 申 请 阶 段

(一) 准备

实验室应根据自己的现实情况和发展需要决定是否要进行实验室的认可,首先应对认可准则进行认真详细的学习,特别是实验室负责人和实验室骨干最好能参加由 CNAS 指定的培训机构的培训,取得评审员或内审员的资格证书。根据认可准则建立实验室的质量管理体系,并按该体系运行半年以上,至少进行一次内部审核和管理评审。进行内部审核时,可按"实验室现场评审核查表"进行逐个要素评审,"核查表"可从 CNAS 网站上下载。如果对认可准则的理解存在疑惑,可请有关咨询机构进行指导。

(二) 申请前准备

实验室可采用电话、信函、电子邮件方式向 CNAS 表明申请意向。CNAS 在收到实验室的认可意向后,为实验室提供申请书及相关资料。根据实验室要求,CNAS 可派员去实验室初访,此时可充分与 CNAS 的工作人员进行沟通,了解申请及评审过程中所要注意的细节问题。

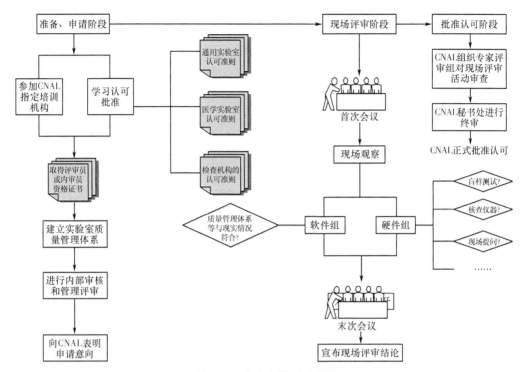

图 12-4　实验室认可过程图

（三）正式申请

实验室在理解 CNAS 的章程及认可要求并确认其已符合申请要求后,向认可机构提出正式申请,表示自愿履行相关义务,提交申请书及必要的相关资料,也可通过 CNAS 网站在线申请。受审实验室应严格按照要求,客观、真实、完善、清楚地填写有关内容,清晰地反映实验室的建制、类别、特点、资源和能力范围,对不具备的能力作出解释,不回避,不遗漏。医学实验室的认可主要是对所承担的临床检测项目能力的确认,如果有的检测项目还达不到认可准则规定的要求,或是实验室中某部门的质量管理体系还不能达到规定要求,这部分内容就不应包括在认可申请范围内。

（四）资料审查

CNAS 收到实验室提交的正式申请资料后,要进行规范、完善的审查,其目的是了解和评价实验室检测能力范围和配置的完整性、质量体系运行中所有过程是否被确定及相关过程是否被恰当地形成文件。资料审查是现场评审的基础,是评审的起始工作。如果资料审查表明实验室提供的技术能力范围或其配置不清晰或描述的质量管理体系不能满足要求,可暂停后续工作。资料评审符合要求后,方可转入现场评审阶段。

二、现场评审阶段

（一）现场评审前准备

现场评审正式立项后,CNAS 依据实验室的性质、工作量、工作范围,选配一位评审组长,并将实验室的申请书及相关资料转交其审查。CNAS指定评审组成员,如申请方基于公正性理由对评审组的任何成员表示拒绝时,CNAS认可评审处经核实后可以给予调整,申请方不得主动提出评审组任何人员的人选。评审组长在评审前应制定评审计划,并将《现场评审日程表》提交给被评审实验室。评审组长在现场评审前,应召开全体评审组成员参加的预备会,以检查评审的准备情况,重申评审纪律,签署《现场评审人员公正性声明》。

(二) 现场评审

1. 首次会议 现场评审时由组长召开由评审员和实验室有关人员参加的首次会议,主要由实验室负责人介绍实验室概况、主要工作人员及实验室评审准备工作情况;评审方强调公正客观原则,并向实验室做出保密的承诺。必要时,首次会议结束后,由陪同人员带领评审组进行现场观察,现场观察可统一进行,也可分组或分专业领域进行。

2. 现场检查 在现场一般可从"软件"和"硬件"两方面进行评审。软件组主要从质量管理体系的建立及质量手册和有关的质量文件与现实情况的符合性进行评审。硬件组必须对认可项目所涉及的所有参数进行逐项确认,可通过现场试验、利用能力验证结果、盲样测试、利用实验室间比对结果、现场演示、现场提问、查阅记录或报告、核查仪器设备配置等方式进行。由于目前CNAS还未在医学实验室开展能力验证活动,所以在现场评审中尽可能利用实验室间的比对结果来判断其检测能力,主要参考卫生部与省临床检验中心的室间质量评价结果作为实验室间的比对结果。由于医学实验室的检测方法大多为"非标"(既不是国家标准,也不是国际标准)方法,如果实验室未参加部、省临床检验中心的质评或没有这些质评项目,实验室应主动与具权威性的实验室(如已被认可的实验室)进行比对,以证实实验结果的准确可靠。

3. 召开座谈会 评审过程中,评审组可能会召开实验室有关人员的座谈会,以了解实验室人员对认可准则、质量手册、程序文件等的了解程度,实验室人员应有充分准备,如回答问题不准确,也可影响评审结果。

4. 末次会议 在评审结束时,评审组应完成评审报告,并召开末次会议。末次会议由评审组长主持,主要向实验室报告评审情况,对评审中发现的主要问题加以说明,确认不符合项,宣布现场评审结论,提出整改要求及具体的整改验收日期(通常在三个月之内)。

三、批准认可阶段

CNAS组织专家评审组,依据现场评审组提交的实验室现场评审的所有资料,包括申请资料、各种附加信息、实验室整改报告、能力验证结果及评审员的各项准备计划,对现场评审活动进行程序性和规范性审查。然后CNAS秘书处对专家评审组的报告及相关资料,进行最终审查。CNAS向实验室提出整改要求,整改满意后,CNAS正式批准认可,被认可的机构即可使用实验室认可的标志。

第四节 临床实验室强化管理功能与临床联系

一、实验室工作人员应加强与临床医生对话

近年来,随着基础医学、生物工程学等发展,医学检验实现了四化,即全实验室自动化(Total

Laboratory Automation TLA)、试剂多样化、检查方法标准化、床边检查快速化,促进医学检验朝着高理论、高科技、高水平方向发展。因此,目前全球将检验与诊断结合,形成"检验医学"(Laboratory Medicial)。所以临床实验室必须与其他临床学科加强联系并融为一体。

1. 加强实验室与临床诊疗工作的联系

(1) 有利于标本的正确采集和运送。

(2) 有利检验结果的正确解释和应用。

(3) 有利于对检验项目临床意义的深入理解和再评价。

(4) 有利于正确制定疾病诊断的组合。

(5) 有利于正确选择治疗药物。

(6) 有利于听取临床反馈意见并改进工作。因此,应该提倡临床实验室的检验医师和技师走出实验室到临床中去,提倡临床医护人员走出病房到实验室去。只有实验室与临床携起手来才能有效地推进疾病的诊治工作。加强实验室与临床的联系是一个利于诊疗工作,益于病人的大事,我们一定要把它做好。

2. 发展临床与实验室对话　Schwarz 在《开展临床与实验室对话》一文中强调了实验室的要素是交流、对话。和临床医师定期交流,交换意见,可将医生的建议和专业问题深入阐述,这对只接触实验室标本的检验人员尤为重要。因为除了合格的标本、准确的操作外,临床用药等治疗措施也会影响检验结果。如判断血气酸碱分析结果就与病人的输液、特别是碱性液相关,不了解就会做出错误的判断。又如在输血后可影响血液分析和骨髓检查结果。Schwarz 提出:"一个实验医学工作者没有同临床沟通和对话的能力是不可能生存的。"实验工作者也要倾听病人的意见,同病人的沟通、解释是有益的。一份已有氨味的尿液标本(碱性)意味着尿液已被放了很长一段时间,这是由于病人不了解尿液分析必须留取新鲜尿,放置一夜所造成的;同样,医务人员经常在门诊看到病人送检的粪便是"正常"的(实际上他不了解应送检有黏液、脓液、血液的病理部分)。这样的例子还很多,我们也碰到女性病人送检有阴道分泌物污染的前段尿,并造成结果明显异常。对临床医师提出与患者临床表现明显不符的情况(主要为血钾测定,还有胆红素、内生肌酐测定)。在临床上有 1/3 为误解,一些错误(如标本操作不当、护士直接从输液手臂抽血等)及时得到纠正。检验人员对医师提出的意见必须做到当天调查、核实,并责任到人,以最快的速度改进;对暂时做不到的建议当面解释,求得谅解和支持。目前检验科与临床间建立联系报告制度,对不符的标本请临床医师写出具体意见,有专业人员核查落实。此外,还可查阅可靠参考书对不常用的医学检验参考值和异常结果向临床解释。这些方法对改善检验与临床的关系、提高工作人员责任心、提高检验质量都是很有益的。

二、如何加强临床实验室与临床诊疗工作的联系

既然加强临床实验室与临床诊疗工作的联系十分重要,那么,如何才能加强临床实验室与临床诊疗工作的联系呢? 在充分认识该项工作重要意义的基础上,首先要提高临床实验室工作人员(或部分工作人员)的临床医学知识水平,才使得临床实验室工作人员与临床医护人员具有沟通和研讨的共同"语言";同时,临床实验室(或医院管理者)还要在制度上对该项工作的开展给予支持和保证;然后,就是认真的实施和落实。

(一) 临床实验室的工作人员要加强临床知识的学习

现代医学的一个鲜明特点就是不同专业间理论与技术知识的互相渗透,任何一个专业不借

助和融合相关学科的知识就不能很好发展。因此,临床实验室的医技人员要在努力学习本专业知识的同时,还要学习一些有关的临床知识,不断提高自身的学术水平和完善知识结构,要努力把自己培养为复合型人才。检验医师就是一种应运而生的既懂临床知识又懂检验技术的复合型人才。

在一些西方国家,早就有一种类似检验医师的技术人员,称作病理学家。什么人才能成为病理学家呢? 一般来讲,病理学家应该毕业于临床医学的本科专业,在从事一段临床工作之后或在从事临床工作的同时,修完关于病理学家的全部必修课程并在临床实验室从事过一两个专业的实验研究工作,通过有关考试即可获得病理学家的资格证书。我国没有这种相应的培养制度或培养方式。

为了培养我国的病理学家(或检验医师),卫生部和中国医师协会检验医师分会正在进行调研,以期提出我国检验医师的培养要求和教学程序。通过检验医师的培养和临床实验室对检验医师的接纳,可适当调整和改变临床实验室的人才结构,对加强临床实验室与临床诊疗工作的联系具有促进作用。

(二) 加强临床联系,促进检验医学的发展

近年来,随着加强临床实验室与临床联系的理念逐渐深入人心,临床实验室在加强与临床联系的过程中,取得了一些有益的经验,创造了一些行之有效的方法。

1. 积极宣传加强实验室与临床联系的意义　要向医院管理者和医护人员作广泛宣传。阐明加强实验室与临床联系的意义,让医院管理者和医护人员理解并主动支持这项工作。只有将临床实验室、医院管理者和临床科室几个方面的积极性都调动起来,这项工作才能做好。

2. 努力使联系临床的工作制度化　临床实验室在完成常规医疗、教学和科研工作的同时,要把联系临床的工作作为一件大事进行考虑、研究、部署和执行。要定期对这项工作的执行情况进行分析总结,努力建立一些联系的好形式,使联系临床制度化。如有些医院建立了定期的实验室-临床碰头会,回顾一段时间来医疗工作中存在的各种问题,提出解决问题的办法和措施,交流新知识新进展,讨论如何进一步提高医疗技术水平等等,像这样的碰头会只要坚持下去必然会大大促进检验医学的发展。

3. 实验室要与临床科室共同制定警告/危急值的处理和报告制度　首先确定那些检验项目要设警告/危急值,如血清钾测定,过高或过低的血清钾都会危及生命,因此应设危急值;然后要确定危急值是多少,如血清钾可以设定>6mmol/L 和<3mmol/L 作为危急值,当血清钾的测定结果达到危急值时,如不采取抢救措施,病人将有生命危险;再就是确定测定结果达到警告/危急值的处理和报告方法,如:血清钾测定值达到危急值时,应检查标本是否溶血(包括隐性溶血),了解临床采血时病人是否在补钾,询问病人有否高钾或低钾的临床迹象。

4. 实验室要与临床科室共同制定标本的采集程序　标本的采集常常由临床医师或护士来完成,实验室较难控制其质量。因此,有必要加强与临床的交流,说明标本采集对检验结果的影响及其原因,与临床医护人员一道共同制定标本采集的规范。有这样一个例子:一个患心肌梗死的患者,经溶栓治疗后给予肝素防止再栓塞,在送血标本进行 APTT 检测时。发现血浆不凝,实验室遂与临床联系并告之情况,提醒防止肝素使用过量。临床医师查阅肝素的给药剂量,认为剂量不大,不应该发生给药过量的情况。检验人员为搞清问题原因,亲自到病房了解采血过程,发现血标本来自输肝素的静脉。经换手臂采血检验,未再出现血浆不凝的情况。这个例子一方面说明加强实验室与临床科室沟通的重要性,另一方面还说明正确采集标本的必要性。

5. 实验室要与临床科室共同设计检验申请单的格式,提出申请单的填写要求 临床检验的结果在发出之前必须由实验室主管或委托人进行审核,审核时要结合临床信息进行分析,因此,检验申请单应该有一些必须的临床信息;另外,对不同的标本,常常有一些常规的检测要求,例如:一般来讲痰液标本的微生物检验通常不做厌氧培养,而深部脓肿标本常需做厌氧菌培养,像这种比较固定的项目申请特点,可在申请单上反映出来,以便于临床医师正确选择;再比如微生物标本的采集时间和送检时间对检验结果影响很大,故而微生物检验申请单上不仅要有送检时间,而且还要有采样时间。诸如此类的一些与申请单格式和内容有关的问题,都应由临床实验室和临床医师通过沟通和研讨而确定。

6. 抓好检验项目临床意义的宣传和再评价 临床实验室要关注检验项目的临床意义及其价值,要和临床医师一道采用循证医学的方法对检验项目进行再评价,选用价值大的项目,发展新的有价值的项目,建立有效、实用、经济的项目组合,更好地为临床服务。中华医学会检验医学分会血栓与止血检验专家委员会及临床专家曾采用循证医学的方法,对 Duke 法出血时间测定以及玻片法和毛细血管法凝血时间测定进行了大量调研和分析,发现这些方法不能正确反映患者的出血倾向,通过卫生部颁发文件废止了这些方法,要求在外科手术前不再常规检测出血时间,而将 PATT、PT 和 PLT 的联合检测作为出血倾向的诊断指标。这是循证医学在我国应用的一个范例。

7. 参与临床会诊和病例讨论 临床实验室要积极参与临床会诊和病例讨论,这是学习临床、参与临床、在临床中发挥疾病诊断和病理机制研究作用的好机会,也是提高临床实验室地位和影响力的好场合。下面有一个生动的例子:某医院收治了一位患有心内膜炎的发热危重病人,多次血培养皆为阴性。此后临床医生要求实验室人员会诊,实验室人员经过分析,认为血培养阴性的原因是:采血时间不对;已经使用过抗生素。遂提出如下建议:在 24h 内要在不同部位采血 3 次;如果发热有规律,必须在发热高峰前 0.5～1h 采一次血;因患者使用过抗生素,要适当停用或用含树脂(或活性炭)的培养瓶采样。临床医护人员按上述要求采样送检,结果,发热前 1h 的血液标本在树脂瓶中培养出了表皮葡萄球菌,该菌对红霉素敏感,用廉价的乳糖酸红霉素进行治疗,取得了成功。同时,实验室也得到了临床的信任和赞扬。

8. 参加临床科研 临床实验室应发挥实验室的技术优势,积极参加临床科研工作,包括疾病诊断方法的研究、疾病发病机制的研究、药物临床疗效的研究等。

9. 设立临床咨询机构和服务热线 为了加强与临床的联系,临床实验室可设立专门的咨询服务点或服务热线,对于临床上出现的任何与临床实验室相关的问题,包括检验质量问题、检验结果与临床不符的问题等,临床实验室都应立即与临床进行交流、沟通。必要时,临床实验室可派人员前往现场研究。某医院临床实验室曾发现一个患者的血小板高达 $10\,000\times10^9/L$ 以上,与临床明显不符,遂与临床联系并到病房调研,发现病人刚刚输过脂肪乳,经将脂肪乳吸入血液分析仪,发现仪器错将脂肪乳颗粒当作了血小板,从而解开了"血小板"升高之迷,防止了一起奇特的错误报告。

以上所述,加强临床实验室与临床诊疗工作联系是十分必要的。

(侯永生 徐喜林)

第二部分　练习题及参考答案

第一章　绪　论

一、练　习　题

(一) 名词解释

1. Clinical Laboratory Management
2. Quality Control
3. 实验室规章制度
4. 系统分析方法
5. 中期规划

(二) 单项选择题

1. 临床实验室规划时间为（　　）。
   A. 短期、中期和长期　　　B. 3～5 年　　　C. 5 年以上　　　D. 2 年以上

2. 实验室采光（　　）。
   A. 合理利用自然光,光线要明亮　　　　　　B. 合理利用太阳光,光线要明亮
   C. 合理利用日光灯,光线要明亮　　　　　　D. A 与 B 都正确

3. 实验室温度、湿度要（　　）。
   A. 恒流　　　　　　B. 恒定　　　　　　C. 恒温　　　　　　D. 稳压

4. 实验室规章制度就是（　　）。
   A. 规范临床工作中人们行为的准则
   B. 规范检验工作人员行为的准则
   C. 规范整个医院的综合性建设和管理
   D. 规范实验室建设和管理过程中人们行为的准则

5. 实验室长期规划为（　　）。
   A. 5 年以上　　　　　　B. 3 年以上　　　C. 4 年以上　　　D. 2 年以上

6. 实验室应具备的建筑材料是（　　）。
   A. 隔音　　　　　　B. 防震　　　　　　C. 隔音与防震　　　D. 防潮

7. 实验室要有限制（　　）。
   A. 电磁辐射屏蔽　　　　　　　　　　　　B. 防火防爆措施
   C. 变质和失效的试剂　　　　　　　　　　D. 放射线物质的试剂

8. 实验室建设规划的范围有（　　）
   A. 单项建设规划　　　　　　　　　　　　B. 综合(多项)建设规划
   C. 单项和综合建设规划　　　　　　　　　D. 综合建设规划

(三) 多项选择题

1. 临床实验室管理体制与管理机构要符合下列原则(   )。
   A. 要有利于为病人和临床服务的需要
   B. 要有利于业务的开展和技术发展的需要
   C. 要有利于充分发挥人、财、物的作用
   D. 要有利于整个医院的综合性建设和管理
2. 临床实验室承担了(   )。
   A. 临床医疗　　　B. 医学教育　　　C. 科学研究　　　D. 科技开发
3. 临床实验室建设与管理的总任务是(   )。
   A. 根据不同的时间、地点和条件对实验室进行管理
   B. 采用不同的方法、手段和措施对实验室进行管理
   C. 根据不同的时间、条件对实验室进行管理
   D. 采用不同的方法、手段对实验室进行管理
4. 质量控制包括(   )。
   A. 预防性质量控制　　B. 实验误差　　C. 回顾性质量控制　　D. 系统误差
5. 实验室动力提供的电源必须是(   )。
   A. 稳压　　　　　　B. 恒流　　　　C. 稳频　　　　D. 抗干扰

(四) 问答题

临床实验室工作的基本特点是什么?

二、参 考 答 案

(一) 名词解释

1. Clinical Laboratory Management:是研究临床实验室管理活动及其基本规律和方法的一门科学。
2. Quality Control:是提高医学检验水平,保证检验结果可靠性的重要手段。它包括两个方面,即预防性质量控制和回顾性质量控制。
3. 实验室规章制度:是指规范实验室建设和管理过程中人们行为的准则。
4. 系统分析方法:是一种科学的决策方法,是系统方法在确定目标和制定计划阶段的具体运用。运用系统分析方法,对临床实验室进行最佳的设计、最佳的抉择、最佳的管理,从而取得最佳的效益。
5. 中期规划:即制定临床实验室近3~5年的建设规划。

(二) 单项选择题

1. A　2. A　3. B　4. D　5. A　6. C　7. A　8. C

(三) 多项选择题

1. ABCD　2. ABC　3. AB　4. AC　5. ABCD

(四) 问答题

答:第一,临床实验室工作技术性很强。

临床实验室工作为临床诊断疾病,指明预后,提供信息与数据,因此具有较强的技术性。技术人员不仅要熟悉掌握所用仪器设备的性能、原理、结构及主要用途,熟练地操作使用仪器设备,处理仪器设备出现的故障,保证实验项目的顺利开展。新的实验项目的开发,需要很强的业务能力和专业技术。

第二,临床实验室物资性要求很高。

临床实验室工作开展必须具备六大要素,即仪器设备、材料、水、电、房屋和家具。

(1) 要保证仪器设备经常处于完好可用状态,以防影响正常工作。

(2) 保证材料及低值品、易耗品的供应。

(3) 掌握供电、供水的情况,以防停水、停电,影响实验的开展。

(4) 对合理使用实验用房和修缮实验用房,实验室家具的配置提出意见。

第三,临床实验室工作需要巨额资金。

临床实验室工作包含两个方面:一是常规检验工作;二是特殊检验工作。高档大中型仪器设备和装置,需要大量的设备经费。实验室用房建筑、水电和其他特殊设备,更需要巨大投资。

第二章 临床实验室建设

一、练 习 题

(一) 名词解释

1. 实验室环境
2. 无害
3. 防震
4. 整洁
5. 美观

(二) 单项选择题

1. 临床实验室建造和用房的布局和设计(　　)。

   A. 应按照《生物安全实验室建筑技术规范》的国家标准

   B. 应按照全国《医院工作条例》所规定来进行

   C. 应按照医院实际情况来决定

   D. 应按照《病原微生物实验室生物安全管理条例》的要求

2. 临床诊断实验室应位于(　　)。

   A. 医院的东边　　　　B. 医院的中心部位　　　　C. 医院的北边　　　　D. 医院的边缘

3. 实验室的朝向(　　)。

   A. 宜朝南　　　　　　B. 宜朝西　　　　　　　C. 宜朝北　　　　　　D. 宜朝东

4. 国内实验室噪声应控制在(　　)。

   A. 38～42 分贝(dB)　　　　　　　　　　　　B. 40～50 分贝(dB)

   C. 50～40 分贝(dB)　　　　　　　　　　　　D. 60～45 分贝(dB)

5. 毒气柜位置不能放在通道口,因为(　　)。

   A. 有人在毒气柜窗口走过,可产生 53.6% m/min 的旋流

   B. 有人在毒气柜窗口走过,可产生 43.6% m/min 的旋流

   C. 有人在毒气柜窗口走过,可产生 56.3% m/min 的旋流

   D. 有人在毒气柜窗口走过,可产生 63.5% m/min 的旋流

6. 精密仪器室夏季温度应为(　　)。

   A. 26℃　　　　　　　B. 28℃　　　　　　　C. 25℃　　　　　　　D. 22℃

7. 精密仪器室冬季的湿度为(　　)。

   A. 50%　　　　　　　B. 40%　　　　　　　C. 55%　　　　　　　D. 45%

8. 临床实验室洗涤水池应装配(　　)。

   A. 脚踏鹅颈龙头或感应龙头　　　　　　　　B. 螺旋龙头

   C. 水龙头　　　　　　　　　　　　　　　　D. 淋浴龙头

(三) 多项选择题

1. 临床实验室的布局基本格式有两大类( )。
   A. 第一类是开放式
   B. 第二类是分隔式
   C. 第一类是敞开式
   D. 第二类是封闭式
2. 实验室通风设施的要求( )。
   A. 四周地区相对地需要一定的负压
   B. 每小时至少能够换进外界空气2次
   C. 对某一特定的室内通风至少每小时能换进空气6次
   D. 排出的空气直接到户外
3. 无菌室设计的基本要求( )。
   A. 结构合理
   B. 简单实用
   C. 光线充足
   D. 便于消毒灭尘
4. 仪器台设计( )。
   A. 使用方便
   B. 防震、防潮
   C. 防腐蚀
   D. 避光
5. 临床实验室温湿度( )。
   A. 夏季温度18～28℃
   B. 夏季湿度<70%
   C. 冬季温度16～20℃
   D. 冬季湿度>50%

(四) 问答题

临床实验室设计对电的要求是什么?

二、参考答案

(一) 名词解释

1. 实验室环境:包括实验室内的一切事物,如水、电、化学试剂、标本、仪器设备等实验所需要的一切以及在实验室内活动的人,这个环境的存在影响着其内部和外部的事物变化。
2. 无害:主要是指不发生医源性的感染,使病人和工作人员免遭病源性感染的危害。
3. 防震:远离震源,对震源采取有效的隔离措施,也可对整个实验室建筑采取清震措施。在建筑物的四周挖掘防震沟,或者在建筑物的四周设置由松软材料构成的消震隔离带。
4. 整洁:要求每个实验室周围及门窗整齐、清洁、下水道要畅通、厕所要清洁。
5. 美观:尽可能地绿化环境,室内的各种物品摆设要合理,给人一个优美舒适的印象。

(二) 单项选择题

1. A   2. B   3. C   4. B   5. A   6. A   7. A   8. A

(三) 多项选择题

1. AB   2. ABCD   3. ABCD   4. ABCD   5. ABC

(四) 问答题

答:接线板上应配有闸刀开关,安置在墙壁上的电源插座应离开地面一定的距离。必须做到:

(1) 所有的电器插座必须是有地线的双联插座。

(2) 每隔1米的距离应备有足够的插座。

（3）所有的插座必须与其相应的保险丝插座编有相同的号码。便于紧急情况时及时切断电源,保险丝插座板必须安装在就近地点,且有不用钥匙即可开启插座板的小窗。

（4）所有电源插座每年必须检查 1 次,包括地线是否接牢、电压三线是否接牢和绝缘是否良好。

（5）不能使用超常电线的插头。

第三章　组织建制和人力资源管理

一、练　习　题

(一)名词解释

1. 职称
2. 能位原则
3. 激励原则
4. 专业主管
5. 职责

(二)单项选择题

1. 实验室工勤人员与检验人员的比例是( )。

    A. 1～1.2：10 　　B. 1～1.5：10 　　C. 1～0.8：10 　　D. 1～1.8：10

2. 基本功培训包括( )。

    A. 基本理论、基本技能、基本知识 　　　B. 基本知识、基本动手能力

    C. 基本理论、基本常识、基本技能 　　　D. 基本理论、基本技能、基本能力

3. 检验科人员定编为全院卫技人员的( )。

    A. 4.6%～5.6% 　　B. 4.6%～5.8% 　　C. 4.6%～6.5% 　　D. 4.6%～6.0%

4. 实验室各类人员的工作职责是在( )。

    A. 1984 年中华人民共和国卫生部颁布的《中华人民共和国执业医师法》所制定的

    B. 1982 年中华人民共和国卫生部颁布的《全国医院工作条例》制定的

    C.《医疗机构管理条例》所制定的

    D.《医疗机构临床实验室管理方法》所制定的

5. 被聘兼职的检验科主任不得少于( )。

    A. 3 个工作日 　　B. 4 个工作日 　　C. 2 个工作日 　　D. 1 个工作日

6. 市级医院检验科初级、中级、高级人员结构比例应为( )。

    A. 3：4；3；1 　　B. 3：3；3；1 　　C. 3：3；2；1 　　D. 3：4；3；0～1

7. 规模较大的检验科可配有( )。

    A. 1～2 名中级工程技术人员 　　　　　B. 1 名工程技术人员

    C. 1～3 名工程技术人员 　　　　　　　D. 以上均不对

8. 县级医院检验科初级、中级、高级人员结构比例应为( )。

    A. 3：4；3；0～1 　　B. 3：5；3；0～1 　　C. 3：4；2；0～1 　　D. 3：5；3；1

(三)多项选择题

1. 检验科组织结构形式有以下几类( )。

    A. 金字塔形组织结构 　　　　　　　　　B. 圆形组织结构

C. 直线形组织结构　　　　　　　　D. 丁字形组织结构

2. 省级医院检验科人员结构比例应为(　　)。

A. 初级(士、师)2∶3　　　　　　　B. 高级 2

C. 中级 3　　　　　　　　　　　　D. 初、中、高之比是 1∶1∶2

3. 临床实验室技术人员的基本素质提高必须遵守的基本原则(　　)。

A. 效能原则　　　B. 能位原则　　　C. 激励原则　　　D. 沟通原则

4. 加强基本技能训练的方式是(　　)。

A. 操作示范　　　B. 操作比赛　　　C. 操作指导　　　D. 参与科研工作

5. 临床实验室工作人员应具备的思想素质是(　　)。

A. 较高的政治思想觉悟　　　　　　B. 甘当临床医生配角

C. 勤俭节约　　　　　　　　　　　D. 语言文明、举止端庄

(四) 问答题

临床实验室组织建制原则是什么?

二、参 考 答 案

(一) 名词解释

1. 职称:是指某个工作人员在一个组织中的地位及其承担的任务和责任,也表示某工作人员在某个专业岗位上能胜任或基本胜任其工作的资格证明。

2. 能位原则:就是根据实验人员个人的才能安排工作,明确其责任,授予其职权,做到人尽其才,量才任用,责权相应。

3. 激励原则:是指激发,鼓励实验人员的积极性和自觉性,以实现实验室组织的目标。

4. 专业主管:由科主任聘任,是本专业的学科带头人和质量管理者,具有本科以上的学历或中级以上的职称,有五年以上本专业工作经历。

5. 职责:是指具有不同职称的工作人员应履行的相应专业工作范围的一种条文规定,也是职称分类结构中纵向划分的基础,同样也是人事部门在任用、考察、晋升、培训工作人员时,从专业技术上进行衡量的依据和标准。

(二) 单项选择题

1. A　2. A　3. C　4. B　5. A　6. B　7. A　8. A

(三) 多项选择题

1. ABC　2. ABC　3. ABCD　4. ABCD　5. ABCD

(四) 问答题

答:临床实验室组织建制原则是:①要有利于医疗、教学、科研工作的开展;②要有利于充分发挥人、财、物的作用;③要有利于科室的科学管理;④要有利于提高检验质量和服务质量;⑤要有利于提高工作效率和经济效益。

第四章 临床实验室规章制度建设

一、练 习 题

（一）名词解释

1. 医疗差错
2. 医疗事故
3. 埋藏法
4. 稀释法
5. 漂白粉法

（二）单项选择题

1. 表示物质浓度单位是（ ）。
   - A. 每升千克（kg/L）
   - B. 每升摩尔（mol/L）
   - C. 摩尔（L）
   - D. 千克（kg）
2. 采集微量血液标本时，应用（ ）。
   - A. 手指接触吸管控制血量
   - B. 棉球接触吸管控制血量
   - C. 纱布接触吸管控制血量
   - D. 过滤纸接触吸管控制血量
3. 实验室禁用（ ）。
   - A. 羽毛类掸帚工具除尘
   - B. 拖把拖地
   - C. 扫帚扫地
   - D. 以上均不行
4. 液态氯灭菌率为（ ）。
   - A. 99%
   - B. 96%
   - C. 90%
   - D. 89%
5. 防止放射性物质由消化系统进入体内（ ）。
   - A. 在实验室内可以饮食、饮水、吸烟
   - B. 在实验室内不可以饮食、饮水、吸烟
   - C. 在实验室内不可以饮食、饮水，但可以吸烟
   - D. 在实验室内不可以饮水
6. 实验楼应设置（ ）。
   - A. 防水设施
   - B. 防水、防毒设施
   - C. 防水、防毒、防爆设施
   - D. 防毒、防爆设施
7. 菌（毒）种的保管（ ）。
   - A. 双人双锁
   - B. 一人一锁
   - C. 双人一锁
   - D. 一人二锁
8. 实习生、进修人员、见习期的工作人员（ ）。
   - A. 可以发报告
   - B. 无报告权
   - C. 进修人员可发报告
   - D. 见习期可发报告

（三）多项选择题

1. 订立规章制度的指导思想是（ ）。
   - A. 以患者为中心
   - B. 一切从有利于病人为出发点

  C. 提高检验质量和服务质量   D. 全心全意为患者服务

 2. 采集病人血液,必须做到( )。

  A. 一人一针一筒 B. 一人一垫一条   C. 一人一垫   D. 一人一针

 3. 为了防止交叉感染,工作人员在实验室里( )。

  A. 可以佩戴戒指、手镯   B. 可以用手指揉眼、挖耳、鼻、剔牙齿

  C. 不可以佩戴戒指、手镯   D. 不可以用手指揉眼、挖耳、鼻、剔牙齿

 4. 剩余血液、血清等物品的消毒方法( )。

  A. 加入 2～9 倍量的 3％肥皂液,煮沸 30 分钟

  B. 加入 2～9 倍量的 3％肥皂液,充分混匀,煮沸 30 分钟

  C. 加入 5％肥皂液,充分混匀

  D. 加入 5％肥皂液,充分混匀,煮沸 30 分钟

 5. 实验室地面应用( )。

  A. 1％漂白粉澄清液喷雾湿扫   B. 喷雾湿扫

  C. 0.2％过氧乙酸溶液喷雾湿扫   D. 0.5％过氧乙酸溶液喷雾湿扫

(四) 问答题

 实验室工作人员在收集标本过程中应如何注意防污染?

二、参考答案

(一) 名词解释

 1. 医疗差错:是指在医疗活动中由于工作责任心不强,不认真执行规章制度、不重视操作规程,因而将标本丢失,需重新采集,增加病员的痛苦,或因检验结果准确性降低影响临床及时治疗,但未产生不良后果者为差错。差错又分为两类:第一类是严重差错,第二类是一般差错。

 2. 医疗事故:是指在医疗活动中因工作不负责任、违反规章制度、无视操作规程、错报或弄虚作假填报检验结果,而影响临床诊断、治疗;延误危重病员的抢救,加深病员身心痛苦,产生严重后果者为事故。

 3. 埋藏法:对于放射性物质,先进行焚烧,然后将灰烬深埋,对半衰期较长的放射性物质应深埋 2～3m。

 4. 稀释法:常用于半衰期较短的放射性物质,如空气和水,可将局部空气流入大气中进行稀释;将少量污水放入其他污水中稀释处理。

 5. 漂白粉法:是指将有效氯含量为 25％～36％的漂白粉(含氯石灰),溶解于水后便可使用。方法虽简单,但费用较高。

(二) 单项选择题

 1. B 2. B 3. A 4. A 5. B 6. C 7. A 8. B

(三) 多项选择题

 1. ABCD 2. AB 3. CD 4. BD 5. AC

(四) 问答题

 答:(1) 小心抽取血液标本,如有血污染在标本管外,必须用 70％的乙醇溶液棉球抹去。

（2）每次抽取病人血标本后必须用肥皂和自来水洗手。

（3）运送大便的标本容器必须有盖密闭，不可使用无盖纸匣。

（4）已知肝炎病人的标本做一明确的标志（如黄色的标志）。

（5）取自"高度传染危险"病人的标本，宜放入小塑料袋内或投药纸袋内，化验单粘贴在袋外以防污染。

第五章　临床实验室质量管理体系

一、练 习 题

(一) 名词解释

1. 质量管理
2. 质量管理体系
3. 质量方针
4. 质量保证

(二) 单项选择题

1. "质量管理的一部分,致力于满足质量要求"是指(　　)。

   A. 质量方针　　　　B. 质量目标　　　　C. 质量保证　　　　D. 质量控制

2. "标准操作规程"(SOP)在中属于第几层次(　　)。

   A. 第一层次　　　　B. 第二层次　　　　C. 第三层次　　　　D. 第四层次

3. 关于质量管理方面的描述错误的是(　　)。

   A. 质量目标指出了组织满足顾客要求的意图和策略,而质量方针则是实现这些意图和策略的具体要求

   B. 质量策划的主要任务就是制定质量目标以实现这些目标的具体规划

   C. 质量控制是质量管理的一部分,致力于满足质量要求

   D. 质量保证是质量管理的一部分,致力于提供质量要求会得到满足的信任

4. 关于质量管理体系的描述错误的是(　　)。

   A. 2000 年颁布了新版的 ISO 9000 系列标准。标准的名称由"质量体系"改为"质量管理体系"

   B. 质量管理与质量管理体系是两个既有区别又有关联的名词,前者侧重于管理形式,后者强调管理中人的活动

   C. 质量管理体系是在质量方面指挥和控制组织的管理体系

   D. 实验室的管理层应高度重视领导在质量管理体系运行中的作用

5. "由组织的最高管理者正式颁布的该组织总的质量宗旨和方向"是指(　　)。

   A. 质量方针　　　　B. 质量目标　　　　C. 质量保证　　　　D. 质量控制

6. "致力于制定质量目标,并规定必要的运作过程和相关资源以实现质量目标,是质量管理的一部分"是指(　　)。

   A. 质量方针　　　　B. 质量策划　　　　C. 质量保证　　　　D. 质量目标

7. ISO/IEC 17025:2005 的中文全称是(　　)。

   A.《检测和校准实验室能力的通用要求》

   B.《医学实验室——质量和能力的专用要求》

C.《医学实验室质量和能力认可准则》

D.《检测和校准实验室能力认可准则》

8. 我国卫生部于 2006 年 2 月发布的针对临床实验室管理的文件是(　　)。

A.《实验室服务的质量管理体系模式的应用》　　B.《医疗机构临床实验室管理办法》

C. 临床实验室改进修正案　　　　　　　　　D. LAP

(三) 多项选择题

1. 全面质量管理的特点是(　　)。

A. 管理内容的全面性　　　　　　　　　B. 管理范围的全面性

C. 参加管理人员的全面性　　　　　　　D. 多种多样的管理方法

2. 质量管理体系文件主要包括哪些文件(　　)。

A. 质量手册　　　　　　　　　　　　　B. 程序文件

C. 其他质量文件(作业指导书及其他)　　D. 组织结构文件

3. 下列说法正确的是(　　)。

A. 过程管理是 ISO 9000 标准强调的 8 项质量管理原则之一

B. 过程管理不强调每一个过程必须有过程负责人

C. 为了达到对过程的质量控制,就必须对过程进行过程分析和过程管理

D. 实验室的所有工作都是由许多过程组成的

4. 下列哪几个文件是由 ISO 颁布的(　　)。

A.《医学实验室质量和能力认可准则》

B.《医学实验室——质量和能力的专用要求》

C.《检测和校准实验室能力认可准则》

D.《检测和校准实验室能力的通用要求》

5. 下列文件全称与其代号联系正确的是(　　)。

A. 临床实验室改进修正案——CLIA'88

B.《实验室服务的质量管理体系模式的应用》——GP26-3A

C.《检测和校准实验室能力的通用要求》——ISO 15189:2007

D.《医学实验室——质量和能力的专用要求》——ISO/IEC 17025:2005

(四) 问答题

ISO 9000 将持续改进定义为:"增强满足要求的能力的循环活动。"临床实验室主要通过内部审核和管理评审等内部活动来促进其持续改进。请比较这两者活动的主要区别。

二、参 考 答 案

(一) 名词解释

1. 质量管理:是指在质量方面指挥和控制组织的协调的活动。

2. 质量管理体系:是指在质量方面指挥和控制组织的管理体系。

3. 质量方针:是指由组织的最高管理者正式颁布的该组织总的质量宗旨和方向。

4. 质量保证:是质量管理的一部分,致力于提供质量要求,以达到信任。

（二）单项选择题

1. D　2. C　3. A　4. B　5. A　6. B　7. A　8. B

（三）多项选择题

1. ABCD　2. ABC　3. ACD　4. BD　5. AB

（四）问答题

答：见下表。

	内部审核	管理评审
主持人	专业主管或质量负责人	管理层或最高管理者
形式	现场为主	会议
内容	体系全部要素	体系要素及全部医疗服务
结果	实施或进一步管理评审	实施

第六章 实验室设备和材料的管理

一、练 习 题

(一) 名词解释

1. SI 单位
2. 一级参考物
3. 质控物
4. 参考物质
5. 邀请招标

(二) 单项选择题

1. 要保证检测结果正确性和检测结果真实客观反映患者病情的原则,最重要的是( )。
   A. 试剂的质量　　　　　B. 仪器的档次　　　　　C. 人员的素质
   D. 标本的质量　　　　　E. 实验室的水平

2. 较理想的临床化学质控品的有效期应在到达实验室后( )。
   A. 1 个有以上　　　　　B. 2 个有以上　　　　　C. 3 个有以上
   D. 6 个有以上　　　　　E. 1 年以上

3. 计量学溯源性是( )。
   A. 测量结果的属性　　　B. 测量程序的属性　　　C. 校准的属性
   D. 测量的属性　　　　　E. 测量方法的属性

4. 选购仪器设备应遵循以下原则( )。
   A. 可行性　　　　　　　B. 可用性　　　　　　　C. 可靠性
   D. 可维修性　　　　　　E. 以上都是

5. 优级纯(GR)主要用于精密的科学研究和配制标准液,其标签为( )。
   A. 绿色标签　　　　　　B. 红色标签　　　　　　C. 黄色标签
   D. 蓝色标签　　　　　　E. 以上都不是

6. 以下有质控物说法不正确的是( )。
   A. 液体质控物需－20℃保存,复溶后不宜再冷冻,4℃保存即可
   B. 所有类型质控物在使用前一定要充分混匀,特别是冻干粉质控物加蒸馏水的量要准确,复溶后混匀要彻底,若溶解不完全,结果相差非常大
   C. 选择高、中、低三个浓度水平的质控物,中值质控物该物质浓度一般在人体的正常范围之内,而低值和高值则是低于和高于正常范围但又在测定方法或仪器的线性范围之内的值
   D. 选择与本实验室的实验方法和仪器最匹配的质控物
   E. 建立适合本实验室的量值,尽可能在本实验室的实验条件、实验方法、实验所用仪器

等处于日常条件时,对定值或未定值质控物建立适合本实验室的量值和波动范围。

7. 以下有关质控物说法不正确有(　　)。
   A. 有定值与非定值之分
   B. 定值质控物是生产厂家或参考实验室根据各自实验条件、实验方法和所用仪器测出的值,并计算出均值和标准差。
   C. 质控物有液体型和冻干粉型,液体型质控物使用方便易保存、稳定性好、有效期长。
   D. 质控物还可分为单一物质质控物和多种物质质控物:单一物质质控物只含有一种被测试物质。
   E. 多种物质质控物含有多种物质,所含物质间不会发生化学反应,在专用仪器上使用多种物质质控物较为方便。

8. 生物、生化试剂保存说法错误的是(　　)。
   A. 绝大部分生物试剂需要冷藏保存,某些标准物和质控物需冷冻保存
   B. 各专业实验室存放满足日常工作量的试剂,未使用完的生物试剂及时放冰箱保存
   C. 严格按照生物试剂的储存条件按不同温度保存,要求 4℃冷藏保存的生物试剂,若冷冻保存,不会导致生物试剂失效
   D. 血液分析仪的试剂和尿液分析仪的试纸条一般都是室温保存,切勿冷冻或冷藏
   E. 室温是指 15~30℃之间,我国北方的冬天和南方的夏天温差相当大,这些试剂就要放置在有空调的房间并且放干燥处保存

(三) 问答题

1. 临床实验就如何维护天平?
2. 微量可调移液管(加样器)如何维护和检定?

二、参 考 答 案

(一) 名词解释

1. SI 单位:表示该物质量值的准确性达到计量基准,它具有非常小的不确定度。
2. 一级参考物:一级参考物具有尽可能小的测量不确定度,可由一级参考测量过程直接定值或者通过可靠的杂质分析间接定值,一级参考物质一般是高度纯化的被测物质。
3. 质控物:是指用于揭示测定条件改变引起的测定结果的波动,以揭示测试结果的可接受范围。
4. 参考(标准)物质:是指一种或多种物质具有足够的均匀性,而且已充分确定可用于一种仪器的校准、一种测定方法的评估或对另一些物质进行定值。
5. 邀请招标:是指招标人以投标邀请书的方式邀请特定的法人或者其他组织投标。

(二) 单项选择题

1. D　2. E　3. A　4. E　5. A　6. E　7. C　8. C

(三) 问答题

1. 答:(1) 建议使用外罩,在称量室内放置硅胶干燥剂,避免潮湿。并定期对天平内外的颗粒、灰尘,用软毛刷清除,尤其是天平内部的灰尘。

(2) 对天平内的顽固污渍零部件,可用无水乙醇轻轻擦拭,经常保持天平的清洁,不应使用

强酸强碱性去污剂。

（3）若长期不用电子天平时，应密闭收藏。

（4）天平的校准：电子天平首次使用，实验台更改，实验环境剧烈变化（温度、气压、地心引力等），应对电子天平进行校准。校准工作委托专业计量单位进行。计量单位要定期对电子天平进行计量鉴定，鉴定合格后发放鉴定合格证，并注明鉴定时间和有效期。

2. 答：可调移液器俗称加样枪，广泛应用于定性试验，如乙肝两对半测定、丙肝抗体测定、艾滋病病毒抗体检测等。此外，精密度、准确度高的加样器也逐步取代微量吸样管用于定量试验。使用加样器时，应妥善维护，要轻拿轻放，否则虽不易破损，但会影响吸样的准确性。加样器一般使用一次性吸头，加样器使用完后，立即取下吸头。随着加样器使用时间延长，准确性会有所下降，需定期进行校正，方法如下：

（1）加样器调至拟校准体积，选用匹配的吸头，调节好天平。

（2）来回吸吹蒸馏水3次，以使吸头湿润，用纱布拭干吸头，垂直握住加样器将吸头浸入液面2～3mm处，缓慢(1～3s)匀速地吸取蒸馏水。

（3）将吸头离开液面靠在管壁去掉外部的液体。将加样器以30°角放入称量烧杯中，缓慢匀速地将加样器压至第一档，等待1～3秒再压至第二挡，使吸头里的液体完全排出。

（4）记录称量值，擦干吸头按上述步骤称量10次。

（5）取10次称量值的均值作为加样器吸取的蒸馏水重量，查表求得实际温度下单位重量蒸馏水的体积数，据此推算加样器的实际体积。

（6）按校正检定结果调节加样器。

第七章 检测系统的性能证实与评价

一、练 习 题

(一) 名词解释

1. 检测系统
2. 精密度
3. 准确度
4. 分析灵敏度
5. 分析干扰

(二) 单项选择题

1. 从方法评价的角度看,干扰可导致(　　　)。

   A. 系统误差　　　　　　B. 随机误差　　　　　　C. 系统误差,也可造成随机误差

   D. 恒定误差　　　　　　E. 比例误差

2. 为了全面了解真正的各种类型的不精密度,美国国家临床实验室标准化协会(CLSI)提出了下列哪个评价文件(　　　)。

   A.《EP-5A》　　　　　　B.《EP9-A》　　　　　　C.《EP7-A》

   D.《EP14-A》　　　　　　E.《EP15-A》

3. 干扰物质来源不包括下列哪项(　　　)。

   A. 异常标本,如溶血等　　B. 处方及非处方药　　　C. 异常生化代谢

   D. 样品添加剂　　　　　　E. 正常生化代谢

4. 验证线性范围的实验一般准备使用几个浓度水平的样品(　　　)。

   A. 1～2　　　　　　　　B. 3～4　　　　　　　　C. 3～5

   D. 5～7　　　　　　　　E. 10～12

5. 检测系统性能证实和评价不涉及的内容是(　　　)。

   A. 精密度　　　　　　　B. 准确度　　　　　　　C. 分析灵敏度

   D. 分析干扰　　　　　　E. 医学决定水平

6. 按《EP9-A》(用患者样本进行方法比较和偏差的估计)的要求,在作方法学比较实验时,对病人标本数量有何要求(　　　)。

   A. ≤40　　　　　　　　B. ≥40　　　　　　　　C. ≤20

   D. ≥20　　　　　　　　E. ≥60

7. 下列用于参考区间确定理想的方法是(　　　)。

   A. 正态分布法　　　　　B. 百分位法　　　　　　C. 极差法

   D. 引用文献　　　　　　E. ROC 曲线

8. 建立参考区间时,参考个体是依据下列哪项筛选出进行实验的个体( )。

    A. 设计标准   B. 地域分布   C. 实验项目

    D. 分组抽样   E. 健康状况

(三) 多项选择题

1. 检测项目的结果的准确性与下列哪些因素有关( )。

    A. 参与检验的人员   B. 仪器设备   C. 操作测量程序

    D. 标准品   E. 试剂

2. 形成总分析误差(偏倚)主要有哪几个因素( )。

    A. 不精密度   B. 系统误差   C. 检测程序有关的偏倚

    D. 和样品有关的偏倚   E. 随机误差

(四) 问答题

1. 按《EP9-A》的要求,方法学比较实验要点有哪些?

2. 干扰物质对测量过程的影响或干扰的机制可有哪几种途径?

二、参 考 答 案

(一) 名词解释

1. 检测系统:对于每一个临床检测项目,如果所用方法的测定原理、试剂、仪器、校准品中任何一个不同,都可能得到不同的测定结果。因此,检测系统包括测定原理、试剂、仪器、校准品四要素以及操作程序等。

2. 精密度:在规定条件下,相互独立的检测结果间的一致程度。

3. 准确度:检测结果与被测量真值之间的一致程度。

4. 分析灵敏:可检测的最低分析物浓度为检测系统的分析灵敏度。

5. 分析干扰:是某一物质对分析物的浓度或催化活力测定中任何一步骤的影响作用。

(二) 单项选择题

1. C 2. A 3. E 4. D 5. E 6. B 7. D 8. A

(三) 多项选择题

1. ABCDE 2. ACD

(四) 问答题

1. 答:(1) 检验人员应有足够的时间熟悉检测系统各环节(仪器、试剂、校准品和操作程序等),并且熟悉评价方案。

(2) 在整个实验中,保证实验方法和比较方法都处于完全质量控制之下。

(3) 实验时间至少作五天,可以客观反应实际情况。

(4) 至少作≥40 份病人标本。

(5) 标本应事先选择,尽可能使 50% 的实验标本内分析物含量不在参考区间内,各个标本内分析物含量分布越宽越好。不要选择对任一方法已知会产生干扰的样本(例如溶血等)。

(6) 检验标本应有足够的量,保证使实验方法和比较方法都能作双份测定。

(7) 每个检验标本按双份检测,检验次序按照先顺序(1,2,3,4)后逆序(4,3,2,1)进行,这样可消除样本间交叉污染和双份测定带来的偶然误差。

（8）应在 2 小时内，用两个方法对同批标本进行实验。最好使用当天的标本，应确保标本的稳定性。

2. 答：干扰机制有以下几种途径：

（1）物理作用：干扰物具有的物理性质，使它与分析物一样被检测和测定出来，如颜色，光散射，电极影响等。

（2）化学作用：干扰物和试剂竞争或抑制指示反应，干扰了结果。也可以因为配位或沉淀改变了分析物形成，产生干扰。

（3）基体效应：干扰物可以改变基体的物理性质，如黏度、表面张力、浊度或离子强度等，使检测的分析物浓度发生明显的变化。

（4）酶的抑制：干扰物会影响酶活力，例如腺苷酸激酶与肌酸激酶共同竞争 ADP，在肌酸激酶测定中会产生影响。

（5）非特异作用：干扰物可能与分析物以同样的方式参与反应，例如苦味酸法中酮酸干扰，重氮胆红素中吲哚酚硫酸盐的干扰。

（6）交叉反应：在免疫化学方法中，干扰物的结果相似于抗原，也可能和抗体"交叉反应"。这是一种非特异性。

（7）水取代作用：非水物质（蛋白、脂肪）占据了血浆中水的体积，影响了活度的测定。

第八章　临床实验室质量控制

一、练　习　题

(一) 名词解释

1. 分析前质量控制
2. 分析中质量控制
3. 质控品
4. 基质效应
5. 分析后质量控制
6. 室间质量评价

(二) 单项选择题

1. 室间质量评价的主要目的是为了解决实验室测定结果的什么问题(　　)。

    A. 准确性　　　　　　　　B. 重复性　　　　　　　　C. 可比性

    D. 抗干扰能力　　　　　　E. 线性

2. 关于室间质量评价的描述,错误的是(　　)。

    A. 要有一支高素质的质控技术队伍　　　　B. 参加的实验室要有室内质控的基础

    C. 要有良好的质控标本作为调查样品　　　D. 能了解各实验室之间的差异

    E. 能提高实验室检测的精密度

3. 对临床测定的随机误差的要求,正确的是(　　)。

    A. 批内 s 应在 CLIA88 规定允许总误差的 1/4

    B. 日间 s 应在 CLIA88 规定允许总误差的 1/5

    C. CLIA88 规定允许总误差为 10%

    D. CLIA88 规定允许总误差为 5%

    E. CLIA88 规定允许总误差为 3.3%

4. 临床实验室检测过程中最容易出现问题,潜在因素最多,也是最难控制的环节是(　　)。

    A. 分析前质量管理　　　B. 分析中质量管理　　　C. 分析后质量管理

    D. 全过程质量管理　　　E. 报告审核管理

5. 在 Levey-Jenings 质控图中质控界限通常以什么表示(　　)。

    A. 均值　　　　　　　　B. 变异系数　　　　　　　C. 精密度水平

    D. 准确度水平　　　　　E. 标准差的倍数

6. 关于质控品性能指标的描述,正确的是(　　)。

    A. 稳定性　　　　　　　B. 瓶间差　　　　　　　　C. 定值和非定值

    D. 分析物浓度水平　　　E. 以上都是

7. 在临床化学室间质评某次成绩中,血钾五个不同批号的检测结果中其中有一个批号结果超过规定的范围,其得分应该是( )。

A. 80% B. 100% C. 60% D. 40% E. 20%

8. 检验后标本的保存时间长短主要取决于( )。

A. 临床医师的要求 B. 实验室保存的条件 C. 被测物在指定条件下的稳定性

D. 被测标本的余量 E. 被测标本的来源

9. 关于质控品的叙述,不正确的是( )。

A. 添加了某些化学物质 B. 定值质控品可以作为校准品使用

C. 加入了一些动物组织的提取物 D. 实验室要建立自己的均值

E. 到实验室要还有一年以上的有效期

10. 某实验室血糖参加室间质评活动,五个标本中有两个不在可接受范围内,得分是60%,并且其偏倚均为正偏倚可提示存在的误差类型( )。

A. 随机误差 B. 过失误差 C. 操作误差

D. 系统误差 E. 试剂误差

11. 关于生化分析仪的随机误差的描述,正确的是( )。

A. 标本或试剂管路中存在气泡 B. 搅拌棒被纤维蛋白污染

C. 清洗机构存在故障造成清洗不彻底 D. 携带交叉污染引起

E. 以上都正确

12. 关于检验结果发出的基本原则的描述,下列错误的是( )。

A. 完整 B. 正确 C. 有效 D. 及时 E. 公开

(三)多项选择题

1. 每批检测结果能否可以发出的重要依据是( )。

A. 室内质控是否在控 B. 操作者/审核者有无签字 C. 有无漏项缺项

D. 检验结果是否正确 E. 检验日期是否正确

2. 临床实验室对临床标本的验收的内容应包括:( )。

A. 查对检验申请单所填项目和标本是否相符

B. 标本号与检验单号是否相符

C. 查对标本的采集时间是否符合检验要求

D. 检查标本的量和外观质量是否符合检验要求

E. 核实标本是否具有传染性

3. 影响临床标本测定结果的标本采集因素有( )。

A. 采集时间 B. 采血姿势 C. 采血部位

D. 患者年龄 E. 长时间使用止血带

4. 检验项目选择的原则有( )。

A. 利润性 B. 简便性 C. 有效性

D. 时效性 E. 经济性

5. 室间质量评价的目的是( )。

A. 识别实验室间差异,评价实验室检测能力

B. 识别实验室存在问题并采取相应改进措施

C. 改进分析能力和实验方法

D. 实验室质量的客观证据

204 · 第二部分 练习题及参考答案

E. 增加实验室用户的信心

(四) 问答题

1. 简述分析中质量控制所包含的内容是什么?
2. 简述分析后质量管理的主要内容和重要性。

二、参考答案

(一) 名词解释

1. 分析前质量控制:是指为保证检验结果真实可靠和有效,针对"分析前阶段"可能影响检验结果准确性的各个环节所采取的相应的质量控制措施。而"分析前阶段"是指从临床医生开出化验医嘱、患者准备、标本采集、标本运送和标本预处理到检验程序启动前的整个环节,整个环节涉及临床医生、护士、患者、检验人员以及护工等人员,任何环节的疏漏或不规范均会导致检验结果的偏差。

2. 分析中质量控制:是指从标本合格验收到分析测定完毕的过程所采取的质量控制措施。这个阶段涉及建立稳定可靠的测定系统,实施完善的室内质控和室间质评程序等各个环节。

3. 质控品:是指专门用于质量控制目的的标本或溶液。质控品有多种分类方法,若根据血清物理性状可分为冻干质控血清、液体质控血清和冷冻混合血清;根据有无靶值可分为定值质控血清和非定值质控血清;根据血清基质的来源可分为含人血清基质的质控血清、动物血清基质的质控血清、人造基质的质控血清等。

4. 基质效应:是指在对某一分析物进行检验时,处于该分析物周围的其他成分对分析物的检验结果所产生偏差。

5. 分析后质量控制:是指样本完成检测后,为使检验数据(或检验报告)准确、真实、无误并转化为临床能直接采用的疾病诊疗信息所采用的质量控制措施,主要涉及两个方面:①检验单发放与管理;②咨询服务,即检验结果合理解释及其为临床医生应用的过程。

6. 室间质量评价:是指由多家实验室对同一个样品进行测定,并由外部独立机构收集各实验室上报结果,再将评价结果反馈给实验室,来评价实验室检测能力的活动。

(二) 单项选择题

1.C 2.E 3.A 4.A 5.E 6.E 7.A 8.C 9.B 10.D 11.E 12.E

(三)多项选择题

1.ABCDE 2.ABCD 3.ABCE 4.CDE 5.ABCDE

(四) 问答题

1. 答:分析中质量控制的目的是保证检测结果的稳定性。分析中质量控制内容包括:控制物的选择应用、质控方法确定和质控图制作,日常质控、判断规则、失控处理和分析、质控记录以及质控数据管理等。

2. 答:分析后质量管理主要涉及两个方面:①检验单发放与管理;②咨询服务和抱怨处理,即检验结果合理解释及其为临床医生应用的过程以及接受医生和患者等抱怨与处理;③分析后标本储存等。

第九章　实验室信息系统管理

一、练　习　题

(一) 名词解释

1. 实验室信息系统
2. 数据
3. 信息
4. 信息流
5. 信息系统

(二) 单项选择题

1. "能力验证"又称为(　　)。

   A. VIS　　　　B. PT　　　　C. GPT　　　　D. VI　　　　E. V

2. 当 CI 测定的结果为 97.8mmol/L,靶值为 100mmol/L,CCV2.2%,此时 VIS 为(　　)。

   A. 100　　　B. 97.8　　　C. −100　　　D. −97.8　　　E. 2.2

3. 在 EQA 活动中,钙测定的靶值为 3.00mmol/L ,PT 的可接受范围为靶值±0.25mmol/L,有一实验室测定结果为 2.7mmol/L,此时 PT 成绩应为(　　)。

   A. 100 分　　B. 80 分　　C. 60 分　　　D. <60 分　　E. 0 分

4. 对实验室信息执行分散收集、统一管理、集中使用、实验室内或室外共享的计算机网络称为(　　)。

   A. HIS　　　B. LIS　　　C. Int　　　D. net　　　E. URL

5. 全实验室自动化又称为(　　)。

   A. LIS　　　　B. TLA　　　C. HIS　　　D. PAS　　　E. Levey-Jennings

6. IQC 又称为(　　)。

   A. 室间质量评价　　　　B. 全实验室自动化　　　　C. 室内质量控制

   D. 实验室全面质量管理　　E. 实验间比对

7. 室间质量评价的缩写为(　　)。

   A. EQA　　　B. TLA　　　C. IQC　　　D. PT　　　E. VIS

8. 室间质量评价可以了解方法的(　　)。

   A. 准确度　　　　　B. 精密度　　　　　C. 敏感度

   D. 特异度　　　　　E. 线性范围

(三) 问答题

实验室信息系统的标准化应遵循哪些标准?

二、参考答案

(一) 选择题

1. 实验室信息系统:其实质上是对患者检验服务信息和实验室运行信息的收集、处理、存储、输送、分析、决策和应用过程进行管理。LIS 是医院信息管理系统(Hospital Information System,HIS)的重要组成部分。

2. 数据:一般是指没有经过组织、加工处理的资料,其可以数值的形式出现,也可以表现为非数值形式,包括文字、符号、图像等。在发布检验结果时,倘若为定量检测可采用数值的形式报告;定性检测时可用阴、阳性结果报告形式;而形态描述(尿沉渣镜检、骨髓像检测等)时则可以文字报告形式。

3. 信息:是指经过分类、加工、整理、分析后的数据。是人和事物本身或在其运动过程中发出的消息、情报、指令、数据和信号的表现内容。

4. 信息流:是随着物资的投入、使用、消耗所产生的相应数据、信号、指令、情报等信息在临床实验室各服务环节和部门之间的传递。

5. 信息系统:是指相互作用、相互依赖的,由与信息加工、处理相关的若干组成部分(子系统)结合而成的具有特定功能的信息管理体系。主要用于加工、处理临床实验室所产生的信息系统被称之为实验室信息系统。

(二) 单项选择题

1.B 2.A 3.E 4.B 5.B 6.C 7.A 8.A

(三) 问答题

答:我国 LIS 起步较晚,现有 LIS 的开发尚缺乏统一标准和规范,例如信息形成及输出的格式不同;检验项目、检验方法缺乏统一代码;检验报告的格式不同等等。如此,极易造成不同 LIS 之间、LIS 与 HIS 之间的信息交流困难,临床实验室或医院对软件维护、扩展、升级、更新受限。因此,选择 LIS 时应重视信息系统的标准化问题。目前在医疗行业推行的国际标准主要有:ICD、SNOMED、LOINC、HL7 等,其中 HL7 是美国 CDC 规定的实验室数据格式和数据交换协议。为加快医院信息化建设和管理,卫生部于 2002 年颁发了卫办发[2002]116 号《医院信息系统基本功能规范》,其中第六章定义了《临床检验分系统》的设计规范。规定了:1. 检验信息系统是协助检验科完成日常检验工作的计算机应用程序;2. 主要任务是协助检验师对检验申请单及标本进行预处理,检验数据的自动采集或直接录入,检验数据处理,检验报告的审核,检验报告的查询、打印等;3. 基本功能应包括:预约管理、检验单信息、登录功能、提示查对、检验业务执行、报告处理、检验管理、检验质量控制功能、统计等;4. 运行要求为:可输入数据和信息、权限控制、由病历号/处方号自动生成检验单号、检验仪器能够提供自动数据采集的接口、每次检查的检验单号必须与患者住院资料相对应、每次检验的数据都要经过严格核准后方可生效、检验数据具备图形显示功能、查询和修改要求、网络运行要求等。

第十章 实验室经济核算

一、练 习 题

(一) 名词解释

1. 单位值
2. 劳动生产率
3. 有酬生产率
4. 出勤生产率
5. 明确工时生产率
6. 成本
7. 费用
8. 固定资产

(二) 单项选择题

1. 目前,被医院临床实验室和众多独立实验室采用的是哪个组织研究开发的临床实验室工作统计方法(　　)。

   A. CAP　　　　B. JCCLS　　　　C. TFCC　　　　D. WASP　　　　E. ECCLS

2. 目前,对实验室的编码和分类是以美国医学协会(AMA)发表的(　　)。操作为依据而设定每一个试验项目的五位数编码。

   A. 物流操作程序　　　　B. 现行操作程序术语　　　　C. 检验监管操作程序
   D. 程序设计　　　　E. 检验程序设计

3. 临床实验室工作量统计的核心问题是(　　)。

   A. 确定编码　　　　B. 确定工时数　　　　C. 确定测试项目
   D. 如何统计　　　　E. 确定每项操作程序的标准单位值

4. 临床实验室数据资料收集的首要步骤是(　　)。

   A. 确定常规操作程序组　　　　B. 预设操作程序组　　　　C. 建立专业科室
   D. 建立用户操作程序档案　　　　E. 资料收集

5. 劳动生产率的单位是(　　)。

   A. 工时单位/月　　　　B. 工时单位/天　　　　C. 工时单位/小时
   D. 工时单位/分钟　　　　E. 工时单位/秒

6. 下列不属于成本的是(　　)。

   A. 工资　　　　B. 奖金　　　　C. 利润　　　　D. 原材料　　　　E. 所消耗的试剂

7. 在下列固定资产折旧费的计提方法中,每年折旧费均相等的是(　　)。

   A. 平均年限法　　　　B. 工作量法　　　　C. 加速折旧法
   D. 双倍余额递减法　　　　E. 双倍余额递减法

8. 财务管理最主要的职能,即财务管理的核心是(   )。
   A. 财务预测   B. 财务决策   C. 财务计划   D. 财务控制   E. 财务能力
9. 下列哪句话是错误的(   )。
   A. 成本是生产过程中所消耗生产资料的价值和劳动者的劳动报酬
   B. 费用是在同期用来与收入配比的支出
   C. 产品成本是指为生产某种产品所消耗的费用,而与生产期间无关
   D. 产品成本是指为生产某种产品所消耗的费用,并与生产期间有关
   E. 生产费用与一定期间相联系,而不论它是用于哪一种产品的生产
10. 下列哪一个不是成本核算的原则(   )。
   A. 客观性原则   B. 一致性原则   C. 一言堂原则
   D. 权责发生制原则   E. 可比性原则

(三) 多项选择题

1. 实验室工作量统计方法主要有(   )。
   A. 项目工作量统计   B. 总工作量记录法   C. 计算机工作量统计法
   D. 账目报告法   E. 有效工作量统计
2. 有酬时数由全部应付工资的时间完成,包括(   )。
   A. 有酬的假日   B. 有酬的节日   C. 有酬的脱产学习的时间
   D. 实际加班时间   E. 事假
3. 分析和确定未明确工时的方法最常用的有(   )。
   A. 采访法   B. 直接观察法   C. 标准数据法
   D. 录像分析法   E. 工作人员日记法
4. 成本核算的原则有(   )。
   A. 客观性原则   B. 一致性原则   C. 一言堂原则
   D. 权责发生制原则   E. 可比性原则
5. 可以作为固定资产折旧费的计提方法是(   )。
   A. 平均年限法   B. 工作量法   C. 加速折旧法
   D. 平均年限和工作量法混合使用 E. 随意折旧

(四) 问答题

1. 单位值确定一般分哪几个步骤?
2. 叙述成本核算的原则?

二、参 考 答 案

(一) 名词解释

1. 单位值:是指技术人员、工作人员和助手完成某项规定的操作程序所需的平均时间,以分钟数为计量单位的时间数值,每一分钟为一个工时单位(Work Time Unit,WTU)。
2. 劳动生产率:是指产出与投入的比率,即某一工作人员或一组工作人员每人每小时完成的工时单位,可表示为:工时单位/人/时。
3. 有酬生产率:是指表示工时单位总数与有(付)酬时数的比值。

4. 出勤生产率:是指表示总工时单位数与出勤(工作)小时数的比值。

5. 明确工时生产率:是指工时(工作量)单位数与出勤工时数减去未明确工时单位的工时数的比值。

6. 成本:是指生产过程中所消耗生产资料的价值和劳动者的劳动报酬。

7. 费用:是指在同期用来与收入配比的支出。

8. 固定资产:是指一般设备单位价值在 500 元以上,专用设备单价在 800 元以上,使用年限在 1 年以上,并在使用期内基本保持原有的物质形态的资产。

(二) 单项选择题

1. A　2. B　3. E　4. C　5. C　6. C　7. A　8. B　9. D　10. C

(三) 多项选择题

1. BCD　2. ABCDE　3. ABCDE　4. ABDE　5. ABC

(四) 问答题

1. 答:单位值测定一般分五个步骤进行:

(1) 要保证操作者正确地掌握该项操作方法。

(2) 列出该实验操作的全部步骤,由接受标本开始至登记结果和送出化验单为止。

(3) 用秒表测定每一步骤所需的时间,然后将各步骤所需时间相加即得总工时单位,但不包括操作者可以做其他工作的时间,例如标本电动离心或标本在水浴中孵育所需的时间。

(4) 根据个人经验在测定的总工时单位上加减一定的百分率以补偿由于疲劳延迟而延误的时间。例如在清晨进行测定工时单位所需的时间将少于在午后进行者。因为工作人员在午后已经疲劳,所以增加一定的时间,以使其能代表平均值。另外,也可以在一天的不同时间或在几天里进行几次测定然后取其平均值。延误的时间应该计算在初步报告写成后但未发出前,来往询问结果所需的时间。

(5) 有些操作者在测定工时单位时与别人不一样,此时要根据经验对测定时间酌情与增减,以使其能符合实际情况和代表大多数工作人员。当然,最好是由几个不同操作人员进行测定然后取其平均值。

2. 答:(1) 客观性原则:实验室成本必须正确反映实验室前一时间段发生的经济资源耗费,成本计算应当按实际发生额核算成本,不得以估价成本、计划成本代替实际成本。收入与费用的表达建立在实际发生的基础上,保证会计核算与会计信息的真实可靠。

(2) 可比性原则:可比性原则是指实验室会计必须符合国家的统一规定,提供相互可比的会计核算资料。要求实验室在选择会计处理方法时,应当选择国家统一规定的会计处理方法;在编制财务报告时,应当按照国家统一规定会计指标编报,以便不同的实验室会计信息的相互可比,使实验室间的对比分析,能够有效地判断实验室经营的优劣,据此作出有效的决策。

(3) 一致性原则:一致性原则就是指实验室进行成本核算时采用的会计程序和会计处理方法前后各期必须一致,不得随意变更会计程序和会计处理方法。成本核算中各种成本费用的计价方法、固定资产折旧方法、间接费用的分配方法等具体的成本计算方法,前后会计期间必须保持一致,不得随意变更,这样才有可能统一口径,前后连贯一致,相互关联,具有可比性。当然,在必要时,对采用的会计程序和会计处理方法也是可以作适当的修改。例如,当实验室的某些情况发生变化时,或国家有关政策规定发生重大变化时,可以根据实际情况,选择使用更能客观反映实验室经营情况的会计程序和会计处理方法进行成本核算。

（4）权责发生制原则：权责发生制原则是指收入、费用的确认应当以收入和费用的实际发生作为确认计量的标准，凡是在本期已经决定并应列支的成本，不论本期实际是否已经支付，都应列入本期间内。本期支付应由本期和以后各期负担的费用，应当按一定标准分配计入本期和以后各期；本期尚未支付，应由本期负担的费用，应当预提计入本期，进入"待摊费用"和"预提费用"两个科目核算。权责发生制原则从时间上规定会计确认的基础，其核心是按照权责关系的实际发生期间来确认收入和费用。根据权责发生制进行收入与成本费用的核算，能够更加准确地反映特定会计期间真实的成本支出及经营成果。

第十一章　科学研究及其管理

一、练　习　题

(一) 名词解释

1. 指导性课题
2. 查新检索
3. 会议鉴定
4. 检测鉴定
5. 学科建设

(二) 单项选择题

1. 研究与试验发展(R&D)是最重要的科技活动,根据研究目的可将其分为三大部分,但不包括(　　)。

   A. 基础研究　　　　　B. 应用研究　　　　　C. 发展研究　　　　　D. 前瞻性研究

2. 科研选题就是形成、选择和确定所要研究和解决的课题。关于其描述错误的是(　　)。

   A. 科研选题是科学研究过程的起点和核心

   B. 科研选题的前提是善于发现问题

   C. 科研选题事关研究人员成才与否

   D. 科研选题决定着科研人员的主攻方向、所需人才结构和采用的科学方法,但与研究工作成果的大小无关

3. 属于科技成果鉴定范围的是(　　)。

   A. 列入国家各级政府部门科技计划内的应用技术成果

   B. 已申请专利的应用技术成果

   C. 基础理论研究成果

   D. 软科学研究成果

4. 写好课题设计书是提高中标率的关键。关于填写课题设计书的描述错误的是(　　)。

   A. 在"课题名称"部分,命题必须确切,体现出明确的主攻方向

   B. "国内外的研究进展和发展趋势"部分,要言简意明,突出重点

   C. "研究进展"部分最好附5篇以内最新的有代表性的参考文献

   D. 对课题所需要的经费要多填,无需考虑课题招标机构资助强度范围

5. 关于实验设计的描述错误的是(　　)。

   A. 一次实验只有一个目的,只能得出一个结论

   B. 严格控制实验条件,原则上一次实验只变化一个因素

   C. 在进行一个周密的实验前无需进行预试验

   D. 对实验要进行统计学设计,遵循对照、随机、重复三原则

6. 下列说法错误的是( )。

A. 科研人员要长期关注、阅读自己专业及相关领域的权威期刊,长期追踪自己特别关注的专题

B. 初选课题无需论证

C. 立题是研究者在选题阶段科学构思的集中体现

D. 无论是自选课题还是申请资助,都必须要有课题设计书

7. 下列说法错误的是( )。

A. 实验大约占科研工作 1/3 左右的工作量

B. 每次实验记录都要写出实验的年、月、日

C. 主题词的组合不用反映论文内容

D. 摘要应具有独立性和自明性,应是一篇独立成章可被引用的完整短文

8. 下列说法错误的是( )。

A. 学科建设要坚持"有所为有所不为"的原则

B. 学科建设过程就是科技创新和科学研究过程

C. 科学研究必须有明确的、相对稳定的方向

D. 从事非主攻方向范围内的科研任务会影响业务水平的提高

(三) 多项选择题

1. 选择好科研课题需要遵循的基本原则包括( )。

A. 需要性和针对性　B. 效益性和实用性　C. 创新性和科学性　D. 可行性

2. 科技成果鉴定的形式主要有( )。

A. 检测鉴定　　　　B. 会议鉴定　　　　C. 函审鉴定　　　　D. 飞行鉴定

3. 我国的科研课题根据其来源可分为( )。

A. 子课题　　　　　B. 指令性课题　　　C. 指导性课题　　　D. 自选课题

4. 下列关于科技成果鉴定的说法正确的是( )。

A. 会议鉴定是最常见的鉴定形式

B. 聘请的鉴定专家一般须具有高级技术职务

C. 医疗卫生的科学研究大部分采用检测的方式进行鉴定

D. 成果鉴定由各级政府的科技主管部门组织鉴定

5. 课题论证的常用方法除了撰写综述外,还有( )。

A. 召开课题报告会　B. 邀请同行专家评审　C. 进行预实验　　D. 查新检索

(四) 问答题

1. 在进行科研课题立项时,课题初选后还需要依次进行的工作步骤有哪些?

2. 课题初选途径有哪些?

二、参　考　答　案

(一) 名词解释

1. 指导性课题:又称招标性课题,是指国家及主管部门根据医药卫生科学发展的需要,将科研拨款制度从行政性拨款过渡到以"指标制"、"基金制"为主,引入竞争机制,采取公开招

标方式落实计划。

2. 查新检索:是指由获得资格认定的文献检索机构和专业的科技情报调研人员针对课题研究者所提供的关键词和提出的要求,全面检索和收集一定时间跨度国内外与查新课题相关的文献资料。

3. 会议鉴定:是指由同行专家采用会议形式对科技成果做出评价。

4. 检测鉴定:是指由专业技术检测机构通过检验、测试性能指标等方式,对科技成果进行评价。

5. 学科建设:是指学科主体根据社会发展的需要和学科发展的规律,结合自身实际,采取包括进行科学研究在内的各种措施和手段促进学科发展和学科水平提高的一种社会实践活动。

(二) 单项选择题

　　1.D　2.D　3.A　4.D　5.C　6.B　7.C　8.D

(三) 多项选择题

　　1.ABCD　2.ABC　3.BCD　4.ABD　5.ABCD

(四) 问答题

　　1. 答:在课题初选后还要依次进行下列工作:查阅文献,确定题目;论证;课题设计书与投标;课题答辩;选题成立,签订课题合同。

　　2. 答:课题初选的途径一般有:

　　(1) 通过文献启发选题;

　　(2) 从临床实践中选题;

　　(3) 运用借鉴移植的方法选择课题;

　　(4) 从学科交叉的边缘区和空白区选题;

　　(5) 从学术争论中选题;

　　(6) 根据科研招标项目指南选题;

　　(7) 主动争取与国内外著名学科协作;

　　(8) 从媒体报导获得选题信息。

第十二章　临床实验室认可

一、练 习 题

（一）名词解释

1. 实验室认可
2. 认可
3. 认证
4. 合格评定

（二）单项选择题

1. 下列哪项是实验室认可具有唯一性的"权威机构"（　　）。

    A. 认可机构　　　　　　　B. 第三方机构　　　　　　C. 商业机构

    D. 认证机构　　　　　　　E. 政府机构

2. 实验室认可体系应包括下列要素除外（　　）。

    A. 权威的认可机构　　　　B. 有关的法律法规　　　　C. 明确的认可标准

    D. 完善的认可程序　　　　E. 合格的评审员

3. ISO15189 是针对以下哪个领域实验室的专用要求（　　）。

    A. 工业　　　　　　　　　B. 农业　　　　　　　　　C. 医学

    D. 科教　　　　　　　　　E. 校准

4. 实验室认可内容中,制定适宜的室内质量控制和室间质量评价程序属于下列哪个方面（　　）。

    A. 预防措施　　　　　　　B. 持续改进　　　　　　　C. 实验室设备

    D. 检验程序及其质量保证　E. 管理评审

5. 中国用于医学实验室认可的准则 CNAS/CL02:2006《医学实验室认可准则》等同于下列哪项国际标准（　　）。

    A. ISO/IEC 17025　　　　 B. ISO 15189　　　　　　 C. ISO 15195

    D. ISO/IEC 17011　　　　 E. ISO 15190

6.《实验室认可管理办法》明确规定的中国实验室认可原则包括下列各项除外（　　）。

    A. 自愿申请原则　　　　　B. 非歧视原则　　　　　　C. 专家评审原则

    D. 国家认可原则　　　　　E. 国家强制原则

7. 中国实验室认可委员会于 2002 年 7 月 4 日与中国国家进出口商品检验实验室认可委员会合并成立了中国实验室国家认可委员会,即（　　）。

    A. NCCLS　　　　　　　　B. CNAL　　　　　　　　C. TFCC

    D. WASP　　　　　　　　 E. ECCLS

8.1967年,美国一些检验专家通过讨论成立了美国全国性临床检验方面的标准化组织,即（　　）。

A. NCCLS　　　　　　B. CNAL　　　　　　C. TFCC

D. WASP　　　　　　E. ECCLS

9.以下哪种英文缩写代表国际实验室认可合作组织（　　）。

A. UKAS　　　　　　B. ILAC　　　　　　C. APLAC

D. NATA　　　　　　E. CNACL

10.80年代,欧洲成立了欧洲临床实验室委员会,即（　　）。

A. NCCLS　　　　　　B. JCCLS　　　　　C. TFCC

D. WASP　　　　　　E. ECCLS

（三）多项选择题

1.实验室认可体系至少应包括的有要素（　　）。

A. 权威的认可机构　　B. 规范的认可文件　　C. 明确的认可标准

D. 完善的认可程序　　E. 合格的评审员

2.与美国临床实验室有关的认可组织主要有（　　）。

A. CAP　　　　　　　B. NPL　　　　　　　C. JCAHO

D. COLA　　　　　　E. BCS

3.中国实验室国家认可委员会制定的《实验室认可管理办法》（CNACL101—1999）中明确规定了我国实验室认可原则。包括（　　）。

A. 自愿申请原则　　　B. 非歧视原则　　　　C. 专家评审原则

D. 国家认可原则　　　E. 国家强制原则

4.一个合格的实验室评审员必须具备以下的几种能力（　　）。

A. 决策能力　　　　　B. 人事能力　　　　　C. 技术能力

D. 自我发展能力　　　E. 创新能力

5.目前,CNAL已决定将哪两个标准作为对医学实验室认可的准则,医学类实验室可根据其自身工作特点及管理部门和用户的要求,选择使用（　　）。

A. ISO/IEC 17025　　B. ISO 15189　　　　C. ISO 15195

D. ISO/IEC 17011　　E. ISO 15190

（四）问答题

1.简述认可和认证的区别与联系?

2.实验室认可有何意义?

3.实验室认可程序主要包括哪几个部分?

4.ISO 15189和ISO/IEC 17025有何区别?

5.如何加强临床实验室与临床诊疗工作的联系?

二、参考答案

（一）名词解释

1.实验室认可:实验室认可（laboratory accreditation）是指权威机构对检测或校准实验室及

其人员是否有能力进行规定类型的检测和（或）校准所给予的一种正式承认。

2. 认可：认可（accreditation）是"由权威机构对某一机构或人员有能力完成特定任务做出正式承认的程序"。

3. 认证：认证（certification）则是"第三方对产品／服务，过程或质量管理体系符合规定要求做出书面保证的程序"。

4. 合格评定：合格评定（conformity assessment）是指用于确定（直接或间接）满足技术法规或标准要求的活动，包括：抽样、检测和检查；符合性评价、证实和保证；注册、认可和批准，以及上述活动的综合运用。

（二）单项选择题

1. A　2. B　3. C　4. D　5. B　6. E　7. B　8. A　9. B　10. E

（三）多项选择题

1. ABCDE　2. ACD　3. ABCD　4. ABCDE　5. AB

（四）问答题

1. 答：（1）区别：①认证是由第三方进行的，认可是由权威机构进行的。第三方同第一方（卖方）和第二方（买方）在行政上无隶属关系，在经济上无利害关系，以确保认证结果的公正性。权威机构是由政府部门授权组建的组织，或具有全国或国际性影响的学术团体。②认证是书面证明，认可是正式承认。书面证明是通过第三方认证机构对已经认证的产品或质量管理体系符合规定的要求颁发认证证书。正式承认意味着经批准准予从事某项活动。③认证是证明符合性，认可是证明具备能力。经认证的产品是由第三方认证机构证明该产品符合特定产品标准的规定，经认证的质量管理体系是由第三方认证机构证明该体系符合某一质量标准的要求。经认可的机构表明其具有从事特定任务的能力，经认可的评审员表明其具有对某种机构进行审核的能力。

（2）联系：认证和认可都是合格评定活动的重要内容。

2. 答：（1）通过医学实验室的认可，可以提高医学实验室的质量管理水平，减少可能出现的质量风险和实验室的责任，平衡实验室与患者之间的利益，提高社会对认可实验室的信任度。ISO/IEC 15189 其实质是医学实验室检验/校准质量风险的控制要求。严格持久地按照这些要求去做，实验室的检验/校准质量就得到了保证，从而提升贵单位形象，扩大检验份额，提高实验室的社会信赖度。

（2）通过医学实验室的认可，可以不断提高医学实验室的信誉，增强患者及医务人员对实验室的信任。医疗单位通过了 ISO-9000 质量体系认证，这仅是证明医疗过程得到了保证，而并不能证明最终检验结果的合格。而经过 ISO15189 认可的医学实验室通过其完善的管理，能够向患者以及医护人员提供准确的检验结果。

（3）通过医学实验室的认可，可以消除国际交流中的技术壁垒，互认检测结果。我国认可的实验室出具的检验/校准数据能够得到国际社会的承认，表明实验室具备了按国际认可准则开展检测的技术能力，在认可范围内使用"中国实验室国家认可"标志列入《国家认可实验室目录》，提高知名度。促进国内医学实验室与国际接轨，促进国际间的交流。

3. 答：认可程序大致包括三个部分：初次认可、监督评审及复评审。

（1）初次认可：初次认可一般分为五个阶段，即意向申请、正式申请、评审准备、现场评审、评定认可。

（2）监督评审：认可机构在认可有效期内，对已认可实验室进行定期或不定期的抽查评审，以验证其是否持续地符合认可条件，所有已获认可的实验室均需接受该监督评审。监督评审还可以保证在认可规则和认可准则修订后，及时将有关要求纳入认可实验室的质量管理体系中。

（3）复评审：是指认可机构在认可有效期结束前，对已获认可实验室实施的全面评审，以确定是否持续符合认可条件，并将认可延续到下一个有效期。复评审的其他要求和程序与初次认可一致，是针对全部认可范围和全部要素的评审。

4. 答：ISO/IEC17025作为实验室能力的通用要求，适用于所有类型和规模的实验室，这在该标准的"范围"中有清晰的描述。该标准以管理要求和技术要求两大主体部分，23个要素的形式规范了实验室检测和校准活动的关键要素。只要实验室（包含医学实验室）严格遵守这些要求，便能够规范地开展工作。ISO15189则从医学专业的角度，使用了医学专业术语细化地描述了医学实验室质量管理的要求，专用性更强，更方便医学实验室使用。ISO15189的附录改变为对实验室信息系统（LIS）的要求和提供了实验医学中伦理学的有关内容。

5. 答：（1）临床实验室的工作人员要加强临床知识的学习。

（2）加强临床联系，促进检验医学的发展

1）积极宣传加强实验室与临床联系的意义。

2）努力使联系临床的工作制度化。

3）实验室要与临床科室共同制定警告/危急值的处理和报告制度。

4）实验室要与临床科室共同制定标本的采集程序。

5）实验室要与临床科室共同设计检验申请单的格式，提出申请单的填写要求。

6）抓好检验项目临床意义的宣传和再评价。

7）参与临床会诊和病例讨论。

8）参加临床科研。

9）设立临床咨询机构和服务热线。

参 考 文 献

曹桂荣. 2003. 医院管理学. 北京：人民卫生出版社

丛玉隆,冯仁丰,陈晓栋. 2004. 临床实验室管理学. 北京：中国医药科技出版社

冯仁丰. 2003. 临床检验质量管理技术基础[M]. 上海：上海科学技术文献出版社

李萍. 2006. 临床实验室管理学. 北京：高等教育出版社

李信春. 2000. 医院成本核算. 北京：人民军医出版社

申子瑜,李萍. 2007. 临床实验室管理学. 北京：人民卫生出版社

申子瑜. 2003. 我国临床实验室质量管理的基本要求. 中国临床实验室,4:35~41

万腊根. 2005. 实用临床实验室管理. 江西：江西科学技术出版社

王开正,陶华林,王治国. 2004. 检验医学信息学. 成都：四川科学技术出版社

王毓三. 2003. 医院检验科建设管理规范. 南京：东南大学出版社

王志刚. 2005. 分析灵敏度与功能灵敏度的临床意义区别[J]. 检验医学,20:70~78

杨振华. 2003. 临床实验室质量管理. 北京：人民卫生出版社

张晓玉. 1991. 医院经济管理. 北京：中国医药科技出版社

中国实验室国家认可委员会编著. 2001. 中国实验室注册评审员培训教程. 北京：中国标准出版社

中华人民共和国计量技术规范,JJG1006-94

周子君. 2003. 医院管理学. 北京：北京大学医学出版社

CAP. About the laboratory accreditation program. http://www.cap.org/apps

CLSI EP15-A:User Demonstration of Performance for Precision and Accuracy;Approved Guideline,CLSI,Wayne,PA

CLSI EP17-A:Protocols for Determination of Limits of Detection and Limits of Quantitation,Approved Guideline,CLSI, Wayne,PA

CLSI EP21-P(New):Estimation of Total Analytical Error for Clinical Laboratory Methods;Proposed Guideline ,CLSI, Wayne,PA

CLSI EP6 A:Evaluation of The linearity of Quantitative Analytical methods:A Statistical Approach;Proposed Guideline Second Edition,CLSI,Wayne,PA

CLSI EP7 P:Interference Testing in Clinical Chemistry;Proposed Guideline,CLSI,Wayne,PA

CLSI EP9 A:Method Comparison and Bias Estimation Using Patient Samples;Approved Guideline,CLSI,Wayne,PA

CLSI EP5 A:Evaluation of Precision Performance of Clinical Devices;Approved Guideline,CLSI,Wayne,PA

COLA. COLA Accreditation Improves Your Laboratory. http://www.cola.org/whycola.html

Kurec AS,DLM MS,Schofield S,et al. 2001. The CLMA Guide to Managing a Clinical Laboratory. The Edition

National Committee for Clinical Laboratory Standards Performance standards for antimicrobial susceptibility testing:NCCLS,1999

Westgard JO. 1996. Workshop Manual:Planing and Validating QC Procedures

附　　录

一、医学检验正常参考值

附表 1-1　血液学检验正常参考值*

检验项目	习用单位	转换因数	国际制单位
红细胞(RBC)计数			
男性	429万～538万/cu·mm	10^6	$4.29～5.38×10^{12}$/L
女性	383万～483万/cu·mm	10^6	$3.83～4.83×10^{12}$/L
儿童(依年龄而异)	430万～450万/cu·mm	10^6	$4.30～4.50×10^{12}$/L
白细胞(WBC)计数			
总数	4000～10000/cu·mm	10^6	$4.0～10.0×10^9$/L
分类　髓细胞	0%　绝对值　0/cu·mm	10^6	0/1
杆状核	3%～5%　150～400/cu·mm		$150～400×10^6$/L
分叶核	54%～62%　3000～5800/cu·mm		$3000～5800×10^6$/L
淋巴细胞	25%～33%　1500～3000/cu·mm		$1500～3000×10^6$/L
单核细胞	3%～7%　300～500/cu·mm		$300～500×10^6$/L
嗜酸粒细胞	1%～3%　50～250/cu·mm		$50～250×10^6$/L
嗜碱粒细胞	0～0.75%　15～50/cu·mm		$15～50×10^6$/L
嗜酸粒细胞直接计数	50～300/cu·mm	10^6	$0.05～0.30×10^9$/L
血小板计数	10万～30万/cu·mm	10^6	$100～300×10^9$/L
网织红细胞	2.5万～7.5万/cu·mm	10^6	$25～75×10^9$/L
	占红细胞总数0.5%～1.5%		
红细胞平均直径(MCD)	$7.2\mu m(6～8\mu m)$		$7.2\mu m$
红细胞体积指数(VI)	0.8～1.2		0.8～1.2
红细胞血色指数(CI)	0.8～1.2(平均1.009μm)		0.8～1.2
红细胞饱和指数(S.I)	0.85～1.15		0.85～0.15
红细胞平均血红蛋白(MCH)	27～31picog	0.0155	0.42～0.48fmol
红细胞平均容积(MCV)	82～92cu. micra	0.1	82～92fl
红细胞平均血红蛋白浓度(MCHC)	32%～36%	0.01	0.32～0.36
血细胞比容,男性	40～51ml/dl	0.01	0.40～0.51
女性	35～45ml/dl		0.35～0.45
初生儿	49～54ml/dl		0.49～0.54
儿童	35～49ml/dl(依年龄而异)		0.35～0.49
血红蛋白,男性	12.7～15.3g/dl	0.155	1.97～2.36mmol/L
女性	11.3～13.6g/dl		1.75～2.10mmol/L
初生儿	16.5～19.5g/dl		2.56～3.02mmol/L
儿童	11.8～13.9g/dl(依年龄而异)		1.83～2.15mmol/L

续表

检验项目	习用单位	转换因数	国际制单位
红细胞沉降速率			
Wintrobe 法,男性	0～5mm/1h		0～5mm/h
女性	0～15mm/1h		0～15mm/h
Westergren 法,男性	0～15mm/1h	—	0～15mm/h
女性	0～20mm/1h	—	0～20mm/h
	(儿童及孕妇可能稍增快)		
出血时间(Duke)	1～5 分	—	1～5min
出血时间（Ivy）	＜5 分	—	＜5min
血凝时间(Lee-White)	5～15 分(玻管法)	—	5～15min
	19～60 分(硅化法)	—	19～60min
凝血酶原时间(一期法)	12～14 秒	—	12～14s
纤维蛋白溶酶	0		0
白陶土部分凝血活酶时间(KPTT)	32～44 秒	—	32～44s
凝血酶原含量	100%(由凝血酶原时间计算)	0.01	1.0
凝血因子功能活度			
Ⅱ因子活度	70%～130%	—	70%～130%
Ⅴ因子活度	70%～130%	—	70%～130%
Ⅶ因子活度	70%～130%	—	70%～130%
Ⅷ因子活度	50%～200%(常用 80%～120%)	—	50%～200%
			(常用 80%～120%)
Ⅸ因子活度	70%～130%	—	70%～130%
Ⅹ因子活度	70%～130%	—	70%～130%
Ⅺ因子活度	70%～130%	—	70%～130%
Ⅻ因子活度	70%～130%	—	70%～130%
ⅩⅢ因子活度	70%～130%	—	70%～130%
血块溶解时间	2～24h(全血)	—	2～24h(全血)

* 本表系依国内外有关资料综合编列,由于所用方法与试剂仪器各实验室不尽相同,故各项数据仅供临床参考。

附表 1-2 血液生化检验正常参考值

检验项目	习用单位	转换因数	国际制单位
葡萄糖(空腹),全血	60～100mg/dl	0.0555	3.33～5.55mmol/L
血浆或血清	76～115mg/dl	0.0555	3.89～6.38mmol/L
乳酸,静脉血	0.6～1.8mEq/l	1.0	0.6～1.8mmol/L
丙酮酸,全血	0.01～0.11mEq/l	1.0	0.01～0.11mmol/L
尿酸盐,血清 男性	2.5～8.0mg/dl	0.0595	0.15～0.48mmol/L
女性	1.5～7.0mg/dl	0.0595	0.09～0.42mmol/L
尿素,全血	21～43mg/dl	0.167	3.5～7.2mmol/L
尿素,血浆或血清	24～49mg/dl	0.167	4.0～8.2mmol/L
尿素氮,全血	10～20mg/dl	0.714	7.1～14.3mmol/L
尿素氮,血浆或血清	11～23mg/dl	0.714	7.9～16.4mmol/L

续表

检验项目	习用单位	转换因数	国际制单位
肌酐,血清	0.7～1.5mg/dl	88.4	62～133μmol/L
肌酸,血清	0.2～0.8mg/dl	76.3	15～61μmol/L
非蛋白氮,血清	15～35mg/dl	0.714	10.7～25.0mmol/L
α-氨基酸,血浆或血清	3.0～5.5mg/dl(血清较高)小儿较高	0.714	2.1～3.9mmol/L
乙酰乙酸盐,血清	≤3.0mg/dl	10	≤30mg/L
血氨　钠氏法	10～60Hg/dl	0.587	6～35μmol/L
酚一次酸盐法	46～139μg/dl	0.587	27.0～81.6μmol/L
冷沉球蛋白,血清	0	—	0
苯丙氨酸,血清	<3mg/dl	0.0605	<0.18mmol/L
蛋白,血清　总量	6.0～8.0g/dl	10	60～80g/L
白蛋白	3.5～5.5g/dl	10	35～55g/L
		0.154	0.54～0.85mmol/L
球蛋白	2.5～3.5g/dl	10	25～35g/L
电泳　白蛋白	3.5～5.5g/dl	10	35～55g/L
	52%～68%(占总量)	0.01	0.52～0.68mmol/L
球蛋白α1	0.2～0.4g/dl	10	2～4g/L
	2%～5%(占总量)	0.01	0.02～0.05(占总量)
α2	0.5～0.9g/dl	10	5～9g/L
	7%～14%(占总量)	0.01	0.07～0.14(占总量)
β	0.6～1.1g/dl	10	6～11g/L
	9%～15%(占总量)	0.01	0.09～0.15(占总量)
γ	0.7～1.7g/dl	10	7～17g/L
	11%～21%(占总量)	0.01	0.11～0.21(占总量)
结合珠蛋白(亲血色蛋白)	(血红蛋白结合量)		
(Haptoglobin),血清	50～150mg/dl	0.155	8～23μmol/L
肌红蛋白	6～85ng/ml	0.05848	0.4～5.07nmol/L
纤维蛋白原,血浆	200～400mg/dl	0.0293	5.9～11μmol/L
初生儿	150～350mg/dl	0.0293	4.4～10.3μmol/L
胆碱酯酶,血清	0.5～1.3pH 单位	—	0.5～1.3pH 单位
胆碱酯酶,红细胞	0.5～1.0pH　u	—	0.5～1.0pH　u
醛缩酶,血清	0～11mU/ml(i. u.)(30℃)	1.0	0～11i. u. /L(30℃)
转氨酶,血清谷草转氨酶	0～19mU/ml(i. u.)(30℃)	1.0	0～19i. u. /L(30℃)
即天冬氨酸转氨酶	(karmen 改良法)		
(SGOT,AST)	15～40u. /ml(Karmen)		15～40u/L
	18～40u. /ml(Keitman-Frankel)		18～40u/L
血清谷丙转氨酶	0～17mu/ml(i. u.)(30℃)	1.0	0～17i. u. /L(30℃)
即丙氨酸转氨酶	(karmen 改良法)		
(SGPT,ALT)	6～35u. /ml(Karrmen)		6～35u/L
	5～35u. /ml(Reitman-Frankel)		5～35u/L
酸性磷酸酶,血清	0～7.0mu/ml(i. u.)(30℃)	1.0	0～7.0i. u. /L(30℃)

检验项目	习用单位	转换因数	国际制单位
	1.0~5.0u. (King-Armstrong)	—	1.0~5.0K—Au.
碱性磷酸酶,血清	10~32mU/ml(i. u.)(30℃)	1.0	10~32i. u. /L(30℃)
(儿童含量较高)	5.0~13.0u. (King-Armstrong)	—	5.0~13.0K—Au.
乳酸脱氢酶,血清	0~300mU/ml(i. u.)(30℃)	1.0	0~300i. u. /L(30℃)
	(Wrobleweski 改良法)		
	150~450u. /ml(Wrobleweski)	—	150~450W. u. /ml
乳酸脱氢酶同工酶,血清	80~120u/ml(Wacker)	—	80~120u
	$LDH_1$22%~37%(占总量)	0.01	0.22~0.37(占总量)
	$LDH_2$30%~46%(占总量)		0.30~0.46(占总量)
	$LDH_3$14%~29%(占总量)		0.14~0.29(占总量)
	$LDH_4$5%~11%(占总量)		0.05~0.11(占总量)
	$LDH_5$2%~11%(占总量)		0.02~0.11(占总量)
亮氨酸氨基肽酶,血清	14~40mU/ml(i. u.)(30℃)	1.0	14~40i. u. /L(30℃)
5′-核苷酸酶,血清	<1.6mU/ml(30℃)	1.0	<1.6i. u. /L(30℃)
肌酸磷酸激酶,血清			
(CPK) 男性	0~50mU/ml	1.0	0~50u/L(30℃)
女性	0~30mU/ml(Oliver-Rosalki)	1.0	0~30u/L(30℃)
肌酸磷酸激酶同工酶,血清			
CPK-MM	存在	—	存在
CPK-MB	无	—	无
CPK-BB	无	—	无
羟丁酸脱氢酶,血清	0~180mU/ml(i. u.)(30℃)	1.0	0~180i. u. /L(30℃)
	(Rosalki-Wilkinson)		
	114~290mu. /ml(Wroblewski)	—	114~290i. u. /mL
脂肪酶,血清	0~1.5u. (Cherry-Crandall)	—	0~1.5u
淀粉酶,血清	<160Caraway u. /dl	—	同左
a_1 抗胰蛋白酶,血浆血清	2.1~5.0g/l	1.0	2.1~5.0g/L
维生素 A,血清	20~80μg/dl	0.0349	0.70~2.8μmol/L
维生素 B_{12},血清	300~1000pg/ml	0.738	220~740pmol/L
叶酸,血清	5~21ng/ml	2.27	11~48nmol/L
胡萝卜素,血清	50~300μg/dl	0.0186	0.93~5.58μmol/L
维生素 C,血	0.4~1.5mg/dl	56.8	23~85μmol/L
胃泌素(gastrin),血清	0~200pg/ml	1.0	0~200ng/L
紫质原,红细胞	27~60μg/dl 压积红细胞	0.0178	0.48~1.09μmol/L
胰岛素(空腹),血浆	5~25μU/ml	1.0	5~25mU/L
17-羟皮质类固醇,血浆	8~18μg/dl	0.0276	0.22~0.50μmol/L
17-酮类固醇,血浆	25~125μg/dl	0.0347	0.87~4.34μmol/L
皮质醇(cortisol),血浆	6~16μg/dl(晨 8 时)	27.6	170~440nmol/L
睾丸酮,血浆 男性	275~875ng/dl	0.0347	9.5~30nmol/L
女性	23~75ng/dl	0.0347	0.8~2.6nmol/L

续表

检验项目	习用单位	转换因数	国际制单位
孕妇	38～190ng/dl	0.0347	1.3～6.6nmol/L
促甲状腺素(TSH)血清	0～7μU/ml	1.0	0～7mU/L
游离甲状腺素,血清	1.0～2.1ng/dl	12.9	13～27pmol/L
甲状腺素(T$_4$)血清	4.4～9.9μg/dl	12.9	57～128nmol/L
甲状腺素结合蛋白(TBG),血清	10～26μg/dl	12.9	129～335nmol/L
三碘甲状腺原氨酸(T$_3$)血清	150～250ng/dl	0.0154	2.3～3.9nmol/L
甲状腺素碘,血清	2.9～6.4μg/dl	78.8	229～504nmol/L
总脂质,血清	450～850mg/dl	0.01	4.5～8.5g/L
胆固醇,血清　总量	150～250mg/dl	0.0259	3.9～6.5mmol/L
酯化物	68%～76%(占胆固醇总量)	0.01	0.68～0.76
磷脂,血清	6～12mg/dl	0.323	1.9～3.9mmol/L
三酰甘油,血清	40～150mg/dl	0.01	0.4～1.5g/L
		0.0114	0.45～1.71mmol/L
脂肪酸总量,血清	190～420mg/dl	0.0352	7～15mmol/L
磺溴酞钠(BSP)	<5%(静注 5mg/kg 后 45 分取血)	0.01	<0.05
胆红素,血清　直应	0.1～0.4mg/dl	17.1	1.7～6.8μmol/L
间应	0.2～0.7mg/dl	17.1	3.4～12μmol/L
总值	0.3～0.8mg/dl	17.1	5.1～14μmol/L
黄疸指数(Ⅱ)	4～6 单位	—	4～6u
胆红素定性实验	直接反应:阴性	—	直接反应:阴性
(凡白登实验)	间接反应:弱阳性	—	间接反应:弱阳性
复方碘试验	阴性	—	阴性
麝香草酚浊度试验	0～5 单位	—	0～5u
(T. T. T.)	6～8 单位可疑		6～8u 可疑
	>8 单位为阳性		>8u 阳性
麝香草酚絮状试验(T. F. T)	阴性或弱阳性(一～+)	—	一～+
脑磷脂胆固醇絮状实验(CCFT)	阴性或弱阳性(一～+)	—	一～+
硫酸锌浊度试验(ZnTT)	2～12 单位	—	2～12u
蛋白结合碘,血清	3.5～8.0μg/dl	0.0788	0.28～0.63μmol/L
铜蓝蛋白,血清	23～44mg/dl	0.0662	1.5～2.9μmol/L
铁,血清	75～175μg/dl	0.179	13～31μmol/L
铁结合力,血清　总量	250～410μg/dl	0.179	45～73μmol/L
饱和量	20%～55%	0.01	0.20～0.55
钠,血清	136～145mEq/L	1.0	136～145mmol/L
钾,血清	3.5～5.0mEq/L	1.0	3.5～5.0mmol/L
氯化物,血清	96～106mEq/L	1.0	96～106mmol/L
钙,血清	4.5～5.5mEq/L	0.50	2.25～2.75mmol/L
	9.0～11.0mg/dl(儿童稍高,依蛋白浓度而异)	0.25	2.25～2.75mmol/L
离子化钙,血清	2.1～2.6mEq/L	0.50	1.05～1.30mmol/L

续表

检验项目	习用单位	转换因数	国际制单位
	4.25～5.25mg/dl	0.25	1.05～1.30mmol/L
镁,血清	1.5～2.5mEq/L	0.50	0.75～1.25mmol/L
	1.8～3.0mg/dl	0.411	0.75～1.25mmol/L
无机磷酸盐,血清　成人	3～4.5mg/dl	0.323	1.0～1.5mmol/L
儿童	4.0～7.0mg/dl	0.323	1.3～2.3mmol/L
锌(Zn^{2+})	716±60μg/dl	0.153	109±9.2μmol/L
铅(Pb^{2+})	30～50μg/dl	0.048	1.4～2.4μmol/L
铜,血清	70～140μg/dl	0.157	11～22μmol/L
无机硫酸盐,血清	0.8～1.2mg/L	104	83～125μmol/L
渗透压,血清	275～295mosm/kg	1.0	275～295mmol/kg
氧容积,全血	16～24vol%(依血红蛋白而异)	0.446	7.14～10.7mmol/L
氧含量,动脉血	15～23vol%	0.446	6.69～10.3mmol/L
静脉血	10～16vol%	0.446	4.46～7.14mmol/L
氧饱和度,动脉血	94～100vol%	0.01	0.94～1.00vol
静脉血	60～85vol%	0.01	0.60～0.85vol
氧分压PO_2,动脉血	75～100mmHg	0.133	9.1～13.3kPa
pH,动脉血	7.35～7.45	—	7.35～7.45
二氧化碳含量,血清成人	24～30mEq/L	1.0	24～30mmol/L
婴儿	20～28mEq/L	1.0	20～28mmol/L
二氧化碳分压,全血(PCO_2)	35～45mmHg	0.133	4.7～6.0kPa
碱剩余,全血	＋2.5～－2.5mmHg	1.0	＋2.5～－2.5mmol/L
碳酸氢盐或CO_2总量,新生儿	18～23mEq/L	1.0	18～23mmol/L
以后	18～25mEq/L	1.0	18～25mmol/L

<h3 style="text-align:center">附表 1-3　骨髓象正常参考值</h3>

细胞名称	最低值	最高值	平均值
原始血细胞	0	0.7	0.08
粒细胞系统			
原始粒细胞	0	1.8	0.64
早幼粒细胞	0.4	3.9	1.57
中性粒细胞,中幼	2.2	12.2	6.49
晚幼	3.5	13.2	7.90
杆状核	16.4	32.1	23.72
分叶核	4.2	21.2	9.44
嗜酸粒细胞,中幼	0	1.4	0.38
晚幼	0	1.8	0.49
杆状核	0.2	3.9	1.25
分叶核	0	4.2	0.86
嗜碱粒细胞,中幼	0	0.2	0.02
晚幼	0	0.3	0.06

续表

细胞名称	最低值	最高值	平均值
杆状核	0	0.4	0.10
分叶核	0	0.2	0.03
红细胞系统			
原始红细胞	0	1.9	0.57
早幼红细胞	0.2	2.6	0.92
中幼红细胞	2.6	10.7	7.41
晚幼红细胞	5.2	17.5	10.75
淋巴细胞系统			
原始淋巴细胞	0	0.4	0.05
幼淋巴细胞	0	2.1	0.17
淋巴细胞	10.7	43.1	22.78
单核细胞系统			
原始单核细胞	0	0.3	0.01
幼单核细胞	0	0.6	0.14
单核细胞	1.0	6.2	3.0
浆细胞系统			
原始浆细胞	0	0.1	0.004
幼浆细胞	0	0.7	0.104
浆细胞	1.0	2.1	0.71
其他细胞			
网状细胞	0	1.0	0.16
内皮细胞	0	0.4	0.05
巨核细胞	0	0.3	0.03
吞噬细胞	0	0.4	0.05
组织嗜碱细胞	0	0.5	0.03
组织嗜酸细胞	0	0.2	0.004
脂肪细胞	0	0.1	0.003
分类不明细胞	0	0.1	0.015
间接分裂			
红细胞系统	0	17	4.9
粒细胞系统	0	7	1.3
粒细胞系统,有核红细胞	1.28	5.95	2.76

附表 1-4　尿液检验正常参考值

检验项目	习用单位	转换因数	国际制单位
比重	1.003～1.030	—	1.003～1.030
渗透压	38～1400mOsm/kg	—	38～1400mmol/kg
pH	4.6～8.0,平均 6.0(依饮食而异)	—	4.6～8.0,平均 6.0
蛋白质,定性	阴性	—	阴性
定量	10～150mg/24h	—	10～150mg/24h

检验项目	习用单位	转换因数	国际制单位
白蛋白,定性	阴性	—	阴性
定量	10~100mg/24h	0.0154	10~100mg/24h
			0.15~1.5μmol/24h
葡萄糖(还原物质)	<250mg/24h	—	<250mg/24h
α-氨基酸	50~200mg/24h	0.0714	3.6~14.3mmol/24h
氨氮	20~70mEq/24h	1.0	20~70mmol/24h
肌酸,男性	0~40mg/24h	0.00762	0~0.30mmol/24h
女性	0~100mg/24h(儿童孕妇增高)	0.00762	0~0.76 mmol/24h (儿童孕妇增高)
肌肝	15~25mg/kg/24h	0.00884	0.13~0.22mmol/kg/24h
肌肝廓清,男性	110~150ml/min/1.73m²	—	同左
女性	105~132 ml/min/1.73m²	—	同左
可滴定酸度	20~40mEq/24h	1.0	20~40mmol/24h
尿酸盐	200~500mg/24h(正常饮食)	0.00595	1.2~3.0mmol/24h
尿胆原	可高达 1.0Ehrlichunit/2h (下午1~3时)		~1.0Ehrlichunit/2h (下午1~3时)
	0~4.0mg/24h	—	0~4.0mg/24h
钠	130~260mEq/24h(依饮食而异)	1.0	130~260mmol/24h
钾	25~100mEq/24h(依摄入量而异)	1.0	25~100mmol/24h
氯化物	110~250mEq/24h	1.0	110~250mmol/24h
磷	0.9~1.3g/24h	32.3	29~42mmol/24h
镁	6~8.5mEq/24h	0.5	3.0~4.3mmol/24h
钙,低钙饮食	<150mg/24h	0.025	<3.8mmol/24h
普钙饮食	<250mg/24h	0.025	<6.3mmol/24h
铜	0~50μg/24h	0.0157	0~0.80μmol/24h
铅(Pb^{2+})	0.08mg/L	4.826	0.39μmol/L
砷(无机)	0.135~0.139mg/L	13.35	1.8~1.9μmol/L
汞双硫腙热消化法	50μg/L	4.985	250nmol/L
蛋白沉淀法	10μg/L	4.985	50nmol/L
17-羟皮质类固醇,男性	3~9mg/24h	2.76	8.3~25μmol/24h
女性	2~8mg/24h		5.5~22μmol/24h
17-酮类固醇,男性	6~18mg/24h	3.47	21~62μmol/24h
女性	4~13mg/24h(依年龄而异)		14~45μmol/24h
醛固醇	3~20μg/24h	2.77	8.3~55nmol/24h
绒促性素	0	—	0
垂体向性腺激素	10~50 鼠单位/24h	—	10~50 鼠单位/24h
去氢表雄酮	<15%(占17 酮类固醇)	0.01	<0.15
雌性素			
男性 雌酮	Estrone3~8μg/24h	3.70	11~30nmol/24h
雌二醇	Estradiol0~6μg/24h	3.67	0~22nmol/24h

续表

检验项目	习用单位	转换因数	国际制单位
雌三醇	Estriol 1～11μg/24h	3.47	3～38nmol/24h
总量	4～25μg/24h	3.60	14～90nmol/24h
女性雌酮	Estrone 4～31μg/24h	3.70	15～115nmol/24h
雌二醇	Estradiol 0～14μg/24h	3.67	0～51nmol/24h
雌三醇	Estriol 0～72μg/24h	3.47	0～250nmol/24h
总量	5～100μg/24h	3.60	18～360nmol/24h
孕烷二醇(pregnanediol)	(妊娠时显著增多)		(妊娠时显著增多)
男性:	0.4～1.4mg/24h	3.12	1.2～4.4μmol/24h
女性:增殖期	0.5～1.5mg/24h		1.6～4.7μmol/24h
黄体期	2.0～7.0mg/24h		6.2～22μmol/24h
绝经后期	0.2～1.0mg/24h		0.6～3.1μmol/24h
妊娠 16 周	5～21mg/24h		16～66μmol/24h
妊娠 20 周	6～26mg/24h		19～81μmol/24h
妊娠 24 周	12～32mg/24h		37～100μmol/24h
妊娠 28 周	19～51mg/24h		59～159μmol/24h
妊娠 32 周	22～66mg/24h		69～206μmol/24h
妊娠 36 周	23～77mg/24h		72～240μmol/24h
妊娠 40 周	23～63mg/24h		72～197μmol/24h
孕烷三醇(pregnanetriol)	成人<2.5mg/24h	2.97	成人<7.4μmol/24h
儿茶酚胺,肾上腺素	<10μg/24h	5.46	<55nmol/24h
去甲肾上腺素	<100μg/24h	5.91	<590nmol/24h
游离儿茶酚胺总量	4～126μg/24h	5.91	24～745nmol/24h
变肾上腺素总量	0.1～1.6mg/24h	5.07	0.5～8.1μmol/24h
5-羟吲哚乙酸,定性	阴性	—	阴性
定量	<9mg/24h	5.23	<47μmol/24h
丙酮及乙酰乙酸盐,定性	阴性	—	阴性
苯丙酮酸,定性	阴性	—	阴性
香草杏仁酸(VMA)	1～8mg/24h	5.05	5～40μmol/24h
尿黑酸　定性	Hemogentisic acid 阴性	—	阴性
δ-氨基炔基糖酸	1.3～7.0mg/24h	7.63	10～53μmol/24h
紫质原,定性	阴性		阴性
定量	0～0.2mg/dl	4.42	0～0.9μmol/L
	<2.0mg/24h		<9μmol/24h
卟啉(Porphyrins)			
Coproporphyrin	粪卟啉 50～250μg/24h	1.53	77～380nmol/24h
Uroporphyrin	尿卟啉 10～30μg/24h	1.20	12～36nmol/24h
酚磺酞排泄（PSP）	15min 内排出 25% 或以上	0.01	0.25 或 0.25 以上
（静脉注射 PSP1ml 后）	30min 内排出 40% 或以上		30min 内排出 0.40 或以上
	2h 内排出 55% 或以上		2h 内排出 0.55 或以上
淀粉酶	35～260Caraway 单位/h	—	35～260Caraway unitis/h

续表

检验项目	习用单位	转换因数	国际制单位
胱氨酸及半胱氨酸,定性	阴性	—	阴性
胆红质,定性	阴性	—	阴性
血红蛋白与肌球蛋白,定性	阴性	—	阴性
艾迪斯氏计数,红细胞	0~500000	—	0~500000
白细胞	0~1000000	—	0~1000000
管型(透明管型)	0~5000	—	0~5000

附表 1-5　胃液分析正常参考值

检验项目		习用单位	转换因数	国际制单位
基础胃酸分泌(1h)		(平均值±1 个标准差)		(平均值±1 个标准差)
胃酸浓度	男	25.8±1.8mEq/L	1.0	25.8±1.8mmol/L
	女	20.3±3.0mEq/L	1.0	20.3±3.0mmol/L
胃酸分泌量	男	2.57±0.16mEq/h	1.0	2.57±0.16mmol/h
	女	1.61±0.18mEq/h	1.0	1.61±0.18mmol/h
组胺刺激后				
正常人		平均分泌量 11.8mEq/h	1.0	平均分泌量 11.8mmol/h
十二直肠溃疡		平均分泌量 15.2mEq/h	1.0	平均分泌量 15.2mmol/h
增大组胺试验				
正常人		平均分泌量 22.6mEq/h	1.0	平均分泌量 22.6mmol/h
十二直肠溃疡		平均分泌量 44.6mEq/h	1.0	平均分泌量 44.6mmol/h
空腹胃液量		50~100ml	—	0.05~0.1litre
排空时间		3~6h	—	3~6h
颜色		乳白色或无色	—	乳白色或无色
性状		清晰无色,有轻度酸味,含少量黏液		清晰无色,有轻度酸味,含少量黏液
乳酸		阴性		阴性
隐血		阴性		阴性
细胞		少量白细胞及上皮细胞		少量白细胞及上皮细胞
细菌		阴性		阴性
黏液		少量		少量
组织碎片		无		无
食物微粒		偶见少量淀粉颗粒 脂肪滴及肌纤维		偶见少量淀粉颗粒 脂肪滴及肌纤维
胆汁定性试验		微量胆汁		微量胆汁
比重		1.006~1.009		1.006~1.009
pH(成人)		0.9~1.5		0.9~1.5
无管胃液分析				
天青蓝甲树脂法			—	
胃酸缺乏		0~0.3mg(2h)	—	0~0.3mg(2h)
可疑		0.3~0.6mg(2h)		0.3~0.6mg(2h)
正常		>0.6mg(2h)		>0.6mg(2h)

检验项目	习用单位	转换因数	国际制单位
美蓝树脂法		1.0	
正常	100～850 微克		100～850μg
高酸度	＞850 微克		＞850μg
低酸度	＜100 微克		＜100μg

附表 1-6　十二指肠引流液检验正常参考值

检验项目	参考值
量和颜色	
A 胆液	10～20 ml,　　金黄色
B 胆液	30～60ml,　　深褐色
C 胆液	随引流时间长短而异,淡黄色
D 胆液	十二指肠液 10～20ml,灰白色或淡黄色
透明度	各管均应透明,混入酸性胃液可发浊,加碱后应透明
黏稠度	A 和 C 胆液稍黏稠
	B 胆液黏稠,D 液稀薄
比重	A 胆液 1.007～1.012
	B 胆液 1.016～1.032
	C 胆液 1.007～1.010
细胞	各部分胆汁中有少量白细胞 0～20 个/高倍视野
	上皮细胞:少量或 0～20 个高倍视野
胆固醇结晶	无
胆红素结晶	无
寄生虫与寄生虫卵	无
细菌	无致病菌

附表 1-7　脑脊液检验正常参考值

检验项目	习用单位	转换因数	单位
脑脊液总量	成人:140～180 毫升(平均 150 毫升)		140～180ml(平均 150ml)
	儿童:(2～10 岁)50～150		50～150ml
脑脊液压力	侧卧位:		
	成人 70～180mmH$_2$O		70～180mmH$_2$O
	(成人 20～60 滴/分)		
	儿童 50～100mmH$_2$O		50～100mmH$_2$O
	座位:		
	成人 350～400mmH$_2$O		350～400mmH$_2$O
外观	无色透明,呈水样		无色透明,呈水样
透明度	清晰透明		清晰透明
比重	1.006～1.008		1.006～1.008
酸碱度	7.3～7.6		7.3～7.6
蛋白定性(pandy test)	阴性或(±)		一或±

续表

检验项目	习用单位	转换因数	单位
蛋白定量	15~45mg/dl(老年及儿童较高,可达 70mg/dl)	0.01	0.150~0.450g/L(老年及儿童较高,可达 0.70g/L)
LgG	14 岁以下少于蛋白总量的 8%	—	少于蛋白总量的 0.08
	成人少于蛋白总量的 14%		少于蛋白总量的 0.14
蛋白电泳(滤纸法)			
白蛋白	55%~69%	0.01	0.55~0.69
球蛋白	$\alpha_1$3%~8%　$\alpha_2$4%~9%	0.01	$\alpha_1$0.03~0.08　$\alpha_2$0.04~0.09
	β10%~18%　γ4%~13%	0.01	β0.10~0.18　γ0.04~0.13
	50~70mg/dl	0.0555	2.8~4.2mmol/L
	(较血清值低 20mg/dl)		(较血清值低 1.1mmol/L)
氧化物	120~130mEq/L	1.0	120~130mmol/L
	(高于血清值 20mEq/L)		(高于血清值 20mmol/L)
细胞	0~5 个/cu·mm(均为单核细胞)	—	0~5 个/μl(均为单核细胞)
细菌	无		无

附表 1-8　浆膜腔积液的正参考值

检验项目	参考值	
	漏出液	渗出液
比重	1.018 以下	1.018 以上
凝固性	不易凝固	易凝固
蛋白质	<30g/L	>30g/L
李凡他试验(Rivalta)	阴性	阳性
葡萄糖	与血糖一致	低于血糖
细胞数	<100×10⁶/L	>500×10⁶/L
细胞分类	间皮细胞为主	中性或淋巴细胞为主
细菌	无	多有

附表 1-9　粪便检验正常参考值

检验项目	参考值
1. 一般性状检查	
量	100~300g/24h
气味	臭味
颜色与性状	成人:软泥样柱状,黄色或棕红色
	婴幼儿:不成形浆糊状,呈金黄色
黏液	硬便外附一层石蜡油样光泽
寄生虫体	不可见
2. 显微镜检	
食物残渣	少量植物细胞、淀粉颗粒、肌纤维等
细胞	少量上皮细胞或白细胞

续表

检验项目	参考值
3. 化学检查	
潜血	阴性
粪胆原定量	40~280mg/24h
胆红素	阴性
粪胆素	阳性
脂肪总量	占干粪重的 10%~17%
结合脂酸	占干粪重的 5%~15%
游离脂酸	占干粪重的 5%~13%
中性脂肪	占干粪重的 1%~5%

附表 1-10　痰液检验正常参考值

检验项目	参考值
痰量	无或偶有少量
颜色	无色或灰白色
气味	无特殊气味
细胞	含数量不等的白细胞
	无红细胞,能见到圆形、柱状或鳞状上皮细胞,老年人痰中
	可见到大量变性或坏死的柱状上皮细胞及杯状细胞
	无心力衰竭细胞、载炭细胞、肿瘤细胞
寄生虫和寄生虫卵	无
弹力纤维	无或偶见
结晶体	无
细菌	革兰阳性菌如肺炎链球菌、葡萄球菌、肺炎杆菌;革兰阴性菌:如脑膜炎奈瑟菌、铜绿假单胞菌、大肠埃希菌等抗酸染色,找不到结核杆菌

附表 1-11　精液检验正常参考值

检验项目	参考值
量	数滴~10ml(平均 2~3ml)/次
色泽	灰白色或乳白色,久未射精可呈浅黄色
稠度	稠,离体半小时后完全液化
嗅味	特有的腥臭味
pH	7.2~8.0(平均 7.8)
精子计数	1~1.5 亿/ml
活动精子百分率	射精后 30~60min>70%,其活动能力应持续 3~6h
精子形态	外形类似蝌蚪,畸形不超过 20%
细胞	白细胞<5 个/两倍镜视野
	红细胞　无

附表 1-12　前列腺液检验正常参考值

检验项目	参考值
外观	乳白色稀薄液体
卵磷脂小体	几乎满布视野
上皮细胞	少量
红细胞	偶见<5 个/高倍视野
白细胞	<6 个/高倍视野
淀粉样体	可见到,老年人易见到
细菌	无致病菌
滴虫	偶可见到阴道毛滴虫

附表 1-13　肾功能试验正常参考值

检验项目	参考值
浓缩-稀释实验	
夜尿量	<750ml
昼尿量与夜尿量之比	3～4:1
最高比重	>1.020
最高与最低比重差	>0.009
酚红排泄试验	
静脉法	15min 排出总量>25%
	120min 排出总量>55%
肌肉法	15min 排出总量>25%
	120min 排出总量>50%
内生肌酐清除率	109～148L/24h(平均 128L/24h)或 80～100ml/min(平均 90ml/min)
血浆非蛋白氮(NPN)	14.3～28.6mmol/L
尿素氮	5.7～14.3mmol/L
尿酸	0.18～0.3mmol/L
肌酸	228.9～534.1μmol/L
肌酐	88.4～176.8μmol/L
血浆二氧化碳结合力(CO_2CP)	23～31mmol/L
对氨马尿酸清除率	男性:519.1±7.1ml/min
	女性:496±10.2ml/min
菊粉清除率	120～140ml/min(男性:127ml/min,女性:118ml/min)
尿素清除试验	(以 1.73 平方米体表面积校正)
标准清除率	40～65ml/min(平均 54ml/min)
最大清除率	60～95ml/min(平均 75ml/min)
肾小管对氨马尿酸最大排泄量(TmPAH)	60～90mg/min(80.9±11.3mg/min)
肾小管葡萄糖最大重吸收量(TmG)	男性　300～450mg/min　女性　250～350mg/min
肾小球滤过比例(FF)	0.18～0.22(平均 0.20)

附表 1-14　内分泌功能试验正常参考值

检验项目	参考值
生长激素浓度	成人:90～400ng/ml 儿童:90～600 ng/ml
17-酮类固醇(17-KS)	男性:10～20mg/24h 尿 女性:5～15mg/24h 尿
17-羟类固醇(17-OHCS)	男性:5～15mg/24h 尿 女性:4～10mg/24h 尿
尿内儿茶酚胺	总含量不超过:180μg(去甲肾上腺素标准)24h 尿,或 50μg(肾上腺素标准)/24h 尿
尿内儿茶酚胺代谢产物(VMA)	1～5mg/24h 尿
促肾上腺皮质激素兴奋试验	8 小时静脉注射法:血内嗜酸粒细胞数较注射前减少 80％～90％尿 17～OHCS 　增加 8～16mg,17～KS 增 4～8mg
地塞米松抑制试验	小剂量法:尿 17～OHCS 排出量降低对照值的 50％以下
皮质素水试验	最高排尿量＞10ml/min
高渗盐水试验	注射高渗盐水后,尿量＜5ml/min,比重＞1.016
简易盐水试验	2h 尿量约 400ml±100ml
立卧式水试验	直立排水率为 81.8±3.7％,卧位时排尿量等于饮水量甚至超过饮水量故阳性 　标准为立位尿量低于卧位尿量 50％以上
嗜酸细胞计数	60～300 个/mm³,刺激肾上腺皮质后,嗜酸细胞计数至少降低 50％
醛固酮测定	普通饮食平均排出量为 5μg,不超过 10μg/24h 尿
基础代谢率(BMR)	－10％～＋15％
蛋白结合碘(PBI)	4～8μg/dl 血清,参考值＜6μg
丁醇提取碘(BEI)	3.5～7.5μg％
甲状腺^{131}I 吸收率测定	2h 13.5±5.3％ 3h 15.1±4.7％ 4h 17.7±6.7％ 24h 15.0 ～45％
血浆甲状腺素(T_4)	4～11mg/dl(＜10mg/dl)
血浆 ACTH	0.8mg/dl
血浆胰岛素	餐后为 5～20 微单位/ml
葡萄糖耐量试验	口服法:空腹血糖＜120mg/dl,服糖后＜160mg/dl,尿糖均为阴性。血糖曲线于 　1/2～1h 迅速上升,2h 后恢复至空腹水平 静脉法:血糖高峰见于注射后 1/2h,一般为 200～250mg/dl。1.5h 降至正常范 　围以下,2h 恢复至注射前水平,尿糖均为阴性
葡萄糖皮质素耐量试验	服糖后 2h 小时血糖降低于 140mg/dl 血液
D$_{860}$(甲磺丁脲)试验	静脉法:注射后 20min 血糖下降至空腹时的 60％,在 90～120min 时恢复至注射 　前水平 口服法:结果与静脉法相似,但血糖下降较静脉法延迟约 10min
肾小管对磷重吸收率	84％～96％(平均 90.7±3.4％)
磷的廓清率	6.3～15.5ml/min(平均 10.8±2.7ml/min)

附表 1-15 免疫学检验正常参考值

检验项目	参考值
甲种胎儿蛋白试验(AFP)	双向对流琼脂扩散法:阴性放射免疫定量法:40~100ng/L(血清)
肝炎抗原-抗体检查	HBsAg 对流电泳法,阴性反向血凝或免疫粘连法:0~1∶16
	HbeAg 对流电泳法,阴性
免疫球蛋白定量(Ig)	琼脂单向扩散法(SRID)
	IgG:7.60~16.60g/L(血清)
	IgA:0.71~3.35g/L(血清)
	IgM:0.48~2.12g/L(血清)
	IgD:30~50mg/L(血清)
	IgE:0.03mg/L(血清)
T.B 淋巴细胞检验	E 玫瑰花结形成率约为 40%~70%
	EAC 玫瑰花结形成率约为 15%~30%
	淋巴细胞转化率约为 60%~75%
类风湿因子胶乳凝集试验	阴性
抗核抗体测定	免疫荧光定性法:阴性。免疫荧光滴定度法<1∶40
结核菌素(OT)皮内试验	95%的成人为阳性
植物血凝素(PHA)皮内试验	阳性
淋巴细胞转化率	60%~75%
肥达反应	"O"0~1∶80
	"H"0~1∶160
	"A"0~1∶160
	"B"0~1∶160
	"C"0~1∶160
外斐反应	OX_{19}0~1∶40 OX_K 0~1∶40
布氏杆菌凝集试验	0~1∶40
钩端螺旋体病凝集试验	0~1∶40
嗜异性凝集试验	0~1∶7
冷凝集试验	0~1∶10
抗链球菌溶血素"O"试验	<400 单位
C 反应蛋白(CRP)	沉淀法 CRP 试验:阴性
梅毒血清沉淀试验(康氏)	阴性
梅毒血清补体结合反应(华氏)	阴性
血吸虫环卵膜沉淀试验	阴性
流行性乙型脑炎补体结合试验	阴性
包囊虫病补体结合试验	阴性
淋巴细胞脉络丛脑膜炎补体结合试验	阴性
癌胚抗原(GEA)测定	<2.5ng

二、国际制单位和辅助单位

附表 2-1　国际单位制(SI)的基本单位

量	单位名称 中文	单位名称 英文	符号*	定义
长度	米	metre	m	1m＝氪 86 原子的 $2p_{10}$ 和 $5d_5$ 能级之间跃迁的辐射在真空中波长的 1 650 763.73 倍
质量	千克	kilogram	kg	1kg＝保存在巴黎国际计量局的国际千克(公斤)原器的质量
时间	秒	second	s	1 秒＝相当于 ^{138}Cs 原子基态的两个超精细能级之间的跃迁的辐射周期的 9 192 631 770 倍的持续时间
电流强度	安培	ampere	A	安培 A 是一恒定电流强度。如有真空内相距 1 米的两根无限长而圆截面极小的平行直导线中维持这样一个电流,则在这两导线之间每米长度上产生相当于 2×10^{-7} 牛顿的力
热力学温度	凯尔文	Kelvin	K	开尔文是水三相点热力学温度的 1/273.16
物质的量	摩尔	Mole	mol	摩尔是一物系的物质的量,该物系中包含的结构粒子数(它可以是原子、分子、离子、电子以及其他粒子,或是这些粒子的特定结合体),与 0.012kg ^{12}C 原子数相等
发光强度	坎德拉	candela	cd	cd 是在压力为 101 325 牛顿/米^2 温度等于铂的凝固温度(2042°K)的一个黑体的 1/600 000 平方米表面沿垂直方向所发的光的强度

* 关于单位的书写符号,一般原则是用罗马字体(指西文的正体)小写,但是,如果来自专有名称,则用大写罗马字体(第一个字母),这些符号后面都不加标点

附表 2-2　SI 制的词冠

因数	前缀	前缀符号	因数	前缀	前缀符号
10^{18}	艾可萨(exa)	E(艾)	10^{-1}	分(deci)	d(分)
10^{15}	拍它(peta)	P(拍)	10^{-2}	厘(centi)	c(厘)
10^{12}	太拉(tera)	T(太)	10^{-3}	毫(milli)	m(毫)
10^{9}	吉咖(giga)	G(吉)	10^{-6}	微(micro)	μ(微)
10^{6}	兆(mega)	M(兆)	10^{-9}	纳诺(nano)	n(纳)
10^{3}	千(kilo)	K(千)	10^{-12}	皮可(pico)	p(皮)
10^{2}	百(hecto)	h(百)	10^{-15}	飞母托(femto)	f(飞)
10^{1}	十(deka,美)(deca,英)	da(十)	10^{-18}	阿托(atto)	a(阿)

注:使用中,前缀与单位的名称直接互联,其间不加任何标点符号。

附表 2-3　国际单位制的导出单位

量	SI 单位 名称	SI 单位 符号	量	SI 单位 名称	SI 单位 符号
面积	平方米	m^2	电流密度	安培每平方米	A/m^2
体积	立方米	m^3	磁场强度	安培每米	A/m
速度	米每秒	m/s	浓度(物质的量)	摩尔每立方米	mol/m^3
加速度	米每平方秒	m/s^2	放射性强度	1 每秒②	S^{-1}
波数	1 每米①	m^{-1}	光亮度	坎德拉每平方米	cd/m^2
密度	千克每立方米	kg/m^3			

① 指每米长度有一个波,即 1/米;② 指放射源在每秒内有一个原子核衰变

表 2-4　具有专门名称的 SI 导出单位

量	单位名称	符号	用其他 SI 单位表示的关系式	用 SI 基本单位表示的关系式	量	单位名称	符号	用其他 SI 单位表示的关系式	用 SI 基本单位表示的关系式
频率	赫兹	Hz		S^{-1}	电容	法拉	F	C/V	$m^{-2} \cdot kg^{-1} \cdot s^4 \cdot A^2$
力	牛顿	N		$m \cdot kg \cdot s^{-2}$	电阻	欧姆	Ω	V/A	$m^2 \cdot kg \cdot s^{-3} \cdot A^{-2}$
压力、应力	帕斯卡	Pa	N/m^2	$m^{-1} \cdot kg \cdot s^{-2}$	电导	西门子	S	A/V	$m^{-2} \cdot kg^{-1} \cdot s^3 \cdot A^2$
能、功、热量	焦耳	J	$N \cdot m$	$m^2 \cdot kg \cdot s^{-2}$	磁通量	韦伯	Wb	$V \cdot s$	$m^2 \cdot kg \cdot s^{-2} \cdot A^{-1}$
功率、辐射通量	瓦特	W	J/S	$m^2 \cdot kg \cdot s^{-3}$	磁感应强度	特斯拉	T	Wb/m^2	$kg \cdot s^{-2} \cdot A^{-1}$
电量、电荷	库仑	C		$S \cdot A$	电感	亨利	H	Wb/A	$m^2 \cdot kg \cdot s^{-3} \cdot A^{-2}$
电位、电压、电动势	伏特	V	W/A	$m^2 \cdot kg \cdot s^{-3} \cdot A^{-1}$	光通量	流明	lm		$cd \cdot sr$
					光照度	勒克斯	lx	Im/m^2	$m^{-2} \cdot cd \cdot sr$

附表 2-5　专门名称表示的 SI 导出单位示例

量	单位名称	符号	用国际制基本单位表示的关系式
动力黏度	帕斯卡·秒	$Pa \cdot s$	$m^{-1} \cdot kg \cdot s^{-1}$
力矩	牛顿·米	$N \cdot m$	$m^2 \cdot kg \cdot s^2$
表面张力	牛顿每米	N/m	$kg \cdot s^{-2}$
辐射照度	瓦特每平方米	W/m^2	$kg \cdot s^{-3}$
比热、比熵	焦耳每公斤开尔文	$J/(kg \cdot K)$	$m^2 \cdot s^{-2} \cdot K^{-1}$
热容量、熵	焦耳每开尔文	J/K	$m^2 \cdot kg^{-2} \cdot s^{-2} \cdot K^{-1}$
导热系数	瓦特每米开尔文	$W(m \cdot K)$	$m \cdot kg \cdot s^{-3} \cdot K^{-1}$
电场强度	伏特每米	V/m	$m \cdot kg \cdot s^{-3} \cdot A^{-1}$
电荷密度	库仑每立方米	C/m^3	$m^{-3} \cdot s \cdot A$
电感强度	库仑每平方米	C/m^2	$m^{-2} \cdot s \cdot A$
介电常数	法拉每米	F/m	$m^{-3} \cdot kg^{-1} \cdot s^4 \cdot A^2$
磁导率	亨利每米	H/m	$m \cdot kg \cdot s^{-2} \cdot A^{-2}$
摩尔能量	焦耳每摩尔	J/mol	$m^2 \cdot kg \cdot s^{-2} \cdot mol^{-1}$
摩尔熵、摩尔热容量	焦耳每摩尔开尔文	$J/(mol \cdot K)$	$m^2 \cdot kg \cdot s^{-2} \cdot K^{-1} \cdot mol^{-1}$

附表 2-6　SI 辅助单位

量	单位名称	符号	量	单位名称	符号
平面角	弧度	rad	角加速度	弧度每平方秒	rad/s^2
立体角	球面度	sr	辐射强度	瓦特每球面度	W/sr
角速度	弧度每秒	rad/s	辐射亮度	瓦特每平方米球面度	$W \cdot m^{-2} \cdot sr^{-1}$

附表 2-7　常用计量单位符号

计量名称	单位名称	符号	计量名称	单位名称	符号	计量名称	单位名称	符号	计量名称	单位名称	符号
长度	米	m		克	g		毫巴	mbar		兆欧姆	$M\Omega$
	分米	dm		毫克	mg		微巴	μbar	电容	法拉	F
	厘米	cm		微克	μg		千克力/厘米^2	kg/cm^2		微法拉	μF
	毫米	mm		毫微克	ng		千克力/米^2	kg/m^2		微微法拉	$\mu\mu F$
	微米	μm	时间	分	min		托	Tor	电感	亨利	H
	毫微米	nm		秒	sec(s)		大气压	atm		豪亨	mH
面积	平方米	m^2	频率	赫兹	Hz	电流强度	安培	A		微亨	μH
	平方厘米	cm^2		千赫	kHz		毫安	mA	磁通量	韦伯	Wb
	平方毫米	mm^2		兆赫	MHz		微安	μA		麦克斯韦	Mx
体积	立方米	m^3	力	千克力	kgf	电量	库仑	C	热量	卡	cal
	立方厘米	cm^3		达因	dyn		安培秒	$A\cdot s$		千卡	kcal
	立方毫米	mm^3	功与能	焦耳	J	电压	伏	V	温度	摄氏温度	℃
容积	千升	kl		尔格	erg		千伏	kV		绝对温度	°K
	升	l	功率	瓦	W		毫伏	mV	光强	烛光	Cd
	毫升	ml		千瓦	kW		微伏	μV	光通量	流明	lm
	微升	μl		马力	HP	电阻	欧姆	Ω	照度	勒克斯	lx
质量	千克	kg	压力	巴尔	bar		微欧姆	$\mu\Omega$			

附表 2-8　国家选定的非国际单位制单位

量的名称	单位名称	单位符号	换算关系和说明
时间	分	min	1min＝60s
	［小］时	h	1h＝60min＝3,600s
	天［日］	d	1d＝24h＝86,400s
平面角	［角］秒	(″)	$1''＝(JI/648.000)rad(JI)$（JI 为圆周率）
	［角］分	(′)	$1'＝60＝(JI/10.800)rad$
	度	(°)	$1°＝60'＝(JI/180)rad$
旋转速度	转每分	r/min	$1r/min＝(1/60)s^{-1}$
长度	海里	nmile	1n mile＝1.852m（只用于航程）
速度	节	kn	1kn＝1n mile/h＝(1.852/3.600)m/s（只用于航行）
质量	吨	t	$1t＝10^3 kg$
	原子质量单位	u	$1u\approx1.6605655\times10^{-27}kg$
体积	升	L,(l)	$1L＝1dm^3＝10^{-3}m^3$
能	电子伏	eV	$1eV\approx1.6021892\times10^{-19}J$
级差	分贝	dB	
线密度	特（克斯）	tex	1tex＝1g/km

附表 2-9 法定单位与非法定单位间的换算关系

量的名称及符号	法定单位	非法定单位	换算关系
长度 l,(L)	米(m)	英尺(ft)	1 英尺=30.48cm
	千米(km)	英寸(in)	1 英寸=25.4mm
		英里(mile)	1 英里=1.609m
		市尺	1 市尺=0.3m
		埃(Å)	1 埃=0.1nm=10^{-10}m
面积 A,(S)	平方米(m^2)	平方英里($mile^2$)	1 平方英里=$2.589988\times10^6 m^2$
		平方英尺(ft^2)	1 平方英尺=$9.290304\times10^{-2}m^2$
		平方英寸(in^2)	1 平方英寸=$6.451600\times10^{-4}m^2$
体积,容积 V	立方米(m^3)	立方英尺(ft^3)	1 立方英尺=$2.831685\times10^{-2}m^3$
	升(L,l)	立方英寸(in^3)	1 立方英寸=$1.638871\times10^{-5}m^3$
质量 m	千克(kg)	磅(b)	1 磅=0.453592kg
	吨(t)		
	原子质量单位(u)		
力 F	牛(顿)(N)	千克力(kgf)	1 千克力=9.80665N
		吨力(tf)	1 吨力=9.80665×10^3N
		达因(dyn)	1 达因=10^{-5}N
		磅力(lbf)	1 磅力=4.44822N
摄氏温度 t	摄氏度(℃)	华氏度(℉)	
	(1K=℃+273.15)		
热力学温度 T	开(尔文)(K)		1K=5/9(℉+459.67)
压力,压强 P	帕(斯卡)		1Pa=1N/m^2
		毫米汞柱(mmHg)	1mmHg=133.322Pa
		毫米水柱(mmH_2O)	1mmH_2O=9.80665Pa
		磅力每平方英寸(psi)	1psi=6895Pa
			8psi=55.16kPa
			10psi=68.95kPa
			15psi=103.43kPa
时间 t	秒(s)		
	分(min)		1min=60s
	[小]时(h)		1h=3.600s
	天(日)(d)	年(a)	1d=86400s
旋转速度 n	每秒(s^{-1})		
	转每分(r/min)	rpm	1rpm=1r/min=(1/60)s^{-1}
电流 I	安[培](A)		
电位 V	伏[特](V)		1V=1W/A
电压 U			
电动势 E			
光亮度 L,(Lv)	坎[德拉]每平方米	尼特(nt)	1nt=1cd/m^2
	(cd/m^2)	熙提(sb)	1sb=10^4cd/m^2
光照度 L,(Ev)	勒[克斯](lx)	辐透(phot)	1phot=10^4lx

续表

量的名称及符号	法定单位	非法定单位	换算关系
剂量当量 H	希[沃特](Sv)	雷姆(rem)	$1rem=10^{-2}Sv$
照射性 X	库[伦]每千克(c/kg)	伦琴(R)	$1R=2.58\times10^4c/kg$
放射性活度 A	贝可[勒尔](Bq)	居里(Ci)	$1Ci=3.7\times10^{10}Bq$
物质的量 n	摩尔(mol)		
物质B的	摩[尔]每立方米(mol/m³)	克分子浓度(M)	$1M\infty1mol/L=10^3mol/m^3$
浓度 C_B	摩[尔]每升(mol/L)	当量浓度(N)	$1N\infty(1mol/L)\times$离子价数

附表 2-10　常用单位的换算

长度的换算

厘米(cm)	米(m)	尺	英尺(ft)	其他
1	0.01	0.03	0.032808	1 微米(μm)$=10^{-4}$ 厘米(cm)$=10^{-6}$ 米(m)
100	1	3	3.2808	1 毫微米(nm)$=10^{-7}$ 厘米(cm)$=10^{-9}$ 米(m)
33.3	0.333	1	1.0934	1 埃(Å)$=10^{-3}$ 厘米(cm)$=10^{-10}$ 米(m)
30.48	0.3048	0.9144	1	1 英寸(in)$=2.54$ 厘米(cm)

面积的换算

平方厘米(cm²)	平方米(m²)	平方尺	平方英尺(ft²)	平方厘米(cm²)	平方米(m²)	平方尺	平方英尺(ft²)
1	0.0001	0.0009	0.001076	1111	0.1111	1	1.196
10000	1	9	10.764	929.0	0.09290	0.8361	1

体积,容积的换算

分米³,升 (dm³,l)	米³,千升 (m³,Kl)	立方尺	立方英尺 (ft³)	其他
1	0.001	0.027	0.3531	1 升$=0.22$ 英加仑(gl)*
1000	1	27	35.31	$=0.264$ 美加仑(gl)**
37	0.037	1	1.308	4.546 升$=1$ 英加仑(gl)
28.3	0.0283	0.7646	1	1 升(l)$=1000.028$ 厘米³(cm³)$=10^6$ 微升(μl)

* 1 英加仑$=277.27$ 英寸³$=4.546$ 升　** 1 美加仑$=231$ 英寸³$=3.7853$ 升

质量的换算

克(g)	千克(kg)	斤	磅(lb)	其他
1	0.001	0.002	0.0022046	1 毫克(mg)$=0.001$ 克(g)
1000	1	2	2.2046	1 微克(μg)$=10^{-6}$ 克(g)
500	0.50	1	1.1023	1 毫微克(ng)$=10^{-9}$ 克(g)
453.6	0.4536	0.9072	1	1 磅(lb)$=453.59237$ 克(g)

质量、力单位的换算

达因(dyn)	牛顿(N)	千克(kg)	磅(lb)	达因(dyn)	牛顿(N)	千克(kg)	磅(lb)
1	10^{-5}	1.02×10^{-6}	2.248×10^{-6}	9.806×10^5	9.806	1	2.20462
10^5	1	0.102		4.448×10^5	4.448	0.45395	1

黏度单位的换算

克/厘米·秒(g/cm·sec)	千克/米·秒(kg/m·sec)	千克/米·时(kg/m·hr)	磅/英尺·秒(lb/ft·sec)
1	0.1	360	0.0672
10	1	3600	0.672

续表

黏度单位的换算

克/厘米·秒(g/cm·sec)	千克/米·秒(kg/m·sec)	千克/米·时(kg/m·hr)	磅/英尺·秒(lb/ft·sec)
2.78×10^{-3}	2.78×10^{-4}	1	1.87×10^{-4}
14.88	1.488	5356.8	1

动态黏度的换算

厘米^2/秒 (cm^2/sec)	米^2/秒 (m^2/sec)	米^2/时 (m^2/hr)	英尺^2/秒 (ft^2/sec)	厘米^2/秒 (cm^2/sec)	米^2/秒 (m^2/sec)	米^2/时 (m^2/hr)	英尺^2/秒 (ft^2/sec)
1	0.0001	0.3600	1.076×10^{-3}	2.7778	2.778×10^{-4}	1	2.99×10^{-3}
10000	1	3600	10.7639	929.03	929×10^{-3}	334.45	1

分子能量单位的换算

尔格/分子	焦耳/分子	卡/克分子	电子伏/分子	厘米
1	6.02252×10^{16}	1.439417×10^{16}	6.24181×10^{11}	5.03447×10^{6}
1.66043×10^{-17}	1	0.239006	1.03641×10^{-5}	8.35939×10^{-2}
6.94726×10^{-17}	4.1840	1	4.33633×10^{-5}	0.349757
1.60210×10^{-12}	9.64868×10^{4}	2.30609×10^{4}	1	8.06573×10^{5}
1.98630×10^{-16}	1.19626×10^{1}	2.85912	1.23981×10^{-4}	1

能、功单位的换算

尔格	焦耳	卡	千克·米	BTU(英热单位)	英尺·磅
1	10^{-7}	2.39×10^{-3}	1.02×10^{-3}	9.48×10^{4}	7.38×10^{-3}
10^{7}	1	0.239	0.102	9.48×10^{-3}	7.38×10^{-1}
4.184×10^{7}	4.1840	1	0.427	3.97×10^{-3}	3.086
9.807×10^{7}	9.807	2.34	1	9.29×10^{-3}	7.233
1.055×10^{10}	1.055×10^{2}	2.52×10^{2}	1.076×10^{2}	1	
1.952×10^{5}	1.952×10^{2}	46.663	0.138	0.185	1

功率单位的换算

尔格/秒	瓦	千克·米/秒	马力(英)	卡/秒
1	10^{-7}	1.02×10^{-2}	1.36×10^{-10}	2.39×10^{-3}
10^{7}	1	0.102	1.36×10^{-7}	0.239
9.81×10^{7}	9.81	1	1.33×10^{-2}	2.34
7.36×10^{2}	736	75	1	176
4.18×10^{7}	4.18	0.427	5.69×10^{-3}	1

热导率单位的换算

千卡/米·时·℃(kcal/m·hr·℃)	卡/厘米·秒·℃(cal/cm·sec·℃)	英热单位/英尺·时·℉(BTU/ft·hr·℉)
1	2.778×10^{-3}	0.67196
360	1	241.9
1.488	4.134×10^{-3}	1

压力单位的换算

巴	千克/米^2	大气压	千克/厘米^2	毫米水银柱	其他
1	1.02×10^{-2}	9.87×10^{-7}	1.02×10^{-6}	7.5×10^{-4}	1 巴 $= 10^{5}$ 帕斯卡
93.1	1	9.68×10^{-5}	10^{4}	7.35×10^{-2}	1 大气压 $=101325$
1.013×10^{6}	1.033×10^{4}	1	1.033	760	帕斯卡
9.81×10^{5}	10^{4}	0.968	1	735	
1.33×10^{3}	13.6	1.31×10^{-3}	1.36×10^{-3}	1	

三、常用缓冲液的配制方法

附表 3-1　甘氨酸-HCl 缓冲液(0.05mol/L)

x ml 0.2mol/L 甘氨酸＋y ml 0.2mol/L HCl 加水稀释至 200ml

pH	x	y	pH	x	y
2.2	50	44.0	3.0	50	11.4
2.4	50	32.4	3.2	50	8.2
2.6	50	24.2	3.4	50	6.4
2.8	50	16.8	3.6	50	5.0

注:甘氨酸分子量＝75.07,0.2mol/L 甘氨酸溶液含 15.01g/L

附表 3-2　邻苯二甲酸-HCl 缓冲液(0.05mol/L)

x ml 0.2mol/L KH-邻苯二甲酸＋y ml 0.2mol/L HCl 加水稀释至 20ml

pH(20℃)	x	y	pH(20℃)	x	y
2.2	5	4.670	3.2	5	1.470
2.4	5	3.960	3.4	5	0.990
2.6	5	3.295	3.6	5	0.597
2.8	5	2.642	3.8	5	0.263
3.0	5	2.032			

注:KH-邻苯二甲酸分子量＝204.23。0.2mol/L KH-邻苯二甲酸溶液含 40.85g/L

附表 3-3　Na₂HPO₄-柠檬酸缓冲液

pH	0.2mol/L Na$_2$HPO$_4$(ml)	0.1mol/L 柠檬酸(ml)	pH	0.2 mol/L Na$_2$HPO$_4$(ml)	0.1mol/L 柠檬酸(ml)
2.2	0.40	19.60	5.2	10.72	9.28
2.4	1.24	18.76	5.4	11.15	8.85
2.6	2.18	17.82	5.6	11.60	8.40
2.8	3.17	16.83	5.8	12.09	7.91
3.0	4.11	15.89	6.0	12.63	7.37
3.2	4.94	15.06	6.2	13.22	6.78
3.4	5.70	14.30	6.4	13.85	6.15
3.6	6.44	13.56	6.6	14.55	5.45
3.8	7.10	12.90	6.8	15.45	4.55
4.0	7.71	12.29	7.0	16.47	3.53
4.2	8.28	11.72	7.2	17.39	2.61
4.4	8.82	11.18	7.4	18.17	1.83
4.6	9.35	10.65	7.6	18.73	1.27
4.8	9.86	10.14	7.8	19.15	0.85
5.0	10.30	9.70	8.0	19.45	0.55

注:Na$_2$HPO$_4$·2H$_2$O,分子量＝178.05;0.2mol/L溶液含 35.61g/L;柠檬酸·H$_2$O,分子量＝210.14;0.1mol/L溶液含 21.01g/L

附表 3-4　柠檬酸-柠檬酸钠缓冲液(0.1mol/L)

pH	0.1mol/L 柠檬酸(ml)	0.1mol/L Na$_3$-柠檬酸(ml)	pH	0.1mol/L 柠檬酸(ml)	0.1mol/L Na$_3$-柠檬酸(ml)
3.0	18.6	1.4	5.0	8.2	11.8
3.2	17.2	2.8	5.2	7.3	12.7
3.4	16.0	4.0	5.4	6.4	13.6
3.6	14.9	5.1	5.6	5.5	14.5
3.8	14.0	6.0	5.8	4.7	15.3
4.0	13.1	6.9	6.0	3.8	16.2
4.2	12.3	7.7	6.2	2.8	17.2
4.4	11.4	8.6	6.4	2.0	18.0
4.6	10.3	9.7	6.6	1.4	18.6
4.8	9.2	10.8			

注:柠檬酸·H$_2$O,分子量=210.14;0.1mol/L溶液含 21.0g/L;Na$_3$-柠檬酸·2H$_2$O,分子量=294.12;0.1mol/L溶液含 29.4g/L

附表 3-5　乙酸缓冲液(0.2mol/L)

pH(18℃)	0.2mol/L NaAC(ml)	0.2mol/L HAC(ml)	pH(18℃)	0.2mol/L NaAC(ml)	0.2mol/L HAC(ml)
3.6	0.75	9.25	4.8	5.90	4.10
3.8	1.20	8.80	5.0	7.00	3.00
4.0	1.80	8.20	5.2	7.90	2.10
4.2	2.65	7.35	5.4	8.60	1.40
4.4	3.70	6.30	5.6	9.10	0.90
4.6	4.90	5.10	5.8	9.40	0.60

注:NaAC·3H$_2$O,分子量=136.09,0.2mol/L溶液含 27.22g/L

附表 3-6　磷酸缓冲液(0.2mol/L)

pH	0.2mol/L Na$_2$HPO$_4$(ml)	0.2mol/L NaH$_2$PO$_4$(ml)	pH	0.2mol/L Na$_2$HPO$_4$(ml)	0.2mol/L NaH$_2$PO$_4$(ml)
5.8	8.0	92	7.0	61.0	39.0
6.0	12.3	87.7	7.2	72.0	28.0
6.2	18.5	81.5	7.4	81.0	19.0
6.4	26.5	73.5	7.6	87.0	13.0
6.6	37.5	62.5	7.8	91.5	8.5
6.8	49.0	51.0	8.0	94.7	5.3

注:Na$_2$HPO$_4$·2H$_2$O,分子量=178.05,0.2mol/L溶液含 35.61g/L;Na$_2$HPO$_4$·12H$_2$O,分子量=358.22,0.2mol/L溶液含 71.64g/L;Na$_2$H$_2$PO$_4$·H$_2$O,分子量=138.0,0.2mol/L溶液含 27.6g/L;NaH$_2$PO$_4$·2H$_2$O,分子量=156.03,0.2mol/L溶液含 31.21g/L

附表 3-7　KH₂PO₄-NaOH 缓冲液（0.5mol/L）

x ml 0.2mol/L KH₂PO₄＋y ml 0.2mol/L NaOH 加水稀释至 20ml

pH(20℃)	x(ml)	y(ml)	pH(20℃)	x(ml)	y(ml)
5.8	5	0.372	7.0	5	2.963
6.0	5	0.570	7.2	5	3.500
6.2	5	0.860	7.4	5	3.950
6.4	5	1.260	7.6	5	4.280
6.6	5	1.780	7.8	5	4.520
6.8	5	2.385	8.0	5	4.680

附表 3-8　巴比妥缓冲液

pH(18℃)	0.04mol/L 巴比妥钠盐(ml)	0.2mol/L HCl(ml)	pH(18℃)	0.04mol/L 巴比妥钠盐(ml)	0.2mol/L HCl(ml)
6.8	100	18.4	8.4	100	5.21
7.0	100	17.8	8.6	100	3.82
7.2	100	16.7	8.8	100	2.52
7.4	100	15.3	9.0	100	1.65
7.6	100	13.4	9.2	100	1.13
7.8	100	11.47	9.4	100	0.70
8.0	100	9.39	9.6	100	0.35
8.2	100	7.21			

注:巴比妥钠盐分子量＝206.2,0.04mol/L 溶液含 8.25g/L

附表 3-9　Tris-缓冲液（0.05mol/L）

x ml 0.2mol/L 三羟甲基氨基甲烷＋y ml 0.1mol/L HCl 加水稀释至 100ml

pH 23℃	pH 37℃	0.2mol/L Tris	0.1mol/L HCl	pH 23℃	pH 37℃	0.2mol/L Tris	0.1mol/L HCl
9.10	8.95	52	5	8.05	7.90	52	27.5
8.92	8.78	52	7.5	7.96	7.82	52	30.0
8.74	8.60	52	10.0	7.87	7.73	52	32.5
8.62	8.48	52	12.5	7.77	7.63	52	35.0
8.50	8.37	52	15.0	7.66	7.52	52	37.5
8.40	8.27	52	17.5	7.54	7.40	52	40.0
8.32	8.18	52	20.0	7.36	7.22	52	42.5
8.23	8.10	52	22.5	7.20	7.05	52	45.0
8.14	8.00	52	25.0				

注:三羟甲基氨基甲烷，分子量＝121.14,0.2mol/L 溶液含 24.23g/L

附表 3-10　硼酸缓冲液(0.2mol/L 硼酸盐)

pH	0.05mol/L 硼砂 (ml)	0.2mol/L 硼酸 (ml)	pH	0.05mol/L 硼砂 (ml)	0.2mol/L 硼酸 (ml)
7.4	1.0	9.0	8.2	3.5	6.5
7.6	1.5	8.5	8.4	4.5	5.5
7.8	2.0	8.0	8.7	6.0	4.0
8.0	3.0	7.0	9.0	8.0	2.0

注:硼砂,$Na_2B_4O_7 \cdot 10H_2O$,分子量=381.43,0.05mol/L 溶液(=0.2mol/L 硼砂)含 19.07g/L;硼酸酚分子量=61.84,0.2mol/L 溶液含 12.37g/L。硼砂失去结晶水,必须放带塞的瓶中保存,硼砂溶液也可用半中和的硼酸溶液代替

附表 3-11　甘氨酸-NaOH 缓冲液(0.05mol/L)

x ml 0.2mol/L 甘氨酸＋y ml 0.2mol/L NaOH 加水稀释至 200ml

pH	x	y	pH	x	y
8.6	50	4.0	9.6	50	22.4
8.8	50	6.0	9.8	50	27.2
9.0	50	8.3	10.0	50	32.0
9.2	50	12.0	10.4	50	38.6
9.4	50	16.8	10.6	50	45.5

注:甘氨酸分子量=75.07,0.2mol/L 溶液 15.01g/L

附表 3-12　硼砂-NaOH 缓冲液(0.05mol/L 硼酸根)

x ml 0.05mol/L 硼砂＋y ml 0.2mol/L NaOH 加水稀释至 200ml

pH	x	y	pH	x	y
9.3	50	0.0	9.8	50	34.0
9.4	50	11.0	10.0	50	43.0
9.6	50	23.0	10.1	50	46.0

附表 3-13　碳酸钠-碳酸氢钠缓冲液(0.1mol/L)

Ca^{2+},Mg^{2+} 存在时不得使用

pH 20℃	pH 37℃	0.1mol/L Na$_2$CO$_3$(ml)	0.1mol/L NaHCO$_3$(ml)	pH 20℃	pH 37℃	0.1mol/L Na$_2$CO$_3$(ml)	0.1mol/L NaHCO$_3$(ml)
9.16	8.77	1	9	10.14	9.90	6	4
9.40	9.12	2	8	10.28	10.08	7	3
9.51	9.40	3	7	10.53	10.28	8	2
9.78	9.50	4	6	10.83	10.57	9	1
9.90	9.72	5	5				

注:$Na_2CO_3 \cdot 10H_2O$ 分子量=286.2,0.1mol/L 溶液含 28.62g/L;Na_2HCO_3 分子量=84.0,0.1mol/L 溶液含 8.40g/L

附表 3-14　甘氨酸-氢氧化钠缓冲液(0.05mol/L)

x ml 0.2mol/L 甘氨酸＋y ml 0.2mol/L 氢氧化钠加蒸馏水稀释至 200ml

pH	x	y	pH	x	y
8.6	50	4.0	9.6	50	22.4
8.8	50	6.0	9.8	50	27.2
9.0	50	8.8	10.0	50	32.0
9.2	50	12.0	10.4	50	38.6
9.4	50	16.8	10.6	50	45.5

注:甘氨酸分子量＝75.07,0.2mol/L 溶液含 15.01g/L

四、常用酸、碱、盐溶液及配置方法

附表 4-1　酸溶液

酸的名称和化学式	比重(20℃)	重量百分率	摩尔溶度(约数 mol/L)	配置方法
浓盐酸 HCl	1.19	37.23	12	
稀盐酸 HCl	1.10	20.0	6	浓盐酸 496ml,加水稀释至 1000ml
稀盐酸 HCl	——	——	3	浓盐酸 250ml,加水稀释至 1000ml
稀盐酸 HCl	——	7.15	2	浓盐酸 167ml,加水稀释至 1000ml
浓硝酸 HNO_3	1.42	69.80	16	
稀硝酸 HNO_3	1.20	32.36	6	浓硝酸 375ml,加水稀释至 1000ml
浓硫酸 H_2SO_4	1.84	98	18	
稀硫酸 H_2SO_4	1.18	24.8	3	浓硫酸 167ml 慢慢加至 800ml 水中,并不断搅拌,最后加水稀释至 1000ml
稀硫酸 H_2SO_4	——	——	1	浓硫酸 56ml 慢慢加至 800ml 水中,并不断搅拌,最后加水稀释至 1000ml
浓乙酸 CH_3COOH	1.05	90.5	17	
稀乙酸 CH_3COOH		35.0	6	
稀乙酸 CH_3COOH			2	浓乙酸 353ml 加水稀释至 1000ml
浓 H_3PO_4	1.69	85.09	4.9	浓乙酸 118ml 加水稀释至 1000ml

附表 4-2　碱溶液

碱的名称及化学式	比重(20℃)	重量百分率	摩尔溶度(约数 mol/L)	配置方法
浓氨水 $NH_3 \cdot H_2O$	0.90	25%～27% NH_3	15	
稀氨水 $NH_3 \cdot H_2O$	—	10%	6	浓氨水 $NH_3 \cdot H_2O$ 溶液 400ml,加水稀释至 1000ml
稀氨水	—	—	1	浓氨水 $NH_3 \cdot H_2O$ 溶液 67ml,加水稀释至 1000ml
氢氧化钡 $Ba(OH)_2$	—	—	0.2	饱和溶液(每毫升约含 $Ba(OH)_2 \cdot 8H_2O$ 63g)

续表

碱的名称及化学式	比重(20℃)	重量百分率	摩尔溶度（约数 mol/L）	配置方法
氢氧化钙 Ca(OH)₂	—	—	0.025	饱和溶液（每毫升约含 CaOl.3g）
氢氧化钠 NaOH	1.22	19.7	6	溶 250gNaOH 于水中，稀释至 1000ml
氢氧化钠 NaOH	—	—	2	溶 80gNaOH 于水中，稀释至 1000ml
氢氧化钠 NaOH	—	—	1	溶 40gNaOH 于水中，稀释至 1000ml

附表 4-3　铵盐溶液

铵盐名称及化学式	摩尔浓度(mol/L)	配制方法
乙酸铵 CH_3COONH_4	3	250g CH_3COONH_4 溶于水中，稀释至 1000ml
氯化铵 NH_4Cl	3	160g NH_4Cl 溶于水中，稀释至 1000ml
碳酸铵 $(NH_4)_2CO_3$（第二组的组试剂）	4	溶解已研细的 $(NH_4)_2CO_3$ 固体 190g 于 500ml3N $NH_3 \cdot H_2O$ 溶液中，加水稀释至 1000ml
碳酸铵 $(NH_4)_2CO_3$（分离及检出 Cl^-）	1.25	溶140g$(NH_4)_2CO_3$ 于水中，稀释至 1000ml
钼酸铵 $(NH_4)MoO_4$	0.75	溶150g 钼酸氨于 1000ml 蒸馏水中，将所得溶液倒入 1000ml6mol/L HNO_3 中，放置过夜，吸取清液
草酸铵 $(NH_4)_2C_2O_4 \cdot H_2O$	0.25	溶解35g$(NH_4)_2C_2O_4 \cdot H_2O$ 于水中，稀释至 1000ml
硝酸铵 NH_4NO_3	2.5	溶解200g NH_4NO_3 于水中，稀释至 1000ml
过硫酸铵 $(NH_4)_2S_2O_3$	0.25	溶解57g$(NH_4)_2S_2O_3$ 于水中，稀释至 1000ml
硫化铵 $(NH_4)_2S$	3	在200ml $NH_3 \cdot H_2O$ 溶液中通入 H_2S，直至不再吸收，而后加入 200ml 浓 $NH_3 \cdot H_2O$ 溶液，稀释至 1000ml
硫氰化铵 NH_4SCN	4	溶 304gNH_4SCN 于 1000ml 水中
硫氰化汞铵 $(NH_4)_2[Hg(SCN)_4]$		取HgCl₂8g 及 NH_4SCN9g 溶解于 1000ml 水中
饱和氯化铵 NH_4Cl	饱和液	溶解290gNH_4Cl 于 100ml 水中

附表 4-4　其他盐类

盐的名称及化学式	分子量	浓度	配制方法
硝酸银 $AgNO_3$	169.87	1 : 1	
硝酸银 $AgNO_3$	169.87	0.25mol/L	溶解 42.5g $AgNO_3$ 于水中，稀释至 1000ml
硝酸银 $AgNO_3$	169.87	0.1 mol/L	溶解 17.0g $AgNO_3$ 于水中，稀释至 1000ml
氯化钡 $BaCl_2 \cdot 2H_2O$	244.3	0.25 mol/L	溶解 61g $BaCl_2 \cdot 2H_2O$ 于水中，稀释至 1000ml
氯化钙 $CaCl_2 \cdot 6H_2O$	219.10	0.25 mol/L	溶解 54.5g $CaCl_2 \cdot 6H_2O$ 于水中，稀释至 100ml
硫酸铜 $CuSO_4 \cdot H_2O$	249.9	0.02%	溶解 0.2g $CuSO_4 \cdot H_2O$ 于 1000ml 水中
氯化铁 $FeCl_3 \cdot 6H_2O$	270.3	0.33mol/L	溶解 90g $FeCl_3 \cdot 6H_2O$ 于 1000ml 水中
硫酸亚铁 $FeSO_4 \cdot 7H_2O$	278.0	0.5 mol/L	溶解 139g $FeSO_4 \cdot 7H_2O$ 于水中，稀释至 1000ml
硫氰化铁 $Fe(SCN)^{2+}$			加 1.5g$FeCl_3$ 及 2g$KSCN$ 于 1000ml 水中
铬酸钾 K_2CrO_2	194.2	0.6mol/L	溶解 97g K_2CrO_2 于水中，稀释至 1000ml
碘化钾 KI	166.0	1 mol/L	溶解 166g KI 于水中，稀释至 1000ml
碘化钾-亚硫酸钠(KI-Na_2SO_3)		5%～20%	50gKI 及 200g $Na_2SO_3 \cdot 7H_2O$ 于水中，稀释至 1000ml
亚硝酸钾 KNO_2	85.1	0.5 mol/L	溶解 43g KNO_2 于水中，稀释至 1000ml
高锰酸钾 $KMnO_4$	158.0	0.01 mol/L	溶解 1.6g $KMnO_4$ 于水中，稀释至 1000ml

续表

盐的名称及化学式	分子量	浓度	配制方法
高锰酸钾 $KMnO_4$	158.0	饱和液	溶解 70g $KMnO_4$ 于水中,稀释至 1000ml
高锰酸钾 $KMnO_4$	158.0	0.03%	溶解 0.3g $KMnO_4$ 于水中,稀释至 1000ml
铁氰化钾 $K_3Fe(CN)_6$	329.2	0.33mol/L	溶解 110g $K_4Fe(CN)_6 \cdot 3H_2O$ 于水中,稀释至 1000ml
亚铁氰化钾 $K_4Fe(CN)_6 \cdot 3H_2O$	422.4	0.25 mol/L	溶解 106g $K_4Fe(CN)_6 \cdot 3H_2O$ 于水中,稀释至 1000ml
硝酸镧 $La(NO_3)$	324.9	5%	溶解 50g $La(NO_3)$ 于水中,稀释至 1000ml
乙酸钠 $CH_3COONa \cdot 3H_2O$	136.1	3 mol/L	溶解 480g CH_3COONa 于水中,稀释至 1000ml
磷酸氢二钠 $Na_2HPO_4 \cdot 12H_2O$	358.2	0.17 mol/L	溶解 59.7g $Na_2HPO_4 \cdot 12H_2O$ 于水中,稀释至 1000ml
碳酸钠 Na_2CO_3	106.0	31.5mol/L	溶解 159.0g Na_2CO_3 于水中,稀释至 1000ml
硫代硫酸钠 $Na_2S_2O_3 \cdot 5H_2O$	248.2	0.1mol/L	溶解 12.4g $Na_2S_2O_3 \cdot 5H_2O$ 于水中,稀释至 1000ml
乙酸铅 $(CH_3COO)_2Pb \cdot 3H_2O$	379	1mol/L	溶解 189.5g 于水中,稀释至 1000ml
氯化亚锡 $SnCl_2 \cdot 2H_2O$	225.6	0.5mol/L	溶解 56g $SnCl_2 \cdot 2H_2O$ 于 170ml 浓盐酸中,加水稀释至 1000 ml,加入纯锡数粒,以防止氧化
硫酸锌 $ZnSO_4 \cdot 7H_2O$	287	5%	溶解 5g $ZnSO_4 \cdot 7H_2O$ 于水中,加水至 1000ml
硫酸锌 $ZnSO_4 \cdot 7H_2O$	287	饱和	溶解约 900g $ZnSO_4 \cdot 7H_2O$ 于水中,加水稀释至 1000ml

五、指 示 剂

附表 5-1　重要的酸碱指示剂[*]

编号	指示剂	浓度(%)	溶剂	指示剂颜色与 pH 变色范围
1	甲紫,第一变色范围(见 7 和 15)	0.1	水	0.13~0.15 黄-绿
2	α-萘酚基苯,第一变色范围(见 57)	0.05	70%乙醇溶液	0.0~1.0 绿-黄
3	苦味酸(三硝基苯酚)	0.1	水	0.0~1.3 无色-黄
4	甲基绿	0.05	水	0.1~2.0 黄-绿青
5	甲酚红,第一变色范围	0.04	50%乙醇溶液	0.2~1.3 红-黄
6	孔雀绿,第一变色范围(见 69)	0.1	水	0.13~2.0 黄-青绿
7	甲酚紫,第二变色范围(见 1,15)	0.1	水	1.0~1.5 绿-蓝
8	间胺黄(二苯胺-偶氮-m-苯磺酸钠)	0.1	水	1.2~2.4 红-黄
9	二苯胺偶氮苯	0.01	100ml 50%乙醇溶液中加 1ml 1mol/L HCl 溶液	1.1~2.8 绯色-黄
10	甲酚红紫,第一变色范围(见 50)	0.04	20%乙醇溶液	1.2~2.8 红-黄
11	百里酚蓝,第一变色范围(见 53)	0.1	1)20%乙醇溶液 2)100ml 指示剂水溶液中加入 4.3ml 0.05mol/L NaOH 溶液	1.2~2.8 红-黄
12	二甲酚蓝,第一变色范围(见 54)	0.04 0.05	1)20%乙醇溶液 2)100ml 指示剂水溶液中加入 5.3ml 0.05mol/L NaOH 溶液	1.2~2.8 红-棕色
13	五甲氧基红	0.1	70%乙醇溶液	1.2~3.2 红紫-无色
14	金莲橙 00.(四号橙,苯胺黄;二苯橙)	1.0 0.1 0.01	水	1.4~3.2 红-黄

[*] 此表按 pH 变色范围的递变次序排列

续表

编号	指示剂	浓度(%)	溶剂	指示剂颜色与 pH 变色范围
15	甲紫,第三变色范围(见1和7)	0.1	水	2.0~3.0 蓝-紫
16	茜素黄 R,第一变范围(见65)	0.1	水	1.9~3.3 红-黄
17	苄橙(苯基橙)	0.05	水	1.9~3.3 红-黄
18	苯并红紫精4B,第一变色范围(见74)	0.1	水	1.3~4.0 蓝紫-橙
19	2,6-二硝基苯酚(β-二硝基苯酚)	0.1 0.05 0.04	水	2.4~4.0 无色-黄
20	2,4-二硝基苯酚(α-二硝基苯酚)	饱和 0.04	水	2.8~4.4 无色-黄
21	甲基黄(间胺黄)	0.1 0.01	99%乙醇溶液	2.9~4.0 红-黄
22	甲基橙(橙Ⅲ)	0.1	水	3.0~4.4 红-橙黄
23	溴酚蓝	0.1	1)20%乙醇溶液 2)100ml 指示剂水溶液中加 3ml 0.05mol/L NaOH 溶液	3.0~4.6 黄-蓝
24	溴氯酚蓝	0.04	1)20%乙醇溶液 2)100ml 指示剂水溶液中加入 3.2ml 0.05mol/L NaOH 溶液	3.0~4.8 黄-红紫
25	刚果红	0.1	水	3.0~5.2 蓝紫-红
26	茜素红 S(茜素红),第一变色范围(见61)	0.1	水	3.7~5.2 黄-紫
27	溴甲酚蓝(溴甲酚绿)	0.1	1)20%乙醇溶液 2)100ml 指示剂水溶液中加入 2.9ml 0.05mol/L NaOH 溶液	3.8~5.4 黄-蓝
28	α-萘红	0.1	70%乙醇溶液	3.7~5.7 紫-褐黄
29	γ-二硝基苯酚(2,5-二硝基苯酚)	0.1 0.025	水	4.0~5.4 无色-黄
30	间苯二酚蓝	0.2 0.5	90%乙醇溶液	4.0~6.4 红-蓝
31	甲基红	0.1 0.2	60%乙醇溶液	4.4~6.2 红-黄
32	碱性菊橙(2,4-二氨基偶氮苯)	0.1	水	4.0~7.0 橙-黄
33	四碘荧光黄(碘曙红)	0.1	水	4.5~6.5 无色-红
34	苏木精(苏木紫)	0.5	90%乙醇溶液	5.0~6.0 黄-紫
35	氯酚红	0.1	1)20%乙醇溶液 2)100ml 指示剂水溶液中加入 4.7ml 0.05mol/L NaOH	5.0~6.6 黄-红
36	溴酚红	0.1 0.04	1)20%乙醇溶液 2)100ml 指示剂水溶液中加入 3.9ml 0.05mol/L NaOH 溶液	5.0~6.8 黄-红

续表

编号	指示剂	浓度(%)	溶剂	指示剂颜色与pH变色范围
37	邻-硝基苯酚	0.1	50%乙醇溶液	5.0~7.0 无色-黄
38	溴甲酚红紫	0.1	1)20%乙醇溶液 2)100ml 指示剂水溶液中加入 3.7ml 0.05mol/L NaOH 溶液	5.2~6.8 黄-红紫
39	硝嗪黄	0.1	水	6.0~7.0 黄-蓝紫
40	对-硝基苯酚	0.1	水	5.6~7.6 无色-黄
41	溴百里酚蓝	0.05 0.1	1)20%乙醇溶液 2)100ml 指示剂水溶液中加入 3.2ml 0.05mol/L NaOH 溶液	6.0~7.6 黄-蓝
42	玫红酸(金精)	0.5	50%乙醇溶液	6.2~8.0 黄-红
43	中性红	0.1	60%乙醇溶液	6.8~8.0 红-琥珀黄
44	酚红	0.1 0.05	1)20%乙醇溶液 2)100ml 指示剂水溶液中加入 5.7ml 0.05mol/L NaOH 溶液	6.8~8.0 黄-红
45	喹啉蓝	1.0	90%乙醇溶液	7.0~8.0 无色-紫
46	间-硝基苯酚	0.3	水	6.8~8.4 无色-黄
47	甲酚红	0.1	1)50%乙醇溶液 2)100ml 指示剂水溶液中加入 5.3ml 0.05mol/L NaOH 溶液	7.2~8.8 琥珀黄-红紫
48	α-萘酚酞	0.1 1.0	70%乙醇溶液	7.4~8.6 琥珀黄-蓝绿
49	乙基-双-(2,4-二硝基苯)-乙酸盐	0.1	乙醇	7.4~9.0 无色-蓝
50	甲酚红紫,第二变色范围(见 10)	0.04	20%乙醇溶液	7.4~9.0 黄-紫红
51	金莲橙 000	0.1 1.0	水	7.6~8.9 黄绿-玫瑰色
52	姜黄,第一变色范围	0.1	96%乙醇溶液	7.4~9.2 黄-褐红
53	百里酚蓝,第二变色范围(见 11)	0.1	(见 11)	8.0~9.6 黄-蓝
54	二甲酚蓝,第二变色范围(见 12)	0.04 0.05	(见 12)	8.0~9.6 黄-蓝
55	甲酚酞	0.2 0.02	90%乙醇溶液	8.2~9.8 无色-红
56	酚酞	0.1 1.0	60%乙醇溶液	8.2~10.0 无色-紫红
57	α-萘酚基苯,第二变色范围(见 2)	0.05	70%乙醇溶液	8.4~10.0 黄-蓝
58	对-二甲基酚酞	0.1	40%乙醇溶液	9.3~10.5 无色-蓝
59	百里酚酞	0.1	90%乙醇溶液	9.4~10.6 无色-蓝
60	尼罗蓝	0.1	水	10.1~11.1 蓝-红
61	茜素红 S,第二变色范围(见 26)	0.1	水	10.0~12.0 紫-浅黄
62	姜黄,第二变色范围(见 52)	0.1	96%乙醇溶液	10.2~11.8 褐红-橘黄
63	萘酚紫	0.04	水	10.0~12.1 橘黄-紫色

编号	指示剂	浓度(%)	溶剂	指示剂颜色与 pH 变色范围
64	茜素黄 GG	0.1	水	10.0~12.1亮黄-深桔黄
65	茜素黄 R,第二变色范围(见 16)	0.1	水	10.1~12.1黄-淡紫
66	茜素黄 RS	0.1	水	10.1~12.1亮黄-褐红
67	茜素黄 BS(茜素蓝 SA)	0.05	水	11.0~13.0桔色-蓝绿
68	金莲橙 O(亚金黄)	0.1	水	11.0~13.0黄-橙黄
69	孔雀绿,第二变色范围(见 6)	0.1	水	11.5~13.2青绿-无色
70	2,4,6-三硝基甲苯	0.1	90%乙醇溶液	11.5~13.2无色-橙
71	黄光橙(橙水)	0.1	水	11.5~14.0黄-红
72	靛胭脂红(酸性靛蓝)	0.25	50%乙醇溶液	11.6~14.0蓝-黄
73	1,3,5-三硝基苯	0.1	90%乙醇溶液	12.2~14.0无色-橙
		0.5		
74	苯并红紫精 4B,第二变色范围(见 18)	0.1	水	13.0~14.0橙-红

附表 5-2　酸碱滴定指示剂的选择

酸	碱或盐	等电点	突跃范围	指示剂	变色范围
强	强碱	pH=7	pH4.3~9.7	酚酞	8~10
				甲基橙	3.1~4.4
				中性红	6.8~8
弱	强碱	pH=8.7	pH7.7~9.7	酚酞	8~10
强	弱碱	pH=5.3	pH6.3~4.3	甲基橙	3.1~4.4
多元	强碱	第一:pH=4.7		甲基橙	3.1~4.4
		第二:pH=9.7		酚酞	8~10
强	盐(Na$_2$CO$_3$)	第一:pH=8.3		酚酞	8~10
		第二:pH=3.9		甲基橙	3.1~4.4

附表 5-3　常用氧化还原指示剂的选择

指示剂名称	颜色变化		变色电势 E(pH=0 时)伏
	氧化态	还原态	
一磺酸靛蓝	蓝	无色	0.26
酚番红	红	无色	0.28
亚甲蓝	蓝	无色	0.52
1-萘酚乙磺酸钠茚酚	红	无色	0.54
二苯胺	紫	无色	0.76 1%浓 H$_2$SO$_4$ 溶液
二苯基联苯胺	紫	无色	0.76 1%浓 H$_2$SO$_4$ 溶液
二苯胺磺酸	红紫	无色	0.85 0.2%~0.3%钠盐酸的水溶液
毛铬染绿	橙	绿	0.99
毛铬染蓝	橙	绿黄	1.00
N-苯胺基苯甲酸	紫红	无色	1.08~1.07g 注于 20ml½Na$_2$CO$_3$ 后加水 1L
邻二氮杂菲	蓝	红	1.08

指示剂名称	颜色变化		变色电势 E(pH=0 时)伏
	氧化态	还原态	
邻二氮杂菲硫酸亚铁	蓝	红	1.14
硝基邻二氮杂菲	品红	红	1.25
2,6-二溴苗酚	蓝	无色	2.67
硝基邻二氮杂菲硫酸亚铁	品红	红	1.25

附表 5-4　混合指示剂的组成及颜色变化

组成	PT	酸色	碱色	附注
1 份 0.1%甲基橙乙醇溶液 1 份 0.1%次甲基蓝乙醇溶液(存放于棕色瓶中)	3.25	蓝紫	绿	pH3.4 时仍为绿色 3.2 时 为蓝紫色,最好的指示剂
1 份 0.1%六甲氧基三苯基甲醇乙醇溶液 1 份 0.1%甲基绿乙醇溶液(存放于深色瓶内)	4.0	紫	绿	pH=4.0 为蓝紫
1 份 0.1%甲基橙水溶液 1 份 0.25%靛蓝二黄酸水溶液(存放于深色瓶内)	4.1	紫	绿	最好的指示剂,特别在灯光下
1 份 0.1%甲基橙水溶液 1 份 0.1%苯胺蓝水溶液	4.3	紫	绿	
1 份 0.1%溴甲酚绿钠盐水溶液 1 份 0.02%甲基橙水溶液	4.3	橙	蓝绿	pH3.5 黄色,4.05 绿黄,4.3 浅绿
3 份 0.1%溴甲酚绿乙醇溶液 1 份 0.2%甲基红乙醇溶液	5.1	酒红	绿	颜色变化敏锐 良好的指示剂
1 份 0.2%甲基红乙醇溶液 1 份 0.1%次甲基蓝乙醇溶液(存放于深色瓶中)	5.4	红紫	绿	pH5.2 颜色为红紫,5.4 为暗蓝,5.6 为 暗绿色
1 份 0.1%氯酚红钠盐水溶液 1 份 0.1%苯胺蓝水溶液	5.8	绿	紫	pH=5.6 淡紫色
1 份 0.1%溴甲酚绿钠盐水溶液 1 份 0.1%氯酚红钠盐水溶液	6.1	黄绿	蓝紫	pH=5.4 蓝紫,5.8 蓝色,6.0 蓝微带紫, 6.2 蓝紫
1 份 0.1%溴甲酚紫钠盐水溶液 1 份 0.1%溴麝香草酚蓝钠盐水溶液	6.7	黄	紫蓝	pH=6.2 黄紫,6.6 紫,6.8 蓝紫
2 份 0.1%溴麝香草酚蓝钠盐水溶液 1 份 0.1%石蕊精水溶液	6.9	紫	蓝	
1 份 0.1%中性红乙醇溶液 1 份 0.1%次甲基蓝乙醇溶液(存放于深色瓶中)	7.0	蓝紫	绿	pH7.0 蓝紫 最好的指示剂
1 份 0.1%中性红乙醇溶液 1 份 0.1%溴麝香草酚蓝乙醇溶液	7.2	玫瑰色	绿	pH7.4 暗绿,7.2 浅红,7.0 玫瑰色
2 份 0.1%氮萘蓝 50%乙醇溶液 1 份 0.1%酚红 50%乙醇溶液	7.3	黄	紫	pH7.2 橙色,7.4 紫色放置后颜色渐褪 去
1 份 0.1%溴麝香草酚蓝钠盐水溶液 1 份 0.1%酚红钠盐水溶液	7.5	黄	紫	pH7.2 暗绿色,7.4 浅紫色,7.6 深紫色, 最好的指示剂
1 份 0.1%甲酚红钠盐水溶液 3 份 0.1%溴麝香草酚蓝钠盐水溶液	8.3	黄	紫	pH8.2 玫瑰色,8.4 紫色最好的指示剂

续表

组成	PT	酸色	碱色	附注
2 份 0.1％1-萘酚酞乙醇溶液 1 份 0.1％甲酚红乙醇溶液	8.3	浅红	紫	pH8.2 淡紫,8.4 深紫
1 份 0.1％1-萘酚酞乙醇溶液 3 份 0.1％酚酞乙醇溶液	8.9	浅红	紫	pH8.6 为浅绿色,9.0 为紫色
1 份 0.1％酚酞乙醇溶液 2 份 0.1％次甲基绿乙醇溶液(存放于深色瓶中)	8.9	绿	紫	pH8.8 为浅蓝,9.0 为紫色
1 份 0.1％麝香草酚蓝 50％乙醇溶液 3 份 0.1％酚酞 50％乙醇溶液	9.0	黄	紫	黄色→绿色→紫色最好的指示剂
1 份 0.1％酚酞乙醇溶液 1 份 0.1％麝香草酚酞乙醇溶液	9.9	无	紫	pH9.6 时玫瑰色 pH10.0 紫色
1 份 0.1％酚酞乙醇溶液 2 份 0.2％尼罗蓝乙醇溶液	10.0	蓝	红	pH10.0 为紫色最好的指示剂
2 份 0.1％麝香草酚酞乙醇溶液 1 份 0.1％茜素黄乙醇溶液	10.2	黄	紫	
2 份 0.1％尼罗蓝水溶液 1 份 0.1％茜素黄乙醇溶液	10.8	绿	红棕	

注:PT(滴定指数)——指滴定到等当点时的 pH

六、滤纸的技术指示和应用

附表 6-1 定性层析滤纸的技术指标

指标(单位)	1 层析滤纸	3 层析滤纸	指标(单位)		1 层析滤纸	3 层析滤纸
标重(g/m^2)	90±5	180±10	α-纤维素量(%)		>98	>98
白度(白色%)	>90	>90	裂断长(m)		>1800	>1800
灰份(%)	<0.1	<0.1	吸水性(毫米/分钟)	快速	130～101 +20	130～101 +20
pH	6.5～7.5	6.5～7.5		中速	100～71	100～71
含铁量(P.P.m)	<30	<30			—10	—10
含氯量(P.P.m)	<100	<100		慢速	70 以下	70 以下
含铜离子量(P.P.m)	<10	<10				

附表 6-2 三种规格的定性滤纸之技术指标

指标(单位)	快速	中速	慢速	指标(单位)	快速	中速	慢速
标重(g/m^2)	70～85	70～85	75～90	含氯量(%)	<0.02	<0.02	<0.02
滤速(s)	10～30	31～60	61～120	α-纤维素量(%)	>95	>95	>95
水分(%)	4～10	4～10	4～10	沉淀扣留	Fe(OH)$_3$	ZnCO$_3$	BaSO$_4$
尘埃(个/m^2)	<30	<30	<30	裂断长(m)	1400	1800	1800
灰分(%)	<0.15	<0.15	<0.15	紧度(g/cm^3)	<0.45	<0.5	<0.5
pH	6.5～7.5	6.5～7.5	6.5～7.5	耐折次(次)	>3	>3	>5
含铁量(%)	<0.003	<0.003	<0.003				

附表 6-3　三种规格的定量滤纸之技术指标

指标（单位）	快速	中速	慢速	指标（单位）	快速	中速	慢速
灰分（%）	<0.01	<0.01	<0.01	水分（%）	同定性	同定性	同定性
pH	5~8	5~8	5~8	α-纤维素量（%）	同定性	同定性	同定性
标重（g/m²）	同定性	同定性	同定性	沉淀扣留	同定性	同定性	同定性
滤速（s）	同定性	同定性	同定性	耐折次（次）	同定性	同定性	同定性

附表 6-4　某些滤纸的质地与适用范围

种类	孔度	厚度	湿时强度	适用范围
SБ-S589/1（黑带）或 Whatman41	大	220	一般	粗粒结晶及胶状沉淀
SБ-S589/2（白带）或 Whatman40	中	195	一般	一般都可以用,适宜中等粒度沉淀
SБ-S589/3（蓝带）或 Whatman42	小	165	一般	细粒晶状沉淀或有形成胶态可能的沉淀
SБ-S589/4（红带）	极小	160	强	极细粒沉淀,单质状态沉淀

七、砂芯滤板规格及用途

附表 7-1　砂芯滤板规格及用途表

滤板编号	滤板的孔径（μm）	一般用途	滤板编号	滤板的孔径（μm）	一般用途
G_1	20~30	滤除粗大沉淀物及胶状沉淀物	G_4	3~4	滤除极细的沉淀物
G_2	10~15	滤除大沉淀物及气体洗涤	G_5	1.5~2.5	滤除较大的杆菌及酵母菌
G_3	4.5~9	滤除细沉淀及水银过滤	G_6	1.5 以下	滤除 1.4~0.6μm 的细菌

八、各类溶液 pH 的计算公式

附表 8-1　各类溶液 pH 的计算公式表

	溶液	[H⁺]	pH 计算公式	pH	备注
强电解质	一元强酸	$[H^+]=C_{酸}$	$pH=-lgC_{酸}$	<7	$C=$摩尔浓度
	一元强碱	$[H^+]=\dfrac{10^{-14}}{C_{碱}}$	$pH=14+lgC_{碱}$	>7	
弱电解质	弱酸	$[H^+]=\sqrt{Ka\cdot C}$（近）	$pH=\dfrac{1}{2}pKa-\dfrac{1}{2}lgC$		
		$[H^+]=-\dfrac{Ka}{2}+\sqrt{\dfrac{Ka^2}{4}+KaC}$	多元酸: $pH=\dfrac{1}{2}pKa_1-\dfrac{1}{2}lgC$	<7	$\dfrac{C}{Ka}$或$\dfrac{C}{Kb}$>400 时用近似公式,<400 时用精确公式。多元弱酸用 Ka_1。
	弱酸	$[H^+]=\dfrac{10^{-14}}{\sqrt{Kb\cdot C}}$（精）	$pH=14-\dfrac{1}{2}pK_b+\dfrac{1}{2}lgC$	>7	

续表

溶液		$[H^+]$	pH 计算公式	pH	备注
盐溶液（强电解质）	强酸强碱盐	$[H^+]=\sqrt{\dfrac{Kw \cdot C}{Kb}}$	$pH=7-\dfrac{1}{2}pK_b-\dfrac{1}{2}\lg C$	3.0~3.5	
	弱酸弱碱盐	$[H^+]=\sqrt{\dfrac{Kw \cdot Ka}{C}}$	$pH=7+\dfrac{1}{2}pKa+\dfrac{1}{2}\lg C$	8.5~11.0	多元弱酸与强碱盐与 Ka 有关
	强酸强碱盐	不水解	不水解	=7	任何浓度下 pH=7
	弱酸强碱盐	$[H^+]=\sqrt{\dfrac{Kw \cdot Ka}{Kb}}$	$pH=7+\dfrac{1}{2}pKa-\dfrac{1}{2}pK_b$	4.5~9.5	pH 与盐浓度无关 pH 取决 Ka、Kb 大小
	酸式盐	$[H^+]=\sqrt{Ka_1 \cdot Ka_2}$	$pH=\dfrac{1}{2}pKa_1+\dfrac{1}{2}pKa_2$	10.0~12.0	pH 与浓度无关
缓冲液	弱酸及其盐	$[H^+]=Ka\dfrac{[酸]}{[盐]}$	$pH=pKa-\lg\dfrac{[酸]}{[盐]}$		
	酸式盐及次盐	$[H^+]=Ka_2 \cdot \dfrac{[酸式盐]}{[次盐]}$	$pH=pKa_2-\lg\dfrac{[酸式盐]}{[次盐]}$		取决于酸式盐那级电离 Ka_2 或 Ka_3
	弱碱及其盐	$[H^+]=Kw \cdot \dfrac{1}{K_b} \cdot \lg\dfrac{[盐]}{[碱]}$	$pH=14-pKb+\lg\dfrac{[碱]}{[盐]}$		
	缓冲液有效 $[H^+]$ 与 pH 值	$[H^+]^{①}=Ka \cdot \dfrac{\alpha 酸}{\alpha 盐}$	$pH^{②}=pKa+\Delta pKa-\lg\dfrac{[酸]}{[盐]}$		①$[H^+]$指有效浓度 ②pH 指实际 pH 值

九、弱电解质的电离常数

附表 9-1 弱电解质的电离常数表

电解质	电离常数	电离常数的数值（25°时）
水…………	$K=\dfrac{[H^+] \cdot [OH^-]}{[H_2O]}$	1.8×10^{-16}
氢氧化铵………	$K=\dfrac{[NH_4^+] \cdot [OH^-]}{[NH_4OH]}$	1.8×10^{-5}
亚硝酸…………	$K=\dfrac{[H^+] \cdot [NO_2^-]}{[HNO_2]}$	4.0×10^{-4}
亚硫酸…………	$K_1=\dfrac{[H^+] \cdot [HSO_3^-]}{[H_2SO_3]}$	1.72×10^{-2}
	$K_2=\dfrac{[H^+] \cdot [SO_3^{2-}]}{[HSO_3]}$	6.24×10^{-6}
氢硫酸…………	$K_1=\dfrac{[H^+] \cdot [HS^-]}{[H_2S]}$	5.7×10^{-8}
	$K_2=\dfrac{[H^+] \cdot [S^{2-}]}{[HS^-]}$	1.2×10^{-15}
氢氰酸…………	$K=\dfrac{[H^+] \cdot [CN^-]}{[HCN]}$	7.2×10^{-10}
碳酸…………	$K_1=\dfrac{[H^+] \cdot [HCO_3^-]}{[H_2CO_3]}$	4.31×10^{-7}

续表

电解质	电离常数	电离常数的数值（25°时）
	$K_2 = \dfrac{[H^+] \cdot [CO_3^{2-}]}{[HCO_3^-]}$	5.61×10^{-11}
磷酸…………	$K_1 = \dfrac{[H^+] \cdot [H_2PO_4^-]}{[H_3PO_4]}$	7.51×10^{-3}
	$K_2 = \dfrac{[H^+] \cdot [HPO_4^{2-}]}{[H_2PO_4^-]}$	6.23×10^{-8}
	$K_3 = \dfrac{[H^+] \cdot [PO_4^{3-}]}{[HPO_4^{2-}]}$	4.8×10^{-13}
酒石酸…………	$K_1 = \dfrac{[H^+] \cdot [HC_4H_4O_6^-]}{[H_2C_4H_4O_6]}$	9.6×10^{-4}
	$K_2 = \dfrac{[H^+] \cdot [C_4H_4O_6^{2-}]}{[HC_4H_4O_6^-]}$	2.9×10^{-5}
蚁酸…………	$K = \dfrac{[H^+] \cdot [HCOO^-]}{[H(HCOO)]}$	1.77×10^{-4}
乙酸…………	$K = \dfrac{[H^+] \cdot [C_2H_3O_2^-]}{[HC_2H_3O_2]}$	1.75×10^{-5}
草酸…………	$K_1 = \dfrac{[H^+] \cdot [HC_2O_4^-]}{[H_2C_2O_4]}$	6.5×10^{-2}
	$K_2 = \dfrac{[H^+] \cdot [C_2O_4^{2-}]}{[HC_2O_4^-]}$	6.1×10^{-5}

十、常用元素原子量、价及比重

附表 10-1　常用元素原子量、价及比重表

名称		符号	原子序数	原子量	价	比重
铝	Aluminum	Al	13	26.970	3	2.70
锑	Antlmony, Stibium	Sb	51	121.760	3,5	6.60
砷	Arsenic	As	33	74.910	3,5	5.70
钡	Barium	Ba	56	137.360	2	3.80
铋	Bismuth	Bi	83	209.000	3,5	9.70
溴	Bromine	Br	35	79.916	1	3.10
钙	Calcium	Ca	20	40.080	2	1.50
碳	Carbon	C	6	12.000	2,4	3.50
氯	Chlorine	Cl	17	35.457	1	1.50
铬	Chromium	Cr	24	52.010	2,3,6	6.90
钴	Cobalt	Co	27	58.940	2,3	8.70
铜	Cuper	Cu	29	63.540	1,2	8.30
氟	Fluorine	F	9	19.000	1	1.10
金	Gold, Aurum	Au	79	197.200	1,3	19.30

续表

	名称	符号	原子序数	原子量	价	比重
氦	Helium	He	2	4.003	0	0.15
氢	Hydrogen	H	1	1.008	1	0.07
碘	Iodine	I	53	126.920	1	4.90
铁	Iron,Ferrum	Fe	26	55.850	2,3	7.80
铅	Lead,Plumbum	Pb	82	207.210	2,4	11.30
锂	Lithium	Li	3	6.940	1	0.53
镁	Magnesium	Mg	12	24.320	2	1.70
锰	Manganese	Mn	25	54.930	2,4,6,7	7.40
汞	Mercury,Hydrargyrum	Hg	80	200.610	1,2	13.60
钼	Molybdenum	Mo	42	95.950	3,4,6	9.90
镍	Nickel	Ni	28	58.690	2,3	8.60
氮	Nitrogen	N	7	14.008	3,5	0.81
氧	Oxygen	O	8	16.000	2	1.10
钯	Palladium	Pd	46	106.700	2,4	12.10
磷	Phosphorus	P	15	30.980	3,5	1.80
铂	Platinum	Pt	78	195.230	2,4	21.40
钾	Potassium,Kalium	K	19	39.096	1	0.87
镭	Radium	Ra	88	226.030	2	......
氡	Radon,Niton	Rn	86	222.000	......	......
硒	Selenium	Se	34	78.960	2,4,6	4.30
硅	Silicon	Si	14	28.060	4	2.40
银	Silver,Argentum	Ag	47	107.880	1	10.50
钠	Sodiun,Natrium	Na	11	22.997	1	0.97
锶	Strontium	Sr	38	87.630	2	2.50
硫	Sulfur	S	16	32.066	2,4,6	2.00
锡	Tin,Stannum	Sn	50	118.700	2,4	7.30
钨	Tungseten,Wolfram	W	74	183.92	6	18.60
铀	Uranium	U	92	238.070	4,6	18.70
钒	Vanadium	V	23	50.950	3,5	5.70
锌	Zinc	Zn	30	65.390	2	7.00

十一、元素周期表（长式）

附表 11-1　元素周期表（长式）

周期\族	ⅠA	ⅡA	ⅢB	ⅣB	ⅤB	ⅥB	ⅦB	Ⅷ			ⅠB	ⅡB	ⅢA	ⅣA	ⅤA	ⅥA	ⅦA	0
1	H 1 氢 1.00797																	He 2 氦 1.0026
2	Li 3 锂 0.939	Be 4 铍 9.0122											B 5 硼 10.311	C 6 碳 12.0112	N 7 氮 14.0067	O 8 氧 15.9991	F 9 氟 18.9934	Ne 10 氖 20.183
3	Na 11 钠 22.9898	Mg 12 镁 24.312											A 13 铝 26.9815	Si 14 硅 28.086	P 15 磷 30.9738	S 16 硫 32.064	Cl 17 氯 35.453	A 18 氩 39.946
4	K 19 钾 39.102	Ca 20 钙 40.08	Sc 21 钪 44.956	Ti 22 钛 47.90	V 23 钒 50.942	Cr 24 铬 51.996	Mn 25 锰 54.9380	Fe 24 铁 55.847	Co 27 钴 58.9332	Ni 28 29 镍 58.71	Cu 29 铜 63.54	Zn 30 锌 65.37	Ga 31 镓 69.72	Ge 32 锗 72.59	As 33 砷 74.9216	Se 34 硒 78.96	Br 35 溴 79.909	Kr 36 氪 83.80
5	Rb 37 铷 58.47	Sr 38 锶 87.62	Y 39 钇 88.905	Zr 40 锆 91.22	Nb 41 铌 92.906	Mo 42 钼 95.94	Tc 43 锝 (99)	Ru 44 钌 101.07	Rh 45 铑 102.905	Pd 46 47 钯 106.4	Ag 47 银 107.870	In 48 镉 112.40	In 49 铟 114.82	Sn 50 锡 118.69	Sb 51 锑 121.75	Te 52 碲 127.60	I 53 碘 126.904	Xc 54 氙 131.30
6	Cs 55 铯 132.905	Ba 56 钡 137.34	57—71 镧系 元素	Hf 72 铪 178.49	Ta 73 钽 180.918	W 74 钨 183.85	Re 75 铼 186.2	Os 76 锇 190.2	Ir 77 铱 192.2	Ptt 78 铂 195.09	Au 79 金 196.967	Hg 80 汞 200.59	Tl 81 铊 204.37	Pb 82 铅 207.19	Bi 83 铋 208.908	Po 84 钋 (210)	At 85 砹 (210)	Rn 86 氡 (222)
7	Fr 87 钫 (223)	Ra 88 镭 (226)	89～103 锕系 元素															

注：A—主族，B—副族

十二、某些酶的米氏常数

附表 12-1　某些酶的常数表

酶	来源	底物	K_m(mol/L)	条件
醇脱氢酶	马肝	乙醇	5.5×10^{-4}	磷酸盐缓冲液 pH7.15　25℃
		NAD	1.7×10^{-5}	
	人肝	乙醇	1.2×10^{-3}	焦磷酸缓冲液 pH8.3　23℃
		NAD	1.1×10^{-4}	
	酵母	乙醇	1.3×10^{-2}	磷酸盐缓冲液 pH7.15　25℃
		NAD	7.4×10^{-5}	
醛缩酶	兔肌	果糖-1,6-二磷酸	1.4×10^{-5}	甘氨酸-甘氨酸缓冲液 pH7.1　25℃
	兔肝	同上	6×10^{-5}	同上
	酵母	同上	3×10^{-4}	甘氨酸-甘氨酸缓冲液 pH7.5　30℃
α-淀粉酶	人唾液	淀粉	6×10^{-4}	甘油-磷酸缓冲液 pH5.9　25℃
	猪胰脏	淀粉	6×10^{-4}	
L-精氨酸酶	牛肝	L-精氨酸	1.16×10^{-2}	磷酸盐缓冲液 pH8.4
碳酸酐酶	人红细胞	HCO_3^-	3.3×10^{-2}	
	B 型	CO_2	2.8×10^{-3}	磷酸盐缓冲液 pH7.05　25℃
		对硝基苯乙酯	5.2×10^{-3}	磷酸盐缓冲液 pH7.0　25℃
	牛红细胞	HCO_3^-	9.6×10^{-3}	磷酸盐缓冲液 pH7.0　25℃
		CO_2	8.6×10^{-3}	
过氧化氢酶	牛肝	H_2O_2	1.1	pH7.0　30℃
葡萄糖氧化酶	Apergillusniger	葡萄糖	3.2×10^{-2}	磷酸盐缓冲液 pH5.6,25℃
	Pseudomonasn-	氧	2.0×10^{-4}	
	Oiaium	葡萄糖	9.6×10^{-3}	磷酸盐缓冲液 pH5.6,20℃
肌酸激酶	兔肌	肌酸	1.6×10^{-2}	甘氨酸缓冲液 pH8.8～9.0　30℃
		ATP	5×10^{-4}	甘氨酸-甘氨酸缓冲液 pH7.0　30℃
		ADP	8×10^{-4}	
		磷酸肌酸	5×10^{-3}	
葡萄糖-6-磷酸脱氢酶	酵母	葡萄糖-6-磷酸	2×10^{-5}	
		NADP	2×10^{-6}	pH8.0,Tris-缓冲液,10^{-2}mol $MgCl_2$,38℃
	人红细胞	葡萄糖-6-磷酸	3.9×10^{-5}	pH8.0,Tris-缓冲液 10^{-2}mol $MgCl_2$
		NADP	2.1×10^{-5}	
	串珠菌	葡萄糖-6-磷酸	3.5×10^{-4}	pH7.8,Tris-缓冲液
		NADP	9.9×10^{-5}	
谷草转氨酶	猪心	L-天冬氨酸	3.9×10^{-3}	砷酸缓冲液 pH7.4,37℃
		α-酮戊二酸	4.3×10^{-4}	
		草酰乙酸	8.8×10^{-5}	
		L-谷氨酸	8.9×10^{-3}	
谷丙转氨酶	猪心	L-丙氨酸	2.8×10^{-2}	Tris-缓冲液 pH8.1,25℃

续表

酶	来源	底物	K_m(mol/L)	条件
谷丙转氨酶	猪心	α-酮戊二酸	4×10^{-4}	
		丙酮酸	3×10^{-4}	
		L-谷氨酸	2.5×10^{-2}	
	牛心	L-丙酮酸	1.0×10^{-2}	甘氨酸-甘氨酸缓冲液 pH8.0,25℃
		α-酮戊二酸	1.2×10^{-4}	
		丙酮酸	2.3×10^{-4}	
		L-谷氨酸	8.1×10^{-3}	
己糖激酶	牛脑	D-葡萄糖	8.0×10^{-6}	pH7.2
		D-果糖	1.6×10^{-3}	
	牛肌肉	D-甘露糖	5.0×10^{-5}	
		D-葡糖氨	8.0×10^{-5}	
		D-葡萄糖	1.0×10^{-4}	磷酸盐缓冲液 pH7.4,30℃
		D-果糖	7.0×10^{-4}	
		D-甘露糖	5.0×10^{-5}	
		D-半乳糖	$> 5.0 \times 10^{-2}$	
		D-葡萄糖	1.5×10^{-3}	
乳酸脱氢酶	牛心	L-乳酸	1.7×10^{-2}	Tris-缓冲液,pH7.0,28.5℃
		NAD	1.0×10^{-4}	
		丙酮酸	1.4×10^{-4}	
		NADH	2.4×10^{-2}	磷酸盐缓冲液 pH5.0,25℃
	牛肌肉	乳酸	2.5×10^{-2}	
乳酸脱氢酶	兔肌肉	丙酮酸	1.0×10^{-3}	pH7.4, 25℃
		乳酸	6.7×10^{-3}	
		丙酮酸	1.6×10^{-4}	
		NAD	2.5×10^{-4}	
		NADH	1.1×10^{-5}	
单胺氧化酶	人胰脏	苄胺	3.3×10^{-5}	磷酸盐缓冲液 pH8.2~8.5,37℃
		辛胺	4.3×10^{-5}	
亮氨酸氨肽酶	猪肾	L-亮氨酸酰胺	5.2×10^{-3}	N-乙基吗啉缓冲液,pH8.4,25℃
			1.6×10^{-2}	
		L-亮氨酰缬氨酸	5.1×10^{-4}	
			1.04×10^{-3}	
		L-亮氨酰甘氨酸	1.0×10^{-3}	
			8.1×10^{-4}	
		L-亮氨酰丙氨酸	7.9×10^{-4}	
			6.5×10^{-4}	
酸性磷酸酶	牛肝	磷酸伞形酮	5×10^{-5}	pH5.0,25℃
碱性磷酸酶	大肠杆菌	对硝基苯磷酸酯	1.2×10^{-5}	Tris-缓冲液,pH8.0,25℃
丙酮酸激酶	兔肌	丙酮酸	1×10^{-2}	Tris-缓冲液,pH7.4,30℃
		ATP	8.6×10^{-4}	

续表

酶	来源	底物	K_m(mol/L)	条件
丙酮酸激酶	兔肌	ADP	3×10^{-4}	
		PEP	7×10^{-5}	
黄嘌呤氧化酶	牛奶	嘌呤	3.0×10^{-6}	磷酸盐缓冲液 pH7.8,25℃
		次黄嘌呤	1.3×10^{-6}	
		黄嘌呤	1.7×10^{-5}	
		苯甲醛	8.3×10^{-4}	
	鼠肝	L-氨基酸	1.31×10^{-2}	磷酸盐缓冲液 pH7.9,37℃
		L-乳酸盐	4.68×10^{-3}	
芳基硫酸酯酶	牛肝 A 型	对硝基苯硫酸酯	4×10^{-2}	乙酸缓冲液 pH4.9,37℃
		2-羟基-5-硝基苯硫酸酯	8×10^{-4}	乙酸缓冲液 pH6.0,37℃
		对-硝基苯硫酸酯	1.7×10^{-4}	
	米曲霉	NCS	3.5×10^{-4}	
AChE、ChE	牛红细胞	乙酰胆碱	2.68×10^{-4}	pH7.5,26℃
	人血清	苯甲酰胆碱	4×10^{-6}	磷酸盐缓冲液
		吲羟乙酯	3.4×10^{-4}	pH7.4,25℃
		N-甲基吲羟乙酯	2.5×10^{-4}	
		β-萘酚乙酯	1.8×10^{-4}	
异柠檬酸脱氢酶	猪心	异柠檬酸	2.6×10^{-6}	Tris-缓冲液,pH7.3,24℃
		草酰琥珀酸	5.6×10^{-4}	柠檬酸缓冲液,pH5.6,14℃
		草酰琥珀酸(无 NADPH)	2.5×10^{-2}	三乙醇胺缓冲液 pH7.0,37℃
		α-酮戊二酸	1.3×10^{-4}	
		NADPH	9.2×10^{-6}	

十三、乙醇的用水稀释法(15.6℃)

附表 13-1　乙醇的用水稀释法表

	y	要制备含 y%(按体积计)的乙醇溶液时,于 100 体积含 x%(按体积计的)乙醇中加水的体积数								
x		95	90	85	80	75	70	65	60	55
90		6.5								
85		13.4	6.56							
80		20.2	13.79	6.83						
75		29.7	21.89	14.48	7.20					
70		39.2	31.05	23.14	15.35	7.64				
65		50.7	41.53	33.03	24.66	16.37	1.85			
60		63.2	53.65	44.48	35.44	21.47	17.58	8.76		
55		78.4	67.87	57.90	48.07	38.32	28.63	19.02	9.47	
50		98.4	84.71	73.90	63.04	52.43	41.73	31.25	20.47	10.35

注:x=稀释前溶液中乙醇的含量(体积百分数),y=稀释后溶液中乙醇的含量(体积百分数)。

十四、透光度(T％)与吸光度(A)换算表

附表 14-1　透光度与吸光度换算表

透光度 (T％)	吸光度 (A)	透光度 (T％)	吸光度 (A)	透光度 (T％)	吸光度 (A)	透光度 (T％)	吸光度 (A)	透光度 (T％)	吸光度 (A)	透光度 (T％)	吸光度 (A)
1	2.000	1.5	1.824	35	.456	35.5	.450	69	.161 2	69.5	.158 0
2	1.699	2.5	1.602	36	.444	36.5	.438	70	.154 9	70.5	.151 8
3	1.523	3.5	1.456	37	.432	37.5	.426	71	.147 8	71.5	.145 7
4	1.398	4.5	1.347	38	.420	38.5	.414	72	.142 7	72.5	.139 7
5	1.301	5.5	1.260	39	.409	39.5	.403	73	.136 7	73.5	.133 7
6	1.222	6.5	1.187	40	.398	40.5	.392	74	.130 8	74.5	.127 8
7	1.155	7.5	1.126	41	.387	41.5	.382	75	.124 9	75.5	.122 1
8	1.097	8.5	1.071	42	.377	42.5	.372	76	.119 2	76.5	.116 3
9	1.046	9.5	1.022	43	.367	43.5	.362	77	.113 5	77.5	.110 7
10	1.000	10.5	.979	44	.357	44.5	.352	78	.107 9	78.5	.105 1
11	.959	11.5	.939	45	.347	45.5	.342	79	.102 4	79.5	.099 6
12	.921	12.5	.903	46	.337	46.5	.332	80	.096 9	80.5	.094 2
13	.886	13.5	.870	47	.328	47.5	.323	81	.091 5	81.5	.088 8
14	.854	14.5	.838	48	.319	48.5	.314	82	.086 2	82.5	.083 5
15	.824	15.5	.810	49	.310	49.5	.305	83	.080 9	83.5	.073 8
16	.796	16.5	.782	50	.301	50.5	.297	84	.075 7	84.5	.073 1
17	.770	17.5	.757	51	.292 4	51.5	.288 2	85	.070 6	85.5	.068 0
18	.745	18.5	.733	52	.284 0	52.5	.279 8	86	.065 5	86.5	.063 0
19	.721	19.5	.710	53	.275 6	53.5	.271 6	87	.060 5	87.5	.058 0
20	.699	20.5	.688	54	.267 6	54.5	.263 6	88	.055 5	88.5	.053 1
21	.678	21.5	.668	55	.259 6	55.5	.255 7	89	.050 5	89.5	.048 2
22	.658	22.5	.648	56	.251 8	56.5	.248 0	90	.045 8	90.5	.433 4
23	.638	23.5	.629	57	.244 1	57.5	.240 3	91	.041 0	91.5	.038 6
24	.620	24.5	.611	58	.236 6	58.5	.232 8	92	.036 2	92.5	.033 9
25	.602	25.5	.594	59	.229 1	59.5	.225 5	93	.031 5	93.5	.029 2
26	.585	26.5	.577	60	.221 8	60.5	.218 2	94	.026 9	94.5	.024 6
27	.569	27.5	.561	61	.214 7	61.5	.211 1	95	.022 3	95.5	.020 0
28	.553	28.5	.545	62	.207 6	62.5	.204 1	96	.017 7	96.5	.015 5
29	.538	29.5	.530	63	.200 7	63.5	.197 3	97	.013 2	97.5	.011 0
30	.523	30.5	.516	64	.193 9	64.5	.190 5	98	.008 8	98.5	.006 6
31	.509	31.5	.502	65	.187 1	65.5	.183 8	99	.004 4	99.5	.002 2
32	.495	32.5	.488	66	.180 5	66.5	.177 2	100	.000 0		.000 0
33	.482	33.5	.475	67	.173 9	67.5	.170 7				
34	.469	34.5	.462	68	.167 5	68.5	.164 3				

十五、相对离心力与每分钟转速的换算

离心机的转速,在以前的实验资料中,一般以每分钟多少转来表示。现在国际资料中,已改用相对离心力(RCF)来表示。由于离心力不仅为转速的函数,亦为离心半径的函数,即转速相同时,离心机半径越长,产生的离心力越大。因此仅以转速表达离心力是不够科学的,连年来主张用相对离心力(RCF)来表示比较合理。

关于相对离心力(Relative Centrifugal Force 简写为 RCF。其单位用重力加速度 gravity,简写为 g·g=9.8 米/秒²)与转速的互换公式如下:

$$N = \sqrt{RCF \times 10^5 / 1.118 \times R}$$

式中,$RCF=0.000\,011\,8 \times R \times N^2$;$N$=转速(单位为转/min);$R$=离心半径,即离心管的底端到轴心的距离(单位为 cm);RCF=相对离心力(单位为 g)。

如离心半径为 12cm,转速为 2000 转/分,则可代入公式 $RCF=0.000\,011\,18 \times 12 \times 2000^2 = 536.64$。即半径 12cm 以 2000 转/分离心所得之相对离心力为 536g。

为方便起见,可按附图 15-1 查得:

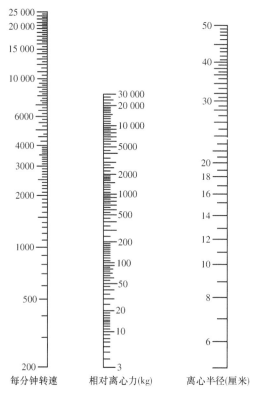

附图 15-1 相对离心力与每分钟转速换算图

十六、摄氏与华氏温度对照表

附表 16-1　摄氏与华氏温度对照表

C	F	C	F	C	F
−273	−459.4	35.0	95.0	45	113.0
−50	−58.0	35.5	95.9	50	122.0
−40	−40.0	36.0	96.8	55	131.0
−30	−22.0	36.5	97.7	60	140.0
−25	−13.0	37.0	98.6	65	149.0
−20	−4.0	37.5	99.5	70	158.0
−15	5.0	38.0	100.4	75	167.0
−10	14.0	38.5	101.3	80	176.0
−5	23.0	39.0	102.2	85	185.0
0	32.0	39.5	103.1	90	194.0
10	50.0	40.0	104.0	95	203.0
15	59.0	40.5	104.9	100	212.0
20	68.0	41.0	105.8	200	392.0
25	77.0	41.5	106.7	300	572.0
30	86.0	42.0	107.6	500	932.0

注：$1℃ = 1.8 ℉$　　　$℃ \times \frac{9}{5} + 32 = ℉$　　　$(℉ - 32) \times \frac{5}{9} = ℃$

十七、空气湿度表

空气里所含水汽的压强叫空气的绝对湿度（p）。某一温度下空气中水汽压强同温度时饱和水汽压强（P）的百分比叫做当时空气的相对湿度（B）。$B = p/P \times 100\%$。

附表 17-1　不同温度下的饱和水蒸气压强（mgHg）

$t(℃)$	p	$t(℃)$	p	$t(℃)$	p	$t(℃)$	p
−20	0.77	−3	3.57	14	11.99	31	33.70
−19	0.85	−2	3.88	15	12.76	32	35.66
−18	0.94	−1	4.22	16	13.63	33	37.73
−17	1.03	0	4.58	17	14.53	34	39.90
−16	1.13	1	4.93	18	15.48	35	42.18
−15	1.24	2	5.29	19	16.48	36	44.56
−14	1.36	3	5.69	20	17.54	37	47.07
−13	1.49	4	6.10	21	18.65	38	49.69
−12	1.63	5	6.54	22	19.83	39	52.44
−11	1.78	6	7.01	23	21.07	40	55.32
−10	1.95	7	7.51	24	22.38	50	92.5
−9	2.13	8	8.05	25	23.76	60	149.4
−8	2.32	9	8.61	26	25.21	70	233.7
−7	2.53	10	9.21	27	26.74	80	355.1
−6	2.76	11	9.84	28	28.35	90	525.8
−5	3.01	12	10.52	29	30.04	100	760.0
−4	3.28	13	11.23	30	31.82		

十八、饱和蒸汽压力和温度的关系（表压）

附表 18-1 国际公制	
千克/平方厘米	温度℃
0.0	100.00
0.1	102.68
0.2	105.17
0.3	107.50
0.4	109.68
0.5	111.74
0.6	113.69
0.7	115.54
0.8	117.30
0.9	118.99
1.0	120.60
1.5	127.30
2.0	133.91
3.0	144.00

注:用于培养基制备过程中高压灭菌压力选择之用。

附表 18-2 英磅制	
磅/平方英吋	温度℃
0	100.0
1	101.9
3	105.3
5	108.4
8	112.6
10	115.2
12	117.6
15	121.0
18	124.1
20	126.0
22	128.1
25	130.4
28	133.1
30	134.5
40	141.5